Remo Rittiner • Christoph Kraft
Das große Yoga-Therapiebuch

Verlag Via Nova

REMO RITTINER • CHRISTOPH KRAFT

Das große Yoga-Therapiebuch

Yogapraxis für Gesundheit und einen klaren Geist

vianova
Verlag Via Nova

Ein Wort an die Leserinnen und Leser:

Dieses Buch soll dem Leser eine Hilfe zur Selbsthilfe geben. Es vermittelt eine Vielzahl sorgfältig recherchierter und erarbeiteter Informationen, Übungen und Techniken. Eine Garantie kann jedoch nicht übernommen werden. Die in diesem Buch enthaltenen Informationen und Empfehlungen stellen keinen Ersatz für eine ärztliche, psychiatrische oder psychotherapeutische Behandlung vor Ort dar. Jede Anwendung der auf den folgenden Seiten dargestellten Übungen und Empfehlungen erfolgt im alleinigen Ermessen und in der alleinigen Verantwortung des Lesers. Weder die Autoren noch der Verlag haften für etwaige Schäden, die vermeintlich direkt oder indirekt aus der Anwendung der im vorliegenden Buch enthaltenen Informationen entstanden sind.

Vollständig überarbeitete Neuauflage 2023
7. Auflage gesamt
Verlag Via Nova, Alte Landstr. 12, 36100 Petersberg
Telefon: (06 61) 6 29 73
Fax: (06 61) 96 79 560
E-Mail: info@verlag-vianova.de
Internet: www.verlag-vianova.de
Umschlaggestaltung: Guter Punkt, München
Fotos im Übungsteil: Fuchs Foto Video, Zürich
Grafiken im Anatomieteil: Susan E. Gilbert, St. Petersburg/Florida
Satz: Sebastian Carl, Amerang
Druck und Verarbeitung: Appel und Klinger, 96277 Schneckenlohe

ISBN 978-3-86616-518-2

Inhalt

Vorwort

Als ich vor 14 Jahren das große Yogatherapiebuch geschrieben habe, konnte ich mir nicht vorstellen, dass es so viele Auflagen in deutscher Fassung geben und dass das Buch in neun Sprachen übersetzt und veröffentlicht werden würde. Mit großer Freude konnte ich erleben, dass das Buch sich zu einem viel genutzten Standardwerk für die Yogatherapie entwickelt hat. Die zahlreichen positiven Feedbacks vieler Yogaschülerinnen und -schüler, Yogalehrerinnen und -lehrer, Yogatherapeutinnen und -therapeuten haben mich sehr gefreut.

Die Anfrage, das große Yogatherapiebuch zu überarbeiten und auf den neuesten Stand zu bringen, konnte ich gleich mit einem klaren Ja und Freude im Herzen beantworten.

Mittlerweile arbeite ich seit mehr als 25 Jahren als Yogatherapeut und Ausbilder von Yogalehrenden und Yogatherapeuten und konnte viele neue und wertvolle Erkenntnisse darüber sammeln, wie die Yogatherapie Menschen am effektivsten in ihrer Gesundheit, Heilung und Transformation unterstützen kann.

Diese langjährigen Erfahrungen mit vielen Yogatherapieklientinnen und -klienten fließen in das neue, überarbeitete große Yogatherapiebuch ein. Die verschiedenen Yogatherapieprogramme für strukturelle Themen und Beschwerden sowie chronische Krankheiten sind neu gestaltet und zeitgemäß mit Farbfotos illustriert. Der Ayur-Yogatherapie-Experte Christoph Kraft hat die Anatomietexte auf den neuesten wissenschaftlichen Stand gebracht. Dabei hat er auch die wichtigen Prinzipien der optimalen Ausrichtung in den Asanas (Körperhaltungen) in verständlicher Form zusammengefasst und die Anleitungstexte zu den Yogaübungen ganz neu überarbeitet. Das Buch beginnt mit einer Einführung in die Grundlagen der Yogatherapie. Dabei werden viele Themen wie die innere Haltung, die individuelle Anpassung der Yogapraxis, die Kunst der glücklichen Anstrengung, der Aufbau der Yogapraxis und die Heilkraft der Atemtechniken ausführlich beschrieben, damit die Leser ein tiefergehendes Verständnis über die Yogatherapie erhalten und dieses Wissen in die eigene Yogapraxis integrieren können, um die effektivste Wirkung zu erzielen. Bevor es mit den Yogaprogrammen losgeht, werden die Richtlinien und Empfehlungen für das Üben erklärt. Das erste Yogaprogramm im Buch ist die Gelenkübungsreihe, in der du die effektivsten Gelenkübungen lernst, die ein idealer Einstieg für einen beweglichen und gesunden Körper sind.

„Gesundheit beginnt bei den Füßen." Deshalb lernst du im Yogaprogramm für Knick- und Senkfuß, welche Übungen besonders wirksam sind, um ungesunde Haltungsmuster zu verändern und gesunde Füße zu bekommen. Wie geht's, wie steht's? Das ist eine Frage, die wir oft hören. Tatsächlich können wir an unserem Stand gut spüren, wie wir uns im Leben gerade fühlen und mit welcher inneren und äußeren Haltung wir durchs Leben gehen. Dann geht es weiter mit wirksamen Yogaprogrammen für Knie, Hüften, Becken, Iliosakralgelenke, unteren und oberen Rücken, Schultern und Nacken. Im Buch werden die wichtigsten Bereiche des Körpers behandelt, um eine ideale, gesunde, aufrechte Körperhaltung zu bekommen, die sich stimmig anfühlt. In den Programmen für die verschiedenen Formen von Skoliose lernst du, wie du leichte (funktionell bedingte) und stärkere (strukturell bedingte) Kurven mit gezielten Übungen aus der Yogatherapie selbst korrigieren kannst. Alle Übungen im Buch eignen sich wunderbar, um mit dem eigenen Körper eins zu werden und achtsam mit ihm umzugehen. Die bewussten Veränderungen im Körper können uns helfen, auch unbewusste Themen zu erkennen und uns in noch stimmigere innere Haltungen wie beispielsweise Gelassenheit weiterzuentwickeln.

Im Kapitel über Yogatherapie bei chronischen Krankheiten erfährst du, welche Yogaübungen bei Asthma, hohem Blutdruck, Stress und Übergewicht besonders hilfreich sein können. Zu all diesen Themen erhältst du auch aus dem Ayurveda und der ganzheitlichen Medizin hilfreiche Tipps, die chronischen Beschwerden zu lindern und wieder in die Balance zu kommen. Die Ayur-Yogatherapie ist eine sehr ganzheitliche Methode, in der Heilung und Transformation wesentlich sind.

Im letzten Kapitel des Buches erfährst du, welche Schlüssel uns in diesen Prozessen besonders unterstützen können. Hier lernst du drei Übungen kennen, die vielen Menschen geholfen haben, innezuhalten, innere Bedürfnisse zu erkennen und bewusste Entscheidungen zu fällen, die ihr Leben positiv verändert haben.

Zum Abschluss des Buches wirst du in die Technik der Maitri-Herzmeditation eingeführt und erfährst, weshalb diese Yogameditation bei den Herzvariabilitätsmessungen (HRV) auf der gesundheitlichen und geistigen Ebene eine so unglaubliche Wirkung erreichen kann.

Dieses Buch soll ein Standardwerk sein für alle, die sich für das große Heilungspotenzial der Yogatherapie interessieren und damit eigene Erfahrungen machen möchten. In diesem Sinne wünsche ich dir viele inspirierende und erfolgreiche Erfahrungen mit diesem Yogatherapiepraxisbuch.

Möge es vielen Menschen helfen, gesund und glücklich zu sein.

Möge es viele Menschen inspirieren, andere Menschen in ihrer Gesundheit, Heilung und Transformation zu unterstützen.

Remo Rittiner

Einführung in die Ayur-Yogatherapie

„Ich bin jetzt geheilt von meiner Krebserkrankung." Diesen Satz hörte ich vor einigen Jahren in einer Yogatherapiesitzung mit der Klientin Waltraud B., die eine fortgeschrittene, aus schulmedizinischer Sicht nicht heilbare Krebserkrankung hatte. Als ich ihre Worte hörte, bekam ich eine Gänsehaut und gleichzeitig spürte ich darin eine große Kraft. Meine Yogaklientin Waltraud B. erfuhr tatsächlich eine unglaubliche Heilung und lebt noch heute.

Solche wundervollen Erfahrungen konnte ich in meiner 25-jährigen Arbeit immer wieder erleben, was dazu geführt hat, dass ich großes Vertrauen in die Yogatherapie und die Selbstheilungskräfte des Menschen habe. Yoga ist die Verbindung mit der universalen Selbstheilungskraft, die wir in der Natur und bei allen Wesen beobachten können. Die in diesem Buch vorgestellte Ayur-Yogatherapie beruht auf den Grundprinzipien der Yogatradition von Krishnamacharya, auf der Wissenschaft des Ayurveda und auf dem neuesten anatomischen Wissen. Sie verbindet die traditionellen Erfahrungswissenschaften des Yoga und des Ayurveda mit der modernen Wissenschaft der funktionellen Anatomie und der Nadimuskeltherapie. In der ganzheitlichen Betrachtung des Menschen anerkennt die Ayur-Yogatherapie die Wechselwirkungen und Dynamik von Körper, Atem, Geist, Ernährung und Lebensweise und ihre Auswirkung auf unseren Gesundheitszustand.

In der Yogatherapie steht der Mensch mit seinen Ressourcen im Vordergrund. Dabei geht es darum zu erkennen, welche Umstände, Verhaltensweisen und Gewohnheiten seinen Gesundheitszustand aus dem Gleichgewicht gebracht haben. Es geht also weniger um seine Symptome und Krankheiten, sondern vielmehr um die Ursachen, die zu seinen Beschwerden geführt haben. Rückenschmerzen zum Beispiel haben oft vielfältige Ursachen wie muskuläre Verspannungen in Leisten, Bauchraum und Hüften, was die Bauchatmung negativ beeinflusst. Dadurch wird die Leistung des Zwerchfells gemindert, das mit dem Herzbeutel verbunden ist. Häufig ist zudem der Bauch gebläht, die Verdauung träge, der Stuhlgang unregelmäßig. Psychische Belastungen wie Stress, Existenzängste oder unterdrückte Gefühle können ebenfalls Ursachen für Rückenbeschwerden sein. Die weit verbreitete Meinung, es sei sinnvoll, den Bauch bei Rückenschmerzen zu stärken, ist in vielen Fällen kontraproduktiv und kann beispielsweise Bandscheibenprobleme noch verstärken. Erst wenn wir den Menschen in seiner Ganzheit wahrnehmen, ist es uns möglich, die verschiedenen Ursachen seines Symptoms, wie z. B. Rückenbeschwerden, zu erkennen. Das ermöglicht uns, mit den zahlreichen Mitteln des Yoga die Ursachen der Beschwerden erfolgreich zu behandeln.

Die Yogapraxis wird individuell an den Menschen angepasst – je nach Alter, Gesundheitszustand und Lebenssituation. Nach einem ausführlichen Erstgespräch und der Anamnese wird ein individuelles Yogaprogramm zusammengestellt, das dann zu Hause regelmäßig geübt werden kann. Durch das selbstständige Üben von Yoga erhalten Menschen die Möglichkeit, sich wirksam selbst zu helfen.

Unsere Beschwerden zu akzeptieren, öffnet uns Raum für Selbstreflexion und neue Handlungsmöglichkeiten, die unsere Selbstheilungskräfte unterstützen. Ein wesentlicher Punkt in der Lehre des Yoga ist, die Voraussetzungen für einen ruhigen und klaren Geist zu schaffen. Durch die vielfältigen Übungen für Körper, Atem und Geist bietet uns die Yogatherapie ausgezeichnete Möglichkeiten, Ruhe und Klarheit wiederzufinden. Dadurch können wir unsere Beziehung zu uns selbst und zu unserer Umwelt klarer wahrnehmen, unsere Verhaltensweisen reflektieren und wichtige Lebensfragen selbst beantworten. In meiner Arbeit als Yogatherapeut bin ich immer wieder fasziniert zu beobachten, wie Menschen die Antworten in sich selbst finden, wenn ihr Geist in ruhigem Zustand ist. Die Verbindung mit dem klaren Geist öffnet wunderbare Möglichkeiten zur Heilung und Transformation auf allen Ebenen des Menschseins: der körperlichen, emotionalen und mentalen Ebene.

Die vielfältigen Heilwirkungen der Yogatherapie zu erfahren, begeistert mich bei jedem Menschen aufs Neue. Aufgrund meiner eigenen Praxiserfahrung kann Yogatherapie hilfreich sein bei: Rückenschmerzen, Nackenverspannungen, Kniebeschwerden, hohem Blutdruck, gestörter Verdauung, Verstopfung, Asthma, Schlafstörungen, Migräne, PMS, Krebs, Aids, Stressbewältigung, Trauerarbeit, Übergewicht, Ängsten, Depressionen, Mobbing, Essstörungen, Schwangerschaftsvorbereitung, Burnout-Syndrom, Lebenskrisen, Beziehungsschwierigkeiten sowie zahlreichen chronischen Krankheiten.

Mit diesem Buch möchte ich vielen Menschen die Tür zur Ayur-Yogatherapie öffnen. Ich möchte dich inspirieren, eigene Erfahrungen zu machen und das Potenzial deiner Selbstheilungskräfte kennenzulernen. Dieses Buch vermittelt die Grundlagen der Yogatherapie und verschiedene Yogaprogramme, deren Wirkung du selbst erfahren kannst. Wenn du darüber hinaus Kontakt zu einer Yogatherapeutin oder einem Yogatherapeuten aufnehmen möchtest, findest du im Anhang Kontaktadressen qualifizierter Therapeuten und Therapeutinnen, die deine Yogapraxis vertiefen und begleiten können.

Das große Yoga-Therapiebuch hat folgende Ziele:

- dir wichtige Grundlagen für eine wirksame Yogapraxis zu vermitteln
- traditionellen Yoga mit dem modernen Wissen der Anatomie zu verbinden
- dich mit dem Heilungspotenzial der Yogatherapie vertraut zu machen
- dir viele wirksame Yogaübungen zu zeigen, die du selbst ausführen kannst
- dir ein selbstständiges Yogaüben mit zielgerichteten Programmen zu ermöglichen, die bei bestimmten Beschwerden hilfreich sein können
- dich zu motivieren, regelmäßig und abwechslungsreich Yoga zu üben
- dich in die Maitri-Herzmeditationstechnik einzuführen, die ganzheitliche Gesundheit und spirituelle Entwicklung fördern kann
- dich zu inspirieren, die Weisheiten des Yoga in deinen Alltag zu integrieren

Im ersten Kapitel dieses Buches lernst du die Grundlagen für ein erfolgreiches, selbstständiges Ausführen der Yogaprogramme kennen. Der Erfolg deiner Yogapraxis hängt von vielen Faktoren ab, wie einem klaren Verständnis der Übungen, wirkungsvollem Üben, eigener Motivation und der Bereitschaft, regelmäßig zu üben. Nimm dir Zeit für das erste Kapitel, bevor du mit den Übungsprogrammen beginnst.

Im zweiten Kapitel, in dem es um eine strukturelle Yogatherapie geht, findest du allgemeine therapeutische Yogaprogramme vom gesunden Fuß bis zum gesunden Nacken. Vor den jeweiligen Programmen erhältst du wichtige Informationen über die funktionelle Anatomie und die Ziele des Yogaprogramms.

Im dritten Kapitel werden einige Yogatherapieprogramme bei chronischen Beschwerden vorgestellt. Ayurvedische Tipps geben dir wertvolle Informationen, die die Selbstheilungskräfte anregen und unterstützen können.

Im vierten Kapitel werden wesentliche Schritte zur Heilung und Transformation durch Yoga erläutert. Außerdem erhältst du einige effektive Techniken für deine Transformation und eine Anleitung für die Maitri-Herzmeditation, die dir optimale Gesundheit, viel Liebe und Erfüllung geben kann.

Kapitel 1 · Wichtige Grundlagen der Ayur-Yogatherapie

1 · Die innere Haltung und die geistige Ausrichtung

„Jetzt folgt eine Einführung in Yoga" – *atha yoga anusasanam.* So lautet das erste Yoga-Sutra des Weisen Patanjali. Nimm in diesem Moment deine äußere und innere Haltung wahr. Wie fühlt sich deine Körperhaltung an? Wie empfindest du deine innere Haltung in diesem Moment?

Das sind zwei interessante Fragen, die dich direkt ins Jetzt, ins Leben führen. Wenn du dir solche selbstreflexiven Fragen regelmäßig stellst, können sich deine Gefühle, Gedanken und Handlungen positiv verändern.

Bevor du weiterliest, halte inne und schenke dir Zeit, um über diese Fragen zu reflektieren.

Durch Reflexion erhalten wir die Möglichkeit, unseren momentanen Geisteszustand klarer wahrzunehmen. Gemäß der Yoga-Philosophie besitzen der Geist und alles Wahrnehmbare drei Qualitäten: Schwere, Aktivität und Klarheit. Je nach der Eigenschaft, die gerade dominiert, wirst du diesen Text unterschiedlich lesen, wahrnehmen und verstehen. Falls du gerade sehr aktiv bist, könnte es sein, dass du diese Zeilen schnell überfliegst. Ist dein Geisteszustand kristallklar, wäre es möglich, dass es dir leichtfällt, zu reflektieren und Einsichten in wesentliche Themen zu erlangen. Mit einem müden Geist wird es sicherlich schwieriger sein, solche Einblicke zu erhalten.

Durch die Vielfalt an Yogaübungen für den Körper, Atem und Geist ist es uns möglich, die Wahrnehmung aller drei Qualitäten zu vertiefen. Wenn wir unsere inneren Haltungen und Geisteszustände betrachten, können geistige Hindernisse wie falsches Verstehen, Ichbezogenheit, Wünsche, Abneigung und Ängste unsere Wahrnehmung verfälschen. Diesen sogenannten Hindernissen in unserem Geist, den *Kleshas* (Ursachen des Leidens), begegnen wir natürlich auch beim Yogaüben.

„Hört alle auf mit der Übung! Das ist nicht Yoga, so wie ich es unterrichte." Als ich diesen Satz vor Kurzem im Gruppenunterricht aussprach, sah mich Peter mit erstauntem Blick an. Als ich fortfuhr mit der Aussage: „Ihr strengt euch zu sehr an bei den Körperübungen", beobachtete ich ein großes Staunen in Peters Gesicht. Mit strahlendem Blick und sichtlich erleichtert sagte er zur anwesenden Yogagruppe, in den letzten 45 Jahren habe ihm noch niemand so etwas gesagt. Diese Aussage hat mich tief berührt. Auf der Verstandesebene ist es sicherlich vielen Menschen bewusst, dass sie sich überanstrengen und damit ihre Lebensenergie (Prana) blockieren. Die Ursachen für dieses weitverbreitete Missverständnis, sich zu überanstrengen, finden wir alle in irgendeiner Form in den Ursachen des Leidens, den *Kleshas*, wieder: zum Beispiel mit schwierigen Yogaübungen anderen zu imponieren, Angst, dem Anspruch des Lehrers oder den eigenen Ansprüchen nicht zu genügen, Abneigung, sich auf etwas Ungewohntes einzulassen, falsches Verstehen der Naturgesetze oder die übertriebene Anhaftung an den Körper – solche Beweggründe können uns immer wieder in die Enge führen und unheilsame Handlungen (*Dukha*) hervorbringen, die Leid noch verstärken. Aus der Sicht des Yoga geht es aber gerade darum, Leid zu verringern und sich dem Raum für Klarheit und Freiheit zu öffnen.

Folgende innere Haltungen sind hilfreich für eine erfolgreiche Wirkung der Yogapraxis:

- Deine Absicht und Zielsetzung sollten klar sein.
- Übe mit Freude und Leichtigkeit.
- Führe die Übungen mit entspannter Achtsamkeit aus.
- Übe liebevoll und respektiere deine Grenzen.
- Sei tolerant mit dir und verzichte auf jegliche Wertungen über dich selbst.
- Sei geduldig mit der Ungeduld und freue dich über kleine Fortschritte.
- Zeige Mut für neue Erfahrungen und stelle dich den Herausforderungen schwieriger Übungen.
- Stelle die Wirkung der Übung in den Vordergrund und nicht deren äußere Form.
- Finde das Gleichgewicht zwischen Stabilität und Entspannung.
- Bleibe natürlich und lächle während des Übens.
- Erfahre die Kraft der Hingabe.
- Wertschätze deine Bemühungen und bedanke dich am Schluss einer Yogapraxis bei dir selbst.

Deine innere Haltung wird die Wirkung wesentlich beeinflussen, die die Yogapraxis auf dich hat. Die Verantwortung liegt also ganz bei dir.

Wenn du beim Yogaüben eine der genannten Qualitäten in den Vordergrund stellst, wirst du erstaunt sein, wie wirksam Yoga ist. Öffne dich für dein Potenzial und freue dich über deinen Erfolg. Selbstverständlich kannst du diese inneren Haltungen auch in deinem Alltag bewusst fördern, was ja das Ziel des Yoga ist.

2 · Die Absicht der Praxis klären

Bevor du mit der Yogapraxis beginnst, solltest du deine Motivation, deine Absicht und deine Ziele bewusst wahrnehmen, damit du die passende Yogapraxis finden kannst. Durch deine klare Absicht kannst du in jeder Übung achtsam, effektiv und wirksam üben und erfährst somit optimale Wirkungen. Klare Absichten helfen dir, noch zielgerichteter und achtsamer zu üben. Durchbrich deine ungesunden Muster und lerne durch neue Herausforderungen, dich weiterzuentwickeln.

3 · Die Achtsamkeit in der Yogatherapie

Durch Achtsamkeit kannst du die ganzheitliche Verbindung von Körper, Atem und Geist bewusst wahrnehmen und die tieferen Wirkungen des traditionellen Yoga selbst erfahren. Du kannst fühlen, was für deinen Körper sinnvoll ist und welche Übungen dir Schmerzen verursachen. Achtsamkeit hilft dir, deine Grenzen zu spüren und auch zu respektieren. Sie hilft dir auch, ungesunde körperliche Haltungen und Bewegungsmuster zu erkennen und zu verändern.

Anhand deiner Körperhaltung kannst du wahrnehmen, wie du dich im Moment gerade fühlst. Unsere körperlichen Haltungen und Bewegungsmuster spiegeln unsere emotionale und mentale Befindlichkeit wider.

Die vielfältigen körperlichen Bewegungen des Yoga bieten sich geradezu an, unsere Haltungen und Bewegungsmuster kennenzulernen. In den verschiedenen Yogatraditionen gehen die Lehrmeinungen über die korrekte Haltung und Ausführung der Yogaübungen teilweise stark auseinander. Oft stimmen sie nicht überein mit dem heutigen Wissensstand der westlichen Anatomie. Im Yogaunterricht und in den Yogalehrausbildungen berichten viele Teilnehmerinnen und Teilnehmer über ihre Verunsicherung, welche Haltung richtig oder falsch ist.

Begriffe wie falsch und richtig können uns dazu verleiten, die Dinge sehr einseitig und dogmatisch zu betrachten. Aus der Perspektive eines offenen Geistes gibt es jedoch unterschiedliche Meinungen, die wir genauer betrachten können. Anhand unserer Zielsetzung, mit Yoga die optimale Wirkung zu erreichen, können wir überprüfen, ob eine Lehrmeinung hilfreich ist.

Wenn wir die verschiedenen Wirkungen von Haltungen und Bewegungen bewusst erfahren, sind wir selbst in der Lage zu beurteilen, was sich gut und richtig anfühlt und was wir vermeiden sollten. Natürlich setzt dies die Offenheit voraus, die eigenen Haltungen und Konzepte immer wieder zu überprüfen. Es braucht Mut und Bescheidenheit, Gelerntes zu hinterfragen und manchmal wieder loszulassen. Als Yogatherapeut durfte ich mit vielen Yogaübenden arbeiten und mich mit verschiedenen Yoga- und Anatomieexperten offen austauschen. Dadurch habe ich immer neue Sichtweisen entwickelt, die sich in der Praxis sehr bewährt haben. Es lohnt sich also auch als Fortgeschrittener, immer von Neuem hinzuschauen und sich den Anfängergeist zu bewahren.

Unsere Haltung und unsere Bewegungen haben einen großen Einfluss auf unser Wohlbefinden und unsere Ausstrahlung. Stelle dir vor, jemand hält einen Vortrag über Aufrichtigkeit mit Rundrücken und hochgezogenen Schultern! Wird dir der Vortragende glaubwürdig oder unglaubwürdig erscheinen? In den folgenden Anatomietexten über Füße, Knie, Becken, Hüfte, Wirbelsäule, Schultern und Nacken erhältst du viele wichtige Informationen, welche ungesunden Muster du in gesunde Haltungs- und Bewegungsmuster verändern kannst. Zusätzlich wirst du auch darauf aufmerksam gemacht, wie du dich in den Yogahaltungen anatomisch optimal ausrichtest. Lies diese Anatomietexte, bevor du die Yogaübungsprogramme ausführst. Nimm dir Zeit und Geduld, diese Muster bewusst zu verändern und auch in deinen Alltag zu integrieren. Am Anfang ist es wichtig, dich in deiner Yogapraxis mehr zu beobachten und die Übungen noch achtsamer auszuführen. Das wird deine Yogapraxis und ihre Wirkung wesentlich verändern.

4 · Die Kunst der glücklichen Anstrengung

Das richtige Maß der Anstrengung zu finden ist ein Schlüssel für die erfolgreiche Wirkung der Yogapraxis. Sätze wie „Du musst dich anstrengen, damit aus dir einmal etwas wird“ sind weit verbreitet und ein Merkmal der westlichen Leistungsgesellschaft. Schon in der Kindheit erfahren wir, dass wir durch besondere Leistungen Zuneigung und Anerkennung bekommen. Auch Patanjali, der Verfasser der Yoga-Sutras, erklärt: „Erfolg winkt nur dem, der sich intensiv und aufrichtig bemüht. Die Aussichten auf Erfolg sind abhängig vom Grad der Anstrengung.“

Im Yoga-Sutra definiert er Asana (Haltung) als *sthiram sukham asanam*, was als „stabile und angenehme Haltung“ übersetzt werden kann. Beim Yogaüben

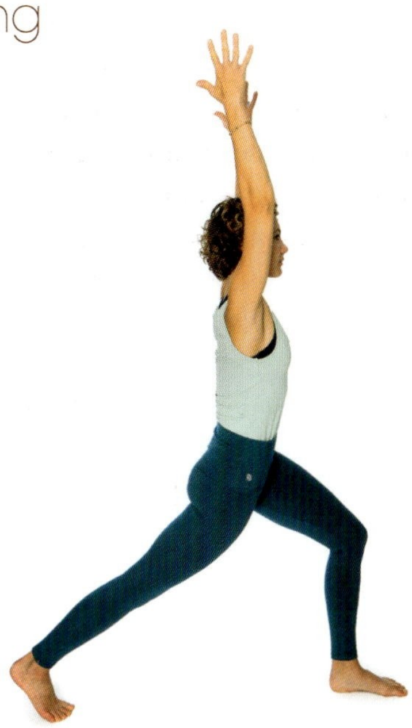

geht es also um einen ganzheitlichen Zustand der körperlichen und geistigen Achtsamkeit. Wenn wir uns, getrieben von Ehrgeiz und Leistungsdenken, in eine schwierige Yogaübung zwingen, werden wir die Qualität einer stabilen und angenehmen Haltung schwerlich erreichen. Eigentlich üben wir dann nicht Yoga, sondern Leistungsturnen. Für unsere Gesundheit und Selbstheilung ist es aber wesentlich, den ganzheitlichen Ansatz des Yoga und seine ganzheitlichen Wirkungen für den Körper, Atem und Geist im Auge zu behalten.

Das achtsame Üben mit dem richtigen Maß an Anstrengung gibt uns die Möglichkeit, alle diese wunderbaren Wirkungen des Yoga zu erfahren. Bei einer Yogaübung, bei der die Kräftigung im Vordergrund steht, wird eine Überanstrengung den Kraftaufbau reduzieren, die Atmung blockieren und Spannung im Geist auslösen. Wenn wir zu lange in einer Haltung verweilen, kann dies sogar unsere körperliche Kraft reduzieren und unseren Energiehaushalt schädigen. Aufgrund verschiedener Forschungen über Krafttraining weiß man heute, dass zu viel Training die Kraftkurve sinken lässt und das Immunsystem schwächt. So ist es kein Zufall, dass viele Leistungssportler oft erkältet sind. Interessanterweise erkannte ich bei meiner Arbeit als Manualtherapeut bei Menschen, die ein körperlich sehr forderndes Yoga übten, dass sie überdurchschnittlich schwache und verspannte Muskeln hatten. Dies hat mich anfangs sehr erstaunt, weil ich die Vorstellung hatte, dass gelenkige und durchtrainierte Menschen weniger verspannt seien. Um die Kunst der richtigen Kraftanstrengung zu erfahren, lade ich dich zu einer Selbsterfahrung ein. Stelle dich aufrecht hin. Hebe das rechte Bein gestreckt nach oben. Dabei konzentriere dich auf die Oberschenkelmuskulatur und spanne sie möglichst an. Beobachte die Kraftwirkung, den Atem und die Empfindungen. Beende die Übung und senke das Bein. Nun nimm dir vor, dich ernsthaft anzustrengen und gleichzeitig zu lächeln, während du das Bein hebst. Den Oberschenkelmuskel kontrahierst du ganz entspannt, ohne dein Lächeln zu verlieren. Probiere es aus und beobachte die Wirkung auf deine Oberschenkelkraft, die Atmung und den Geist.

Was konntest du durch diese Übung erfahren?

Mit einer entspannten inneren Haltung zu üben hilft uns, eine glückliche Anstrengung zu erreichen. Diese schenkt uns ganzheitliches Wohlbefinden.

In meinen zahlreichen Selbstversuchen an Kraftmaschinen erntete ich oft erstaunte Blicke von Männern mit großen Muskelpaketen. Offenbar fanden sie meine Gewichteinstellungen unpassend für meine eher durchschnittliche Muskelmasse. Mit der yogischen Haltung und einer speziellen Yoga-Atemtechnik machte ich die erstaunliche Erfahrung, wie viel Kraftübertragung möglich ist, wenn der Geist entspannt ist und ich mich nicht übermäßig anstrenge. Die Kunst der glücklichen Anstrengung liegt darin, sich aufrichtig und hingebungsvoll zu bemühen. Wenn die Hingabe beispielsweise bei einer Dehnungsübung fehlt, werden wir nicht die maximale Dehnfähigkeit und Beweglichkeit erreichen. Bei mangelnder Aufrichtigkeit und Verbissenheit werden wir uns vielleicht sogar überdehnen und uns schaden. Bei allen Übungen im Yoga können wir an folgenden Merkmalen erkennen, ob es uns gelingt, die glückliche Anstrengung zu finden:

- Fühlen wir uns harmonisch?
- Fließt unser Atem regelmäßig?
- Empfinden wir die Übung als Herausforderung, für die wir bereit sind?
- Spüren wir körperliche und geistige Ausdehnung?
- Erleben wir Freude und Offenheit?

Es lohnt sich auch im täglichen Leben, die Kunst der glücklichen Anstrengung zu üben. Sei geduldig mit dir. Vielen Menschen ist es anfangs sehr fremd, sich weniger anzustrengen. Seit ich mich weniger anstrenge in meinem Leben, erlebe ich mehr Leichtigkeit, Freude und Erfolg. Bei vielen erfolgreichen Menschen sieht es ja auch so aus, als würden sie sich gar nicht besonders anstrengen.

5 · Die individuelle Anpassung der Yogapraxis

Die persönliche Anpassung der Yogapraxis an den einzelnen Menschen ist ein wesentlicher Bestandteil der Yogatradition des indischen Yogameisters T. Krishnamacharya. Durch genaue Beobachtung und Abklärung der Bedürfnisse eines Menschen ist es möglich, eine wirksame Yogapraxis zusammenzustellen. Dabei sind folgende Faktoren zu beachten:

- das Alter
- die Persönlichkeit
- die körperliche und psychische Konstitution
- der gesundheitliche Zustand
- die Ernährung
- die Lebensweise
- der Beruf
- die Familienverhältnisse
- die spirituelle Ausrichtung
- die Bereitschaft und Disziplin für Yoga
- die Bedürfnisse und Zielsetzungen

Im Einzelunterricht ist es einem erfahrenen Yogatherapeuten möglich, alle diese Faktoren zu berücksichtigen. Dadurch ist ein hohes Maß an Qualität und Wirksamkeit der Yogapraxis für den einzelnen Menschen möglich. Regelmäßig nach Anleitung eines Yogatherapeuten zu üben, schafft günstige Voraussetzungen, um gesetzte Ziele zu erreichen. Yoga wird zunehmend in das tägliche Leben integriert und das Tor für körperliche Gesundheit und geistige Klarheit wird geöffnet. Kein Yogabuch kann diese optimalen Voraussetzungen für dich schaffen. Im Anhang findest du daher Adressen von Yogatherapeuten und -therapeutinnen, die dich unterstützen können, die richtigen Anpassungen zu finden. Wichtig ist es, die Bewegung in die Haltung hinein, während der Haltung und aus der Haltung heraus anzupassen. Die Form der einzelnen Übungen sollte genau auf dich angepasst sein, damit du dich nicht überforderst und eine optimale Wirkung der Yogapraxis erfahren kannst.

Der Aufbau einer Yogapraxis

Vinyasa Krama ist ein altbewährtes Konzept aus der indischen Yogatradition von T. Krishnamacharya, das auf der ganzen Welt von vielen Yogalehrenden erfolgreich angewendet wird. *Vinyasa Krama* bedeutet „intelligente Schritte in Stufen“. Zielsetzung, Vorbereitung, Hinführung und Ausgleich sind Bestandteile eines Yogaprogramms. Die Absicht und die Zielsetzungen sollten realistisch sein. Die Praxis sollte uns helfen, die Zielsetzungen in kleinen Schritten zu erreichen. In meiner Arbeit als Yogatherapeut lege ich großen Wert darauf, mit einer klaren Zielsetzung zu üben und ständig zu überprüfen, ob diese Ziele der momentanen Situation angemessen sind.

Viele Menschen kommen wegen gesundheitlicher Beschwerden, wie z. B. Rückenschmerzen, in die Yogatherapie. Für sie steht die Selbstheilung im Vordergrund. Mit sanften Körper- und Atemübungen sowie Entspannung und Reflexion regen wir die Selbstheilungskräfte an. Wenn die Rückenschmerzen verschwunden sind, ist es erforderlich, den Rücken zu stärken. Dadurch wird der Gesundheit präventiv und nachhaltig gedient. Sobald der Rücken gestärkt ist, wollen wir schließlich herausfinden, welche geistigen Qualitäten in der gegenwärtigen Situation hilfreich sein können. Jetzt stehen Atem, Selbstreflexion und Meditation im Mittelpunkt der Praxis.

Viele Menschen, die in die Yogatherapie kommen, haben ein Bedürfnis, auf wesentliche Lebensfragen selbst eine Antwort zu finden. Häufig überschneiden sich die Bereiche Gesundheit, Selbstheilung und geistige Entwicklung. Durch die ganzheitlichen Wirkungen der Yogaübungen werden stets mehrere Ebenen des Menschen angesprochen.

Die drei Schritte: Absicht, Atem, Bewegung

Die Absicht der Übung sollte klar sein. Im Praxisteil dieses Buches kannst du unter dem Punkt „Wirkung“ sehen, welche Absicht besteht und wo der Schwerpunkt einer Übung liegt. Wenn du beim Üben gleichzeitig viele Schwerpunkte setzt, besteht die Gefahr, dich zu überfordern und die Wirkung zu reduzieren. Setze deine Aufmerksamkeit ganz gezielt ein, um die positiven Wirkungen der Übungen zu erfahren.

Bevor du eine Bewegung ausführst, komme in Kontakt mit deiner Atmung. Dies führt dich ins Jetzt und verbindet dich mit der Kraft des Atems. Während deine Achtsamkeit bei der Atmung bleibt, führst du die beabsichtigte Bewegung aus. Dieses Modell kannst du in vielen Lebenssituationen anwenden. Es hilft wunderbar, Handlungen auch im Alltag bewusster auszuführen.

Wenn du dich zum Beispiel gerade über jemanden wertend äußern möchtest, ist es sehr hilfreich, dir nochmals über die eigene Absicht klar zu werden. Wenn du dann noch bewusst deine Atmung wahrnimmst, ist die Chance groß, dass du deine Handlung achtsamer ausführst. Probiere es noch heute aus! Und erinnere dich in zukünftigen Lebenssituationen, in denen ein Gefühl der Enge aufkommt, an diese Erfahrung!

Vorbereitung, Hinführung, Ausgleich

Am Anfang wählen wir Übungen aus, die uns auf die Praxis einstimmen. Schon die vorbereitenden Übungen sind mit den Zielsetzungen verbunden. Beginne mit sanften, einfachen, mobilisierenden Übungen. Dein Körper wird dir dankbar sein, wenn du nicht gleich mit dem Kopfstand oder dem Sonnengruß beginnst. Nimm deine aktuelle Verfassung wahr. Respektiere sie während des weiteren Übens. Steigere die Übungen langsam in kleinen Schritten, bis du zu einer Hauptübung gelangst. So kannst du beispielsweise mit sanften Vorwärtsbeugen beginnen, bevor du gegen Schluss in einer anspruchsvollen Vorwärtsbeugung im Sitzen statisch verweilst. Das dynamische Üben im Yoga ist eine ideale Vorbereitung, um länger in schwierigen Haltungen verweilen zu können. Es setzt sich im modernen Yogaunterricht immer mehr durch. Nach anstrengenden Übungen, speziell bei Überanstrengung, können auch Spannungen auftreten. Deshalb ist es sinnvoll, ausgleichende Übungen in dein Programm zu integrieren. Achte auf die Übergänge zwischen den Übungen. Von stehenden Übungen direkt in die Rückenlage zu gehen, kann bei Menschen mit niedrigem Blutdruck beispielsweise Schwindel verursachen. Wenn du nach einer Meditation gleich ins Auto steigst, kann der angenehme Zustand inneren Schwebens deine Sicherheit gefährden.

Der ideale Aufbau einer Praxis, das sogenannte *Vinyasa Krama*, ist eine Kunst und Wissenschaft für sich.

Anpassung der Haltungen und Übungen

Im modernen Yogaunterricht werden die Übungen zunehmend an die Bedürfnisse und Voraussetzungen westlicher Menschen angepasst. Akrobatische Verrenkungen und schwierige Rückbeugen werden mit mehr Vorsicht oder gar nicht geübt. Mittlerweile ist vielen Menschen klar geworden, dass europäische Körper anders gebaut sind als indische Körper. Es gibt im Yoga jedoch auch Strömungen, die davon nichts wissen wollen. Mit der Argumentation, das sei „traditioneller" Yoga, werden Yogaübungen ausgeführt, die nicht an die Fähigkeiten der Menschen angepasst worden sind. In meiner Arbeit als Yogatherapeut begegne ich häufiger Menschen, die sich durch eine falsche Yogapraxis Beschwerden zugefügt haben.

Deshalb ist es notwendig, genau hinzuschauen, welche Übungen für uns sinnvoll und welche unter Umständen schädlich sind. Die modernen Bewegungslehren mit den neuesten anatomischen Kenntnissen können bei der Auswahl und Ausführung der Übungen hilfreich für uns sein. Auf diese Weise lässt sich die uralte Wissenschaft des Yoga sinnvoll mit der westlichen Anatomie verbinden.

Techniken für die Anpassung der Übungen

Es gibt verschiedene Möglichkeiten, die Haltungen und Bewegungen anzupassen. Falls es dir noch nicht möglich ist, die ganze vorgegebene Bewegung auszuführen oder die Ausgangshaltung einzunehmen, gehe einfach so weit in die Bewegung oder Position hinein, wie es dein Körper zulässt. Achte auf deine Empfindungen und akzeptiere deine Grenzen. Falls eine Übung Schmerzen auslöst, ist dies ein Warnsignal deines Körpers. Führe diese Bewegung zukünftig nur bis zum schmerzfreien Bereich aus. Indem du die Intensität einer Kräftigung oder Dehnung zunächst verringerst und anschließend schrittweise steigerst, wirst du sicherer und effizienter üben. Dein Körper wird dir dankbar sein für deine mitfühlende Art, dich zu bewegen. Beobachte die Weisheit deines Körpers, der dir genaue Hinweise gibt, was ihm guttut und was nicht. Für achtsames, sanftes, aufrichtiges Bewegen werden wir reichlich beschenkt.

Mit der Weisheit des Körpers üben

Damit du die Weisheit des Körpers an dir selbst erfahren kannst, lade ich dich zu einer Übung ein.

Komme in die Rückenlage, winkle die Beine an und stelle die Füße auf den Boden. Fasse mit beiden Händen die Rückseite des rechten Oberschenkels. Mit dem Ausatmen ziehst du das angewinkelte rechte Bein in Richtung Körper. Wahrscheinlich wirst du nun einen Dehnungsreiz in der Muskulatur der Oberschenkelrückseite spüren. Nimm diese Empfindungen wahr, während du das Bein ziemlich fest anziehst. Nun reduziere die Anstrengung, indem du das Bein etwas vom Körper wegbewegst. Beobachte die Empfindung der Muskulatur an der rechten Oberschenkelrückseite. Beim nächsten Ausatmen führe eine sanfte, kleine Bewegung in Richtung Körper aus, doch nur so weit, dass der Dehnungsreiz angenehm bleibt, also ohne ein starkes Ziehen. Beim Einatmen bewege dich nicht. Bei der nächsten Ausatmung ziehe das rechte Bein wieder sanft an. Nimm dir zwei bis drei Minuten Zeit, um in Schritten (*Vinyasa Krama*) tiefer in die Übung hineinzugehen. Nach der Übung reflektiere, was dein Körper dich gelehrt hat. Wir erreichen oft mehr, wenn wir weniger wollen. Diese Art, dich in ganz kleinen Schritten (Mikrobewegungen) in die Haltungen hineinzubewegen, kannst du auch bei kräftigenden Übungen anwenden. Ganz besonders wichtig ist sie bei den Atemtechniken des Yoga (Pranayama).

Der Körper schätzt es, wenn wir ihm Raum und Zeit für Veränderungen geben. Dieses Prinzip gilt auch für unseren Geist. Ein Geheimnis des Lebens, das ich durch Yogaübungen erfahren durfte, ist, sich dem Raum zu öffnen. Wenn du bei einer Yogaübung Ausdehnung empfindest, weißt du, dass du im Sinne des Yoga übst. Höre auf den Ton deiner Atmung. Der Atemfluss wird regelmäßiger und dehnt sich langsam aus, wenn wir im Gleichgewicht sind. Falls du dich durch eine Übung überanstrengt fühlst, gönne dir eine Pause und warte, bis der Atem wieder gleichmäßig fließt. Du kannst eine Übung vereinfachen, indem du z. B. die Knie leicht beugst, um dich im Stehen besser vorwärts beugen zu können. Beobachte während der Übungen, ob das Tempo, mit dem du dich bewegst, deiner aktuellen Situation entspricht. Lasse dich von niemandem zu einem Atemrhythmus drängen, der dir nicht entspricht. Vermeide generell hastige Bewegungen in der Yogapraxis. Sie erhöhen das Verletzungsrisiko, stören den Atemfluss und hindern den Geist, zur Ruhe zu kommen. Falls dir bei einer Übung die Herausforderung fehlt, kannst du die Intensität der Übung erhöhen, indem du deine Atmung und Bewegung verlangsamst. Beim achtsamen Üben wird dein Körper dir klare Zeichen geben, wann er bereit ist für schwierige Herausforderungen. Lasse dich nicht von Leistungsdenken oder übertriebenem Ehrgeiz zu einer Überforderung verleiten. Beim Yoga geht es um die Qualität der Wirkung. Die äußerliche Form ist nicht das Hauptziel. Unsere Ich-Anhaftung (das Ego) versucht allerdings immer wieder, uns von diesem Wesentlichen abzulenken.

Achtsames Üben wird dich immer wieder ins Jetzt führen. Entdecke die unendlich tiefe Weisheit deines Körpers und Geistes, indem du Yoga an dich anpasst. Ein Yogi ist ein Mensch, der den sich verändernden Umständen offenherzig begegnet und der sich jeder Situation angemessen verhält. Die Fähigkeit, sich dem Leben anzupassen, ist ein Spiegel des offenen Bewusstseins.

6 · Die Atmung als Schlüssel zur Gesundheit und Transformation

Der Atem ist das Tor zur körperlichen Gesundheit und Selbstheilung. Ein ruhiger Atem führt dich direkt in die Stille des Daseins. Die Bewegungen des Geistes zur Ruhe bringen ist die klassische Yogadefinition von Patanjali. Es atmet, heißt es. Hast du dir schon einmal die Frage gestellt, welche Kraft uns atmet? Halte einen Moment inne. Nimm deinen Atem wahr. Lausche ihm. Stelle dir jetzt die Frage, welche Kraft die Atmung lenkt. Gib dieser Frage Raum. Empfange die Antwort. Post aus dem inneren Raum ist kostenlos und sehr wertvoll. Die Wissenschaft der Atmung wird im Yoga *Pranayama* genannt. Dieser Sanskritausdruck (indische Gelehrtensprache) kann als „Ausdehnung der Atmung" übersetzt werden. In vielen Yogabüchern wird er als Atemkontrolle übersetzt. Nach meiner persönlichen Erfahrung ist es weniger eine Kontrolle als vielmehr eine geistige Öffnung, die den Atem sich ausdehnen lässt. Bereits durch die Atemachtsamkeit verändert sich der Atem in seiner Qualität. Diese passive Form von Pranayama ist ein wesentlicher Teil der Vipassana-Meditation (buddhistische Meditationstechnik) und anderer Meditationsformen. Die Ausrichtung des Geistes auf die Atmung führt uns in einen meditativen Zustand. Die Atmung ist die wichtigste Nahrung in unserem Leben und ihre Qualität beeinflusst unsere Lebensenergie maßgeblich. Es ist kein Zufall, dass in der heutigen Zeit viele Menschen oberflächlich und unregelmäßig atmen. Dir ist sicherlich schon aufgefallen, wie negativ sich körperliches Unwohlsein auf unsere Atmung auswirkt.

Anhand deiner momentanen Atemqualität erfährst du deinen Geisteszustand. Im Yoga verändern wir ganz bewusst unsere Atemmuster, um ein körperliches und geistiges Gleichgewicht zu erreichen. Im Pranayama gibt es zahlreiche Atemtechniken, die du am besten mit einer erfahrenen Yogalehrerin oder einem erfahrenen Yogalehrer erlernst. Der Atem ist so machtvoll, dass wir uns damit auch gesundheitlich schädigen können. Ich erinnere mich an einen meiner ersten Yoga-Intensivkurse, in dem der Yogalehrer sehr intensive Atemübungen mit langen Atempausen durchführte. Viele Teilnehmer reagierten darauf mit geistigen Störungen wie Unkonzentriertheit und Schlafproblemen. Wie bei den Körperübungen sollte auch bei Pranayama die Anpassung an den Menschen im Vordergrund stehen.

Den Atem verlängern mit der Kehlatmung

Eine der effektivsten Atemtechniken des Yoga ist die Kehlatmung. Im Sanskrit wird sie *Ujjayi* (ausgesprochen „udschai") genannt. Sie ist eine wirkungsvolle Technik, um den Atem auszudehnen und zu verfeinern. Wir verengen die Stimmritze, die sich im Kehlkopf befindet. Dadurch erzeugen wir einen Laut, den wir hören können. Anhand dieses Geräuschs erhalten wir ein Feedback, ob unser Atem lang und gleichmäßig ist. Diese Technik können wir bei allen Körperübungen anwenden. Sie hilft uns, Bewegungen harmonischer auszuführen. Die Kehlatmung optimiert die Dehnung und die Kräftigungseffekte der Körperübungen. Sie fördert die Konzentration und unsere Achtsamkeit.

Technik der Kehlatmung

Komme in einen aufrechten Sitz. Mache nun mehrmals einen Hauchlaut mit „Haaaa", als würdest du eine gefrorene Autoscheibe anhauchen. Dabei öffnest du den Mund. Nach einigen Wiederholungen schließe den Mund und wiederhole den Hauchlaut „Haaaa" mehrmals. Jetzt solltest du einen Reibelaut der Luft im Halsbereich hören. Variiere den Laut „Haaaa", indem du ihn unterschiedlich intensiv ausführst. Anfangs ist die Kehlatmung für die meisten Menschen gewöhnungsbedürftig, aber wer diese Technik einmal erlernt hat, dem wird es schwerfallen, auf sie zu verzichten. Übe die Kehlatmung zuerst bei der Ausatmung. Nach einer Weile praktiziere die Kehlatmung auch bei der Einatmung. Vermeide das Pressen. Das Geräusch sollte so laut sein, dass dein Yoganachbar, der neben dir sitzt, es kaum hören kann. Da es um die Verfeinerung deiner Atmung geht, sollte dein Geräusch keinerlei körperliche oder geistige Spannungen verursachen. Erinnere dich an die Maßgabe der glücklichen Anstrengung.

Wirkungen der Kehlatmung:

- Vergrößerung des Atemvolumens
- Kräftigung und Dehnung der Lungen
- Kehlkopfreinigung und Schleimlösung
- bessere Durchblutung im Halsbereich
- bessere Sauerstoffaufnahme und Kohlendioxidausscheidung
- entschlackende und basische Wirkung
- Anregung der Verdauungs- und Ausscheidungsorgane
- effektivere Kräftigung und Dehnung des Körpers
- Lösung muskulärer und emotionaler Spannungen
- Steigerung der Konzentration und des Wohlbefindens
- Anregung der Glückshormone
- Verbindung mit der göttlichen Energie
- kohärenter Zustand von Körper und Geist
- Aktivierung des Vagusnervs, der für Entspannung und Regeneration sorgt
- Senkung von Blutdruck, Puls und Herzschlag

Bei hohem Blutdruck, Herzbeschwerden, Menopause, Hitzebeschwerden oder starkem Asthma solltest du die Kehlatmung nicht ausführen. Falls du dir nicht sicher bist, frage einen Yogatherapie-Experten und sprich mit einem Arzt.

Die Atmung führt die Bewegung

In den Körperübungen des Yoga führen wir die Bewegung mit der Kehlatmung. Die Atmung umschließt die Bewegung. So atmest du beispielsweise ein und hebst die Arme. Dann atmest du aus und senkst die Arme. Dadurch ist Achtsamkeit gewährleistet und du koordinierst Atmung und Bewegung optimal. Zudem schützt du dich vor schnellen, hastigen Bewegungen, die zu Verletzungen führen können. Wenn wir beim Einatmen die Aufmerksamkeit in den Brustkorb lenken, unterstützt die Einatmung die Streckung der Brustwirbelsäule. Wenn wir beim Ausatmen den unteren Bauch leicht einziehen, dehnt dies den unteren Rücken und kräftigt zugleich die Bauchmuskeln. Auch wenn du eine andere Atemtechnik bei den Yogaübungen gelernt hast, empfehle ich dir, diese Technik auszuführen.

Wesentlich ist es, den eigenen passenden Atemrhythmus zu finden, die Atmung bewusst zu verfeinern und zu verlängern. Wenn du auf diese drei Punkte achtest, kommst du in einen kohärenten Zustand des Gleichgewichts von Körper, Atem und Geist, das der Schlüssel für Gesundheit, Heilung und Transformation ist.

„Öffne dich für die Atmung, die in dich einströmt.
Empfange sie in deinem ganzen Körper. Es atmet dich.
Sei Zeuge. Lasse los und beobachte,
wie der Atem zur Quelle fließt.
Er kommt und geht unendlich.
Das bist du."

- Remo Rittiner

Kapitel 2 · Strukturelle Yogatherapie

Richtlinien und Empfehlungen für das Üben

Klärung der Zielsetzung und Planung

Bevor du mit der Auswahl der Yogapraxis beginnst, überlege dir, welche Ziele du mit Yoga erreichen möchtest. Im Inhaltsverzeichnis dieses Buches siehst du die verschiedenen Schwerpunkte der Yogaprogramme. Wähle ein Programm und probiere aus, ob es dir zusagt. Selbstverständlich kannst du auch verschiedene Programme ausprobieren.

Idealerweise beginne mit den Gelenkübungen und fahre dann fort, bis du die Übungen für den Nacken erreichst. Falls du körperliche Beschwerden hast, ist es sinnvoll, die dazu passende Yogapraxis regelmäßig über einen Zeitraum von vier bis sechs Wochen durchzuführen. Plane, zu welcher Tageszeit du üben kannst. Schaffe dir eine Yoga-Oase. Überfordere dich nicht mit der Länge des Yogaprogramms und deinen Ansprüchen. Setze dir zu Beginn ein realistisches Ziel, beispielsweise täglich 20 Minuten oder dreimal pro Woche 30 Minuten zu üben. Der frühe Morgen ist eine ideale Übungszeit und erlaubt dir, den Tag mit Yoga zu beginnen. Finde eine optimale Zeit heraus, indem du verschiedene Tageszeiten ausprobierst. Sei dabei flexibel und stimme dich mit deinem Umfeld ab. Heute gibt es sogar Unternehmen, die einen speziellen Raum für Yoga (oder Gymnastik) anbieten. Natürlich kannst du die Yogaübungen auch an deinem Arbeitsplatz durchführen. In den Pausen wird dir das niemand untersagen. Auch eine kurze Übung zwischendurch wird an vielen Arbeitsplätzen toleriert.

Vorbereitung und Hilfsmittel für das Üben

Wähle einen Ort aus, an dem du dich möglichst ungestört fühlst. Ideal ist es, dir einen festen Yogaplatz zu schaffen, wo du ausreichend Platz hast.

Heute werden zahlreiche Yogamatten angeboten. Die dünnen Matten sind ideal für die Stabilität, das heißt rutschfest bei Standhaltungen, jedoch nicht geeignet für Übungen auf den Knien. Nimm bei knienden Übungen eine Wolldecke, um die Kniebelastung zu reduzieren. Mit dieser Decke kannst du dich auch in der sitzenden Meditationshaltung und der Schlussentspannung zudecken, damit der Körper warm bleibt, denn in der Endentspannung sinkt die Körpertemperatur ein wenig. Für das aufrechte Sitzen am Boden kannst du ein Sitzkissen oder ein Sitzbänklein nehmen. Das vereinfacht die Sitzhaltung und optimiert die Aufrichtung der Wirbelsäule. Falls dir das Sitzen dennoch schwerfällt, setze dich einfach auf einen Stuhl.

Beachte folgende Punkte beim Üben:

- Bei starken Schmerzen kläre zuerst mit einem Arzt die Ursachen ab.
- Übe nicht, wenn du dich krank oder geschwächt fühlst. Gib dem Körper genügend Erholung, speziell nach Operationen und Eingriffen.
- Bei ernsthaften Krankheiten und starken psychischen Beschwerden übe nur unter ärztlicher Aufsicht. Suche dir einen erfahrenen Yogatherapeuten, der dir klare Anweisungen für die Yogapraxis geben kann.
- In der Schwangerschaft ist es sinnvoll, die Übungen mit einem Yogatherapeuten und der Hebamme abzusprechen.
- Lies das erste Kapitel „Wichtige Grundlagen der Ayur-Yogatherapie“ vor dem Üben ausführlich durch und integriere es in deine Übungspraxis.

Die Gelenkübungsreihe

Wirkungen:

- beweglichkeitsfördernd für Gelenke und Muskulatur
- Schmierung der Gelenke und erhöhte Zirkulation der Gelenkflüssigkeit
- Wahrnehmung unterschiedlicher Beweglichkeit in den Gelenken
- Verspannungen und Schwachstellen der Muskulatur werden wahrgenommen und bewusst verändert
- Koordination der Bewegungen im Körper wird harmonisiert
- Lebensenergie Prana wird in Fluss gebracht
- Lösung tiefsitzender Gefühle und Blockaden
- vorbeugend und schmerzlindernd bei Arthrose

1. HALTUNG: DANDASANA

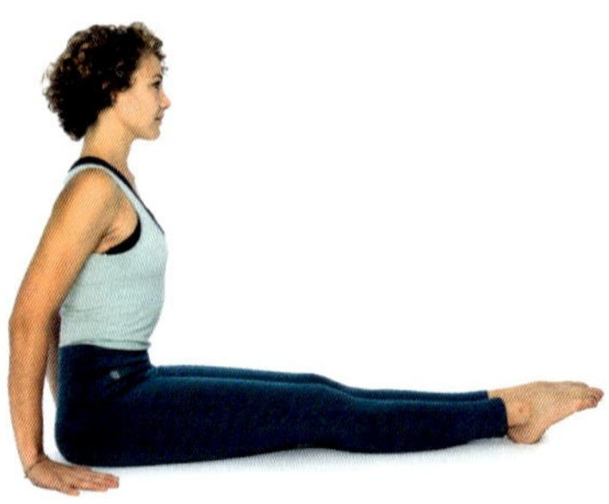

↑ Einatmen

↓ Ausatmen

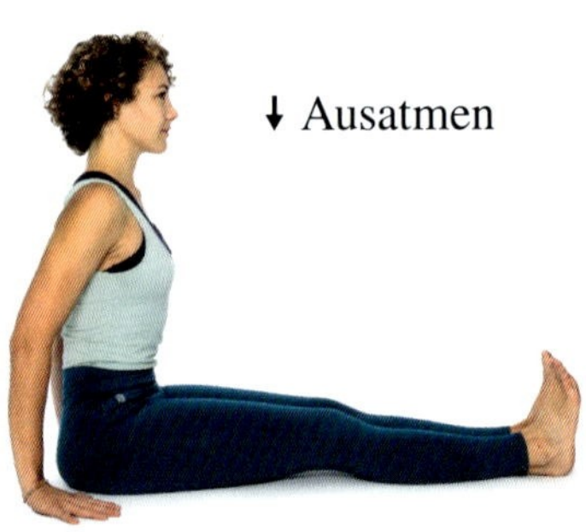

Wirkung:
Fußgelenkbeugung und -streckung, Dehnung und Kräftigung von Waden- und Schienbein-, Bauch- und Rückenstreckermuskulatur

Ausführung:
Finde eine aufrechte Sitzhaltung mit gestreckten Beinen. Vielleicht unterstützt es dich, mithilfe eines Sitzkissens oder einer Decke dein Becken und die Wirbelsäule besser aufzurichten.

Beim Einatmen:
Atme tief in den Bauch, richte deine Wirbelsäule auf und strecke beide Füße und die Zehen zum unteren Mattenrand. Dabei kräftigst du die Wadenmuskulatur.

Beim Ausatmen:
Ziehe die Füße und Zehen zum Schienbein. Dabei kräftigst du die Schienbeinmuskulatur.

Wiederholung: 8-10x

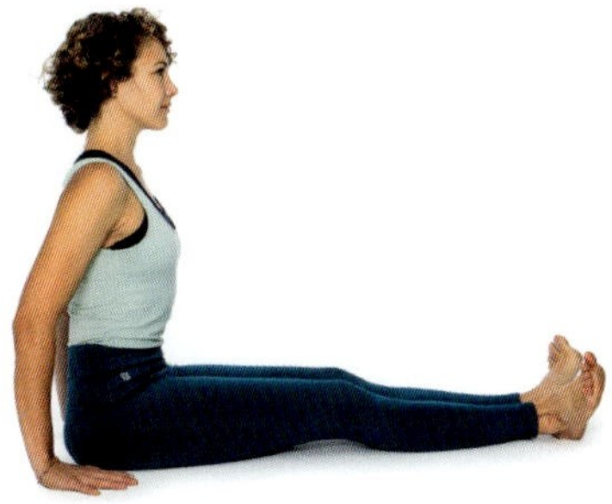

Anschließend öffne mit der Einatmung den Vorfuß, spreize die Zehen und bewege die Füße nach außen.

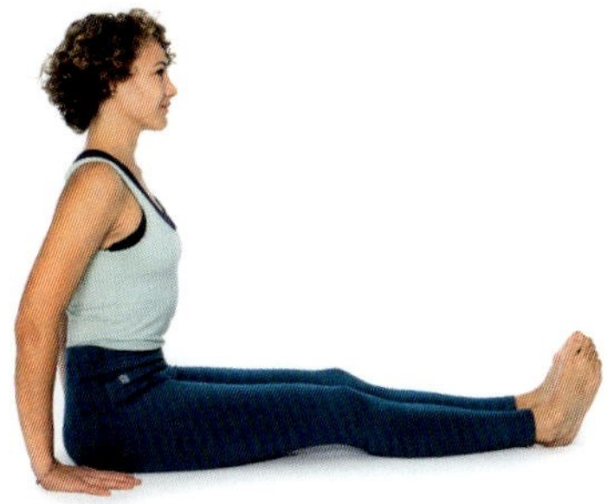

Lege mit der Ausatmung die Fußsohlen aneinander.

Wiederholung: 8-10x

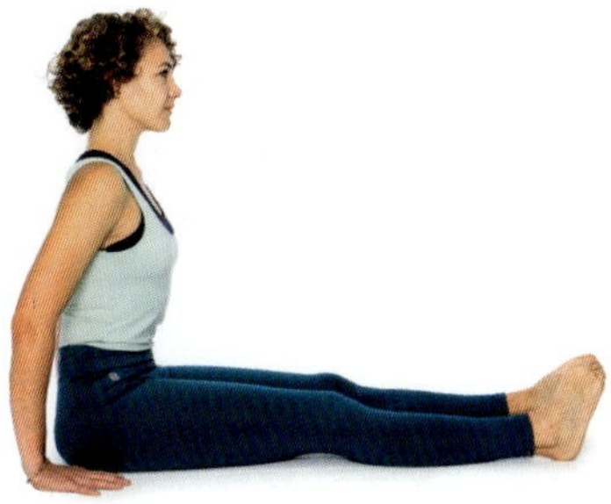

Dann kreise die Füße langsam aus dem Fußgelenk von innen nach außen und von außen nach innen.

Wiederholung: 8-10x

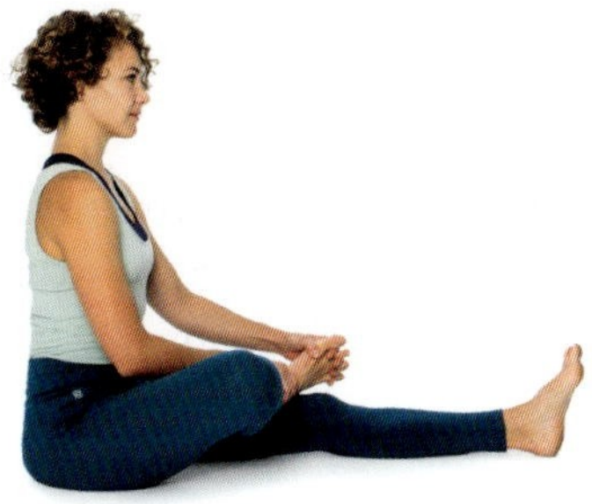

Zum Abschluss schiebe deine Finger von unten zwischen deine Zehen. Presse jetzt mit den Zehen die Finger zusammen, so als würdest du mit deinem Vorfuß eine Zitrone auspressen. Damit kräftigst du die querliegenden Muskeln im Vorfuß.

2. HALTUNG: DANDASANA

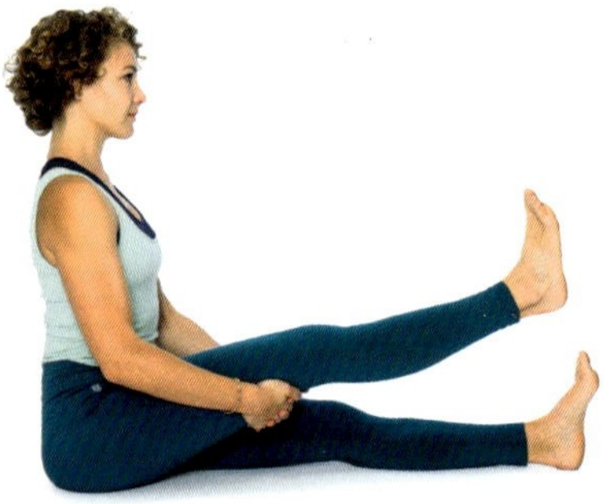

↑ Einatmen

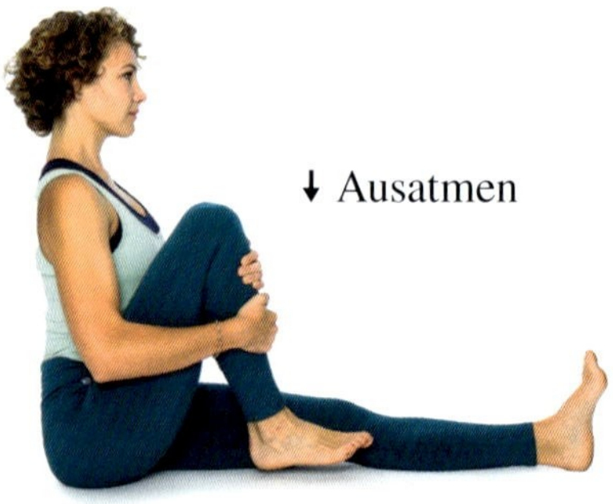

↓ Ausatmen

Wirkung:
Kniestreckung und -beugung, Dehnung und Kräftigung der Oberschenkelvorder- und -rückseite, Kräftigung der Bauch-, Rücken- und Hüftbeugermuskulatur

Ausführung:
Finde einen aufrechten Sitz, strecke deine Beine aus. Fasse ein Bein mit den Händen an der Oberschenkelrückseite und beuge es ein.

Beim Einatmen:
Atme in den Bauch, aktiviere deine Mitte, richte deine Wirbelsäule auf und strecke kraftvoll das Bein. Ziehe die Zehen zum Schienbein.

Beim Ausatmen:
Halte deine Mitte, die Wirbelsäule bleibt aufgerichtet. Beuge das Bein und ziehe es mit beiden Händen am Knie zum Körper.

Wiederholung: 8-10x pro Seite

3. HALTUNG: VARIANTE URDHVA PRASARITA PADASANA

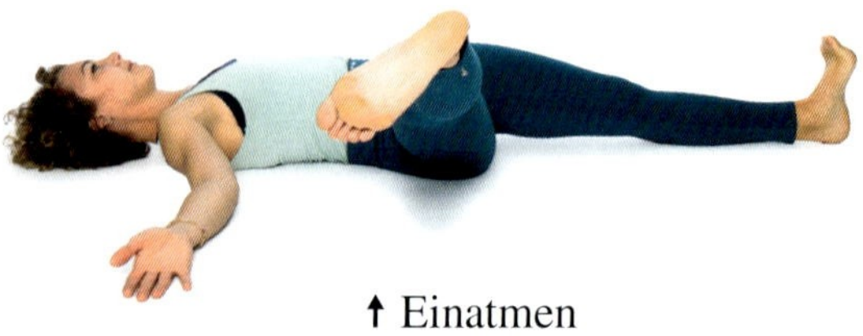

↑ Einatmen

Wirkung:
Innen- und Außenrotation im Hüftgelenk, Kräftigung der tiefliegenden Gesäßmuskulatur in der Außenrotation und Kräftigung der vorderen, äußeren Hüftmuskulatur bei der Innenrotation

Ausführung:
In der Rückenlage sind die Arme auf Schulterhöhe ausgestreckt, die Handflächen weisen zur Decke. Die Beine sind gestreckt, die Füße liegen hüftbreit auseinander. Das liegende Bein kann auch eingebeugt werden, um dir mehr Stabilität zu geben.

Beim Einatmen:
Strecke das rechte Bein senkrecht zur Decke. Drehe jetzt den rechten Oberschenkel in eine Außenrotation, während du das Bein in der Außenrotation seitlich in Richtung Boden führst. Das Becken bleibt sehr stabil und dreht nicht mit.

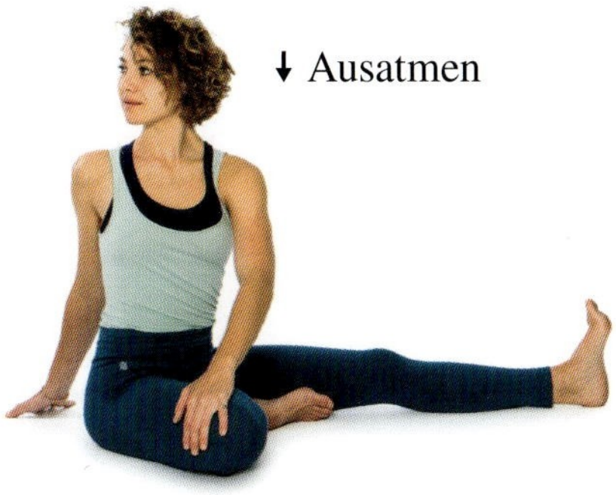

↓ Ausatmen

Beim Ausatmen:
Halte die Wirbelsäule lang, die Mitte aktiv und drehe den Brustkorb oberhalb des Nabels nach rechts. Lege dabei die linke Hand auf das rechte Knie. Die rechte Hand bleibt auf dem Boden.

Wiederholung: 8-10x pro Seite

Hinweis:
Öffne in der Drehung die Rippen und den Brustkorb. Das Becken bleibt stabil, die Mitte aktiv.

9. HALTUNG: VARIANTE TADASANA

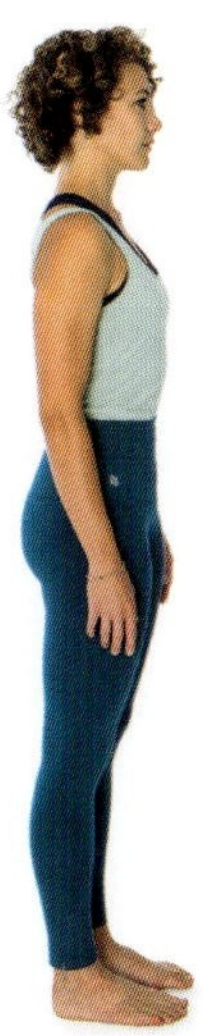

↑ Ausatmen

↓ Einatmen

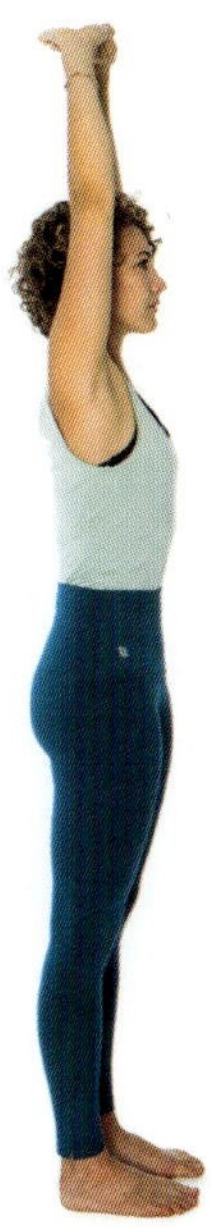

Wirkung:
Streckung der Wirbelsäule, Dehnung der Flanken und Kräftigung der Rückenmuskeln

Ausführung:
Im aufrechten Stand stehen die Füße hüftbreit und parallel. Die Füße sind geerdet, das Becken ist neutral aufgerichtet.

Beim Einatmen:
Schiebe die Finger ineinander und hebe die Arme über den Kopf. Schiebe jetzt deine Handflächen zur Decke, ohne dabei die Schultern zu den Ohren zu ziehen. Richte aus der aktiven Mitte die Wirbelsäule auf.

Beim Ausatmen:
Führe die Arme wieder in die Ausgangsposition zurück.

Wiederholung: 8-10x

10. HALTUNG: VARIANTE TADASANA

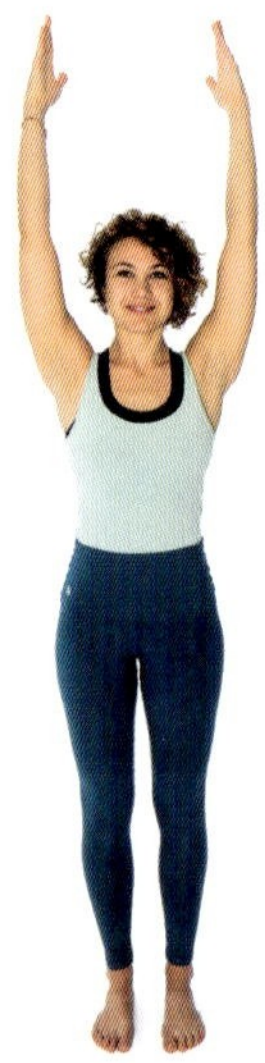

↑ Einatmen

↓ Ausatmen

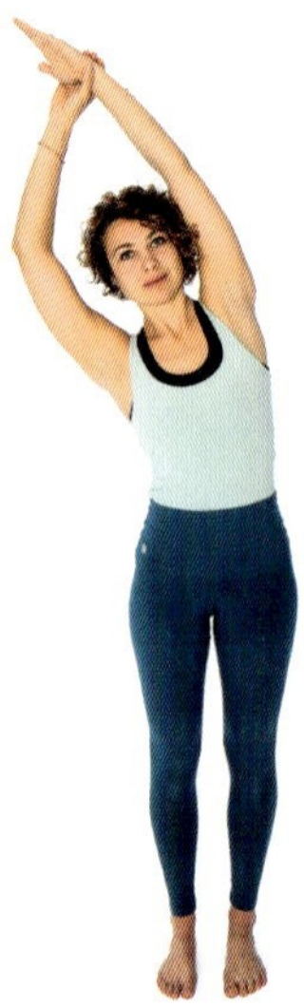

Wirkung:
Kräftigung der tiefliegenden Rückenmuskeln und Dehnung der Flanken

Ausführung:
Im aufrechten Stand stehen die Füße hüftbreit und parallel. Die Füße sind geerdet, das Becken ist neutral aufgerichtet.

Beim Einatmen:
Führe die gestreckten Arme seitlich über den Kopf. Die Schultern bleiben weit!

Beim Ausatmen:
Fasse jetzt mit der rechten Hand das linke Handgelenk, erde den linken Fuß und ziehe den Rumpf oberhalb der Hüfte nach rechts oben über die Mitte, um die linke Flanke zu dehnen. Die Schulter zieht dabei nicht zum Ohr!

Wiederholung: 8-10x pro Seite

11. HALTUNG: VARIANTE TADASANA

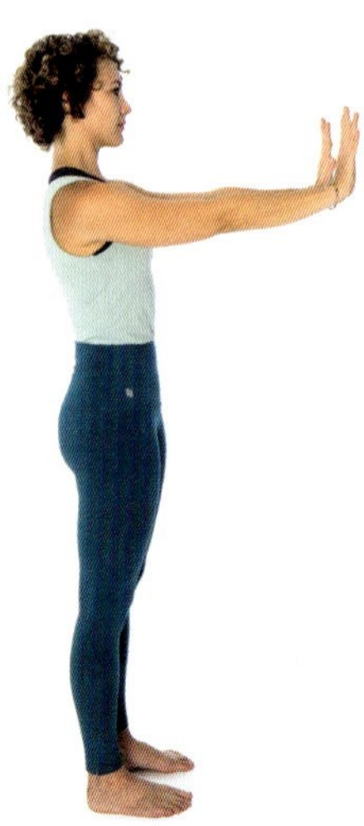

↑ Einatmen

↓ Ausatmen

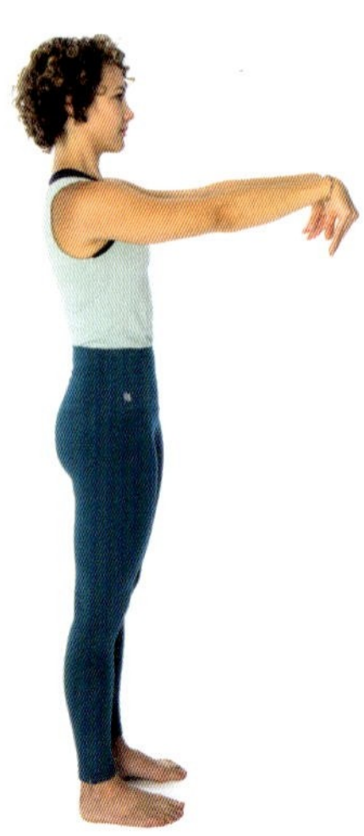

Wirkung:
Handgelenkstreckung und -beugung, Mobilisation der Handgelenke, Dehnung und Kräftigung der Unterarm-muskeln

Ausführung:
Im aufrechten Stand stehen die Füße hüftbreit und parallel. Die Füße sind geerdet, das Becken ist neutral aufgerichtet.

Beim Einatmen:
Strecke die Arme und ziehe die Fingerkuppen in Richtung Kopf. Spreize dabei die Finger weit.

Beim Ausatmen:
Beuge die Handgelenke und ziehe die Fingerspitzen zum Unterarm.

Wiederholung: 8-10x

12. HALTUNG: VARIANTE TADASANA

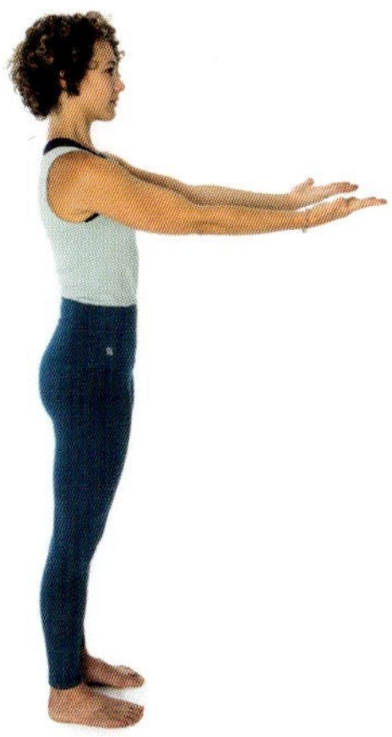

↑ Einatmen

↓ Ausatmen

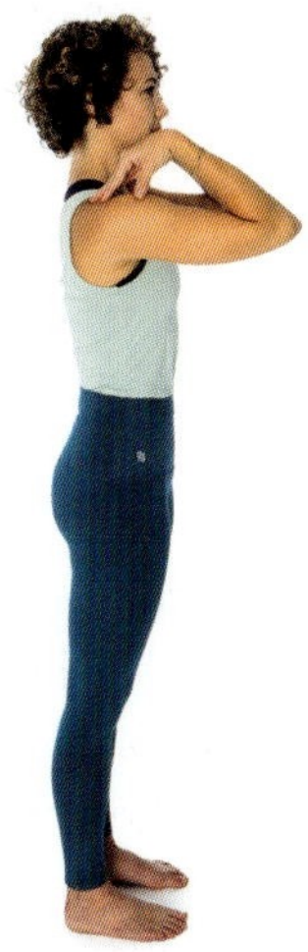

Wirkung:
Ellenbogenstreckung und -beugung, Streckung und Dehnung der Bizeps- und Trizepsmuskeln

Ausführung:
Im aufrechten Stand stehen die Füße hüftbreit und parallel. Die Füße sind geerdet, das Becken ist neutral aufgerichtet.

Beim Einatmen:
Strecke die Arme horizontal nach vorne. Die Schultern sind locker, die Handinnenflächen zeigen nach oben.

Beim Ausatmen:
Beuge die Arme und lege die Hände auf die Schultergelenke.

Wiederholung: 8-10x

13. HALTUNG: VARIANTE TADASANA

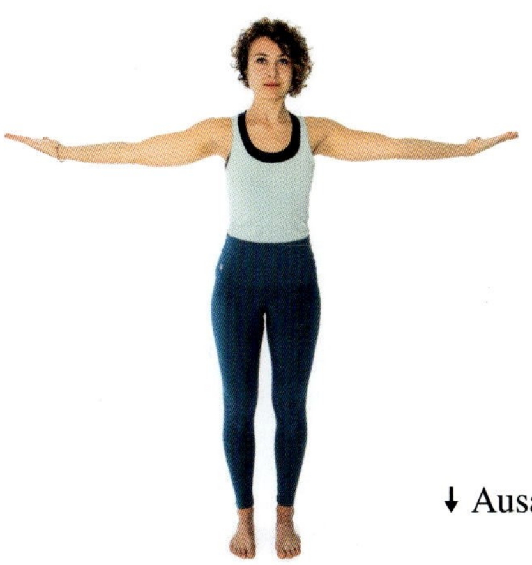

↓ Ausatmen

↑ Einatmen

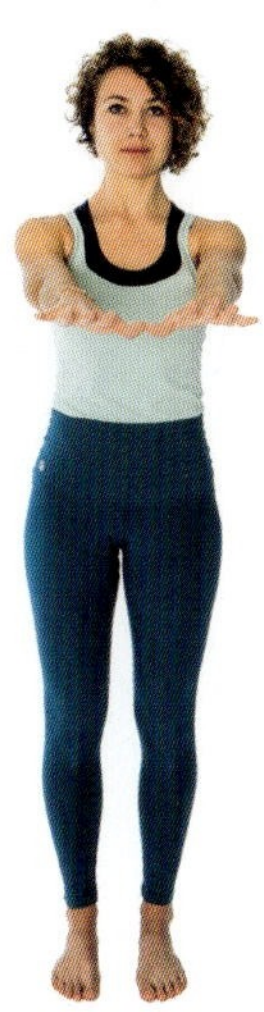

Wirkung:
Außen- und Innenrotation im Schultergelenk, Dehnung der Brustmuskeln und Kräftigung der Delta- und Schulterblattmuskulatur

Ausführung:
Im aufrechten Stand stehen die Füße hüftbreit und parallel. Die Arme sind auf Schulterhöhe nach vorne ausgestreckt.

Beim Einatmen:
Führe deine Arme weit horizontal nach außen. Drehe dabei die Oberarme, Unterarme und Handflächen in eine Außenrotation des Schultergelenks.

Beim Ausatmen:
Drehe die Oberarme und Unterarme nach innen, sodass die Handflächen zum Boden zeigen, während du die gestreckten Arme wieder horizontal nach vorne führst.

Wiederholung: 8-10x

14. HALTUNG: VARIANTE TADASANA

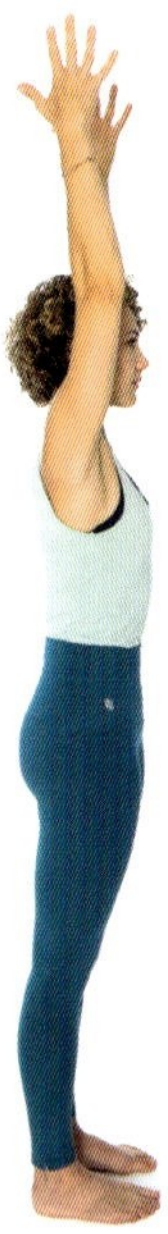

↑ Einatmen

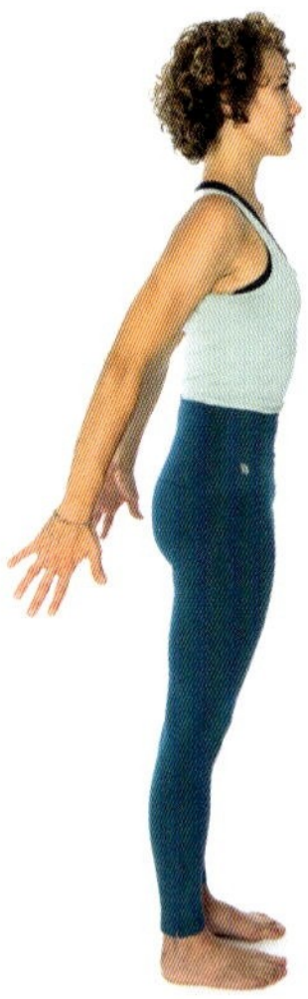

↑ Ausatmen

Wirkung:
Schultergelenkmobilisation, Kräftigung der rückseitigen Oberarm- und Schultermuskulatur und des großen Rückenmuskels

Ausführung:
Im aufrechten Stand stehen die Füße hüftbreit und parallel.

Beim Einatmen:
Führe die gestreckten Arme nach vorne über den Kopf. Die Schultern bleiben dabei weit und locker.

Beim Ausatmen:
Senke die Arme wieder und ziehe sie jetzt am Rumpf entlang gestreckt nach hinten und leicht nach oben, ohne im Becken auszuweichen.

Wiederholung: 8-10x

15. HALTUNG: SIDDHASANA

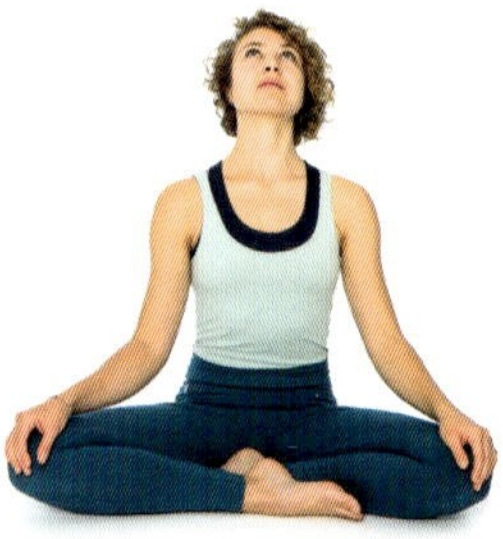

← Einatmen

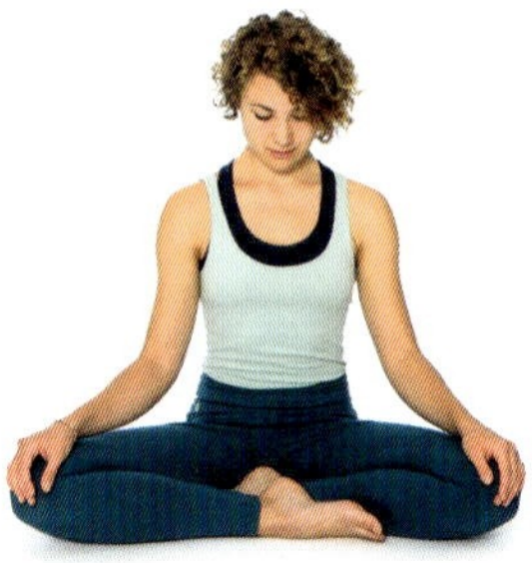

← Ausatmen

Wirkung:
Mobilisierung und Dehnung der vorderen Halsmuskulatur und Dehnung und Kräftigung des Nackens

Ausführung:
Finde eine bequeme Meditationshaltung mit gekreuzten Beinen. Für die optimale Wirbelsäulenaufrichtung kannst du dich auch auf ein Sitzkissen oder einen Stuhl setzen.

Wiederholung: 6x pro Ablauf

A Beim Einatmen:
Hebe den Kopf und das Kinn leicht.

Beim Ausatmen:
Senke den Kopf und das Kinn.

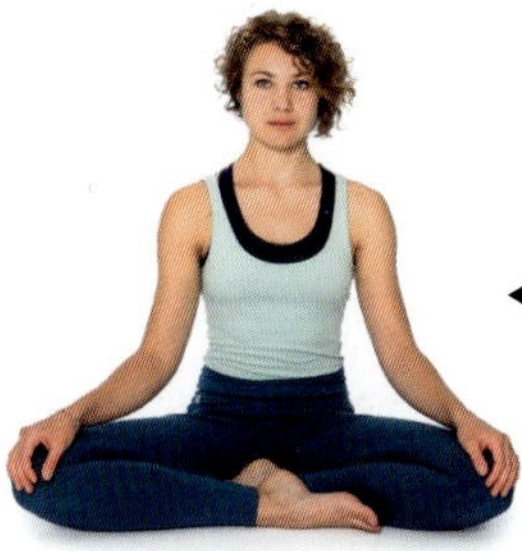

← Einatmen

B Beim Einatmen:
Strecke den Nacken und bringe ihn in eine natürliche Lordose.

Beim Ausatmen:
Drehe den Kopf um die Längsachse nach rechts.

Beim Einatmen:
Bewege den Kopf in die Mitte.

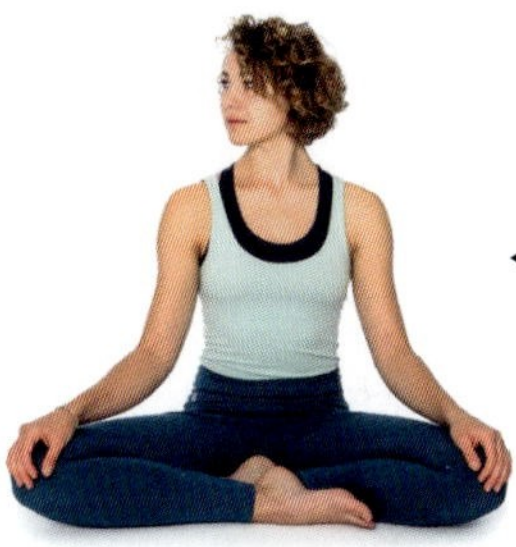

← Ausatmen

Beim Ausatmen:
Drehe den Kopf wieder um die Längsachse nach links.

Hinweis:
Spüre dabei, wie ein Faden deinen Scheitel konstant zum Himmel zieht.

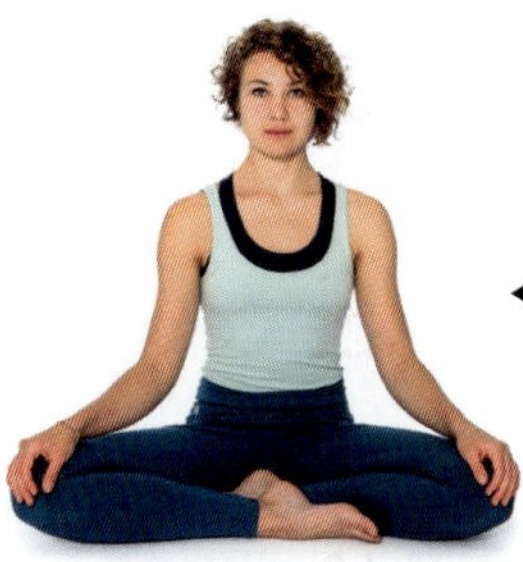

← Einatmen

C Beim Einatmen:
Strecke den Nacken und bringe ihn in eine natürliche Lordose.

Beim Ausatmen:
Ziehe dein linkes Ohr in einer leichten Seitbeuge des Kopfes nach rechts oben über die Mitte.

Beim Einatmen:
Bewege den Kopf zurück in die Mitte.

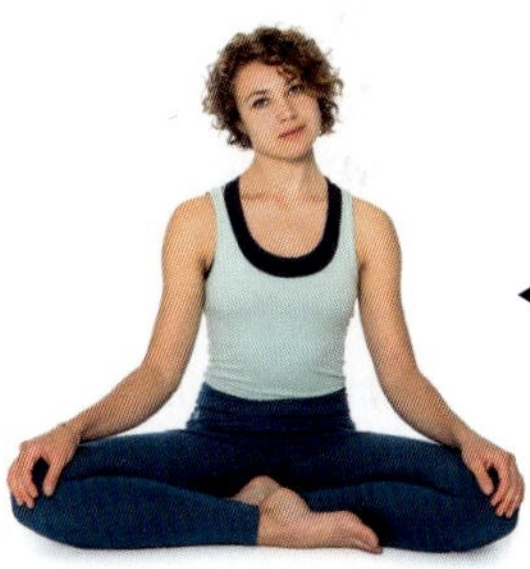

← Ausatmen

Beim Ausatmen:
Ziehe dein rechtes Ohr in einer leichten Seitbeuge des Kopfes nach links oben über die Mitte.

Hinweis:
Führe die Bewegungen ganz langsam aus und lasse den Atem die Bewegungen führen.

16. HALTUNG: SHAVASANA

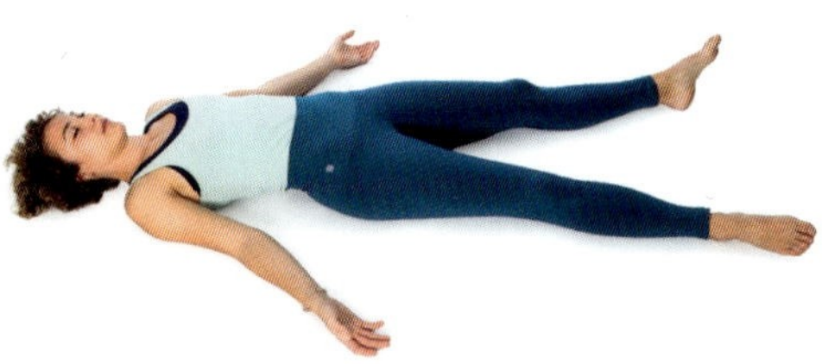

Wirkung:
Nachspüren in den Gelenken, der Muskulatur, im Energiefluss und in der Wirkung auf den Geist

Ausführung:
In einer bequemen Rückenlage fließe von den Füßen bis in den Scheitel durch alle Gelenke. Spüre dabei auch die Wirkung auf die Gelenke, die Muskeln, den Energiefluss im ganzen Körper und den Geist. Verweile einige Minuten und entspanne dich.

Unsere Füße, das statische Fundament unseres Körpers (Anatomie/Theorie)

Sind unsere Füße gesund, kräftig, flexibel und stabil, hat dies eine aufrichtende, erdende und stabilisierende Wirkung auf unseren ganzen Körper und, nicht zu vergessen, unsere Psyche. Sind unsere Füße schwach und instabil und finden dadurch keine Erdung, fallen unsere ganze Körperstatik sowie unsere mentale Stabilität in sich zusammen – wie bei einem Konstrukt oder Gebäude mit schiefem oder instabilem Fundament.

Unterschiedlichste Beschwerden wie Plantarfasziitis, Fersensporn, Hallux valgus, instabile Fußgelenke, Knie-, Hüft-, Rücken-, Schulter- und Nackenbeschwerden sowie Kopfschmerzen können daraus entstehen. Nur allzu oft werden diese Beschwerden leider nicht im Zusammenhang mit den Füßen gesehen.

Im Laufe seines Lebens läuft ein gesunder Mensch schätzungsweise einmal um die Erde. Dieses Wunderwerk anatomischer Baukunst erlaubt es uns Menschen, uns mit Leichtigkeit fortzubewegen, stabil zu stehen, schnell zu laufen und hoch zu springen.

Aus 26 Knochen, 31 Gelenken, 107 Bändern und Sehnen und 20 eigenen Muskeln hat die Natur ein komplexes, in sich perfektes Konstrukt entwickelt. Neben allen möglichen herausfordernden Sportarten kann sich unser Fuß selbst an unebenstes Gelände anpassen und uns geschmeidig und sicher über Stock und Stein fortbewegen. Der Fuß ist damit der meistbelastete Körperteil schlechthin!

Doch leider sind unsere Füße weit weg von unserem Kopf und werden damit oft sehr vernachlässigt. Den ganzen Tag in Strümpfen und ungeeignetem Schuhwerk eingesperrt, zu wenig oder nur einseitig bewegt und belastet, und das meist nur auf flachen Böden, verkümmern sie kläglich. Erst wenn der Schmerz einen gewissen Grad an Intensität erreicht hat, schenken wir ihnen mehr Beachtung. Doch dann haben sich oft schon Folgebeschwerden „eingeschlichen“, die wir meist nicht mit den Füßen in Beziehung bringen.

Aber nicht verzagen – mit etwas Zeit, Geduld und vielseitigen und geeigneten Übungen aus der Ayur-Yogatherapie in Verbindung mit dem bewegungsanatomischen Verständnis der Spiraldynamik® werden sich deine Füße schon bald wieder viel lebendiger, geschmeidiger und kraftvoller anfühlen.

Die wichtigsten multifunktionalen Aufgaben des Fußes sind:

- das Abfedern der Auftritte (Längs- und Quergewölbe)
- das Gleichgewicht halten (Kraft der tiefen Fußmuskeln und ausgewogenes Kraft- und Spannungsverhältnis der Beininnen- und -außenseiten sowie spiralige Verschraubung in Fuß und Bein)
- die dynamische Fortbewegung und das Abrollen des Fußes (ausgewogenes Kraft- und Spannungsverhältnis der Beinvorder- und -rückseiten sowie Kraft im Impulszentrum des Vorfußes und der Außenrotatoren der Hüfte)
- das Ausgleichen von Unebenheiten des Untergrundes (mobile Gelenke, flexibler, geschmeidiger, kraftvoller Fuß)
- die Propriozeption (Signale aufnehmen und an die Wirbelsäulenmuskulatur weiterleiten)
- die Erdung und damit verbunden unser Urvertrauen und unser mentales Gleichgewicht

Der Fuß mit seinen 26 Knochen und 31 Gelenken ist ein komplexes, anatomisches Wunderwerk.

Das Fußskelett wird unterteilt in:

- Vorfuß (14 Zehenknochen und -knöchelchen)
- Mittelfuß (5 Mittelfußknochen)
- Rückfuß (7 Fußwurzelknochen)

Alle diese Knochen und Knöchelchen sind gelenkig miteinander verbunden und durch unzählige Bänder gesichert. Das gibt dem Fuß eine immense Vielfalt an möglichen Bewegungen.

Die Bewegungen im Fußgelenk (Rückfuß) werden in ein **oberes** und **unteres** Sprunggelenk unterteilt.

Das obere Sprunggelenk:

- wird durch die unteren Enden des Schien- und Wadenbeins (Malleolengabel) und den Talus (Sprungbein) gebildet
- hat eine Beuge- und Streckfunktion mit Drehmöglichkeit
- dient in erster Linie der Fortbewegung

Das untere Sprunggelenk:

- wird durch das Sprung- und Fersenbein und die Fußwurzelknochen gebildet
- hat eine Kippdrehbewegung
- gleicht Unebenheiten der Standfläche aus

Mittelfuß und Vorfuß bilden mit den Keil-, Würfel- und Kahnbeinen das Längs- und Quergewölbe. Hier entstehen:

- Abfederung (muskuläre und fasziale „Verspannung" im Längs- und Quergewölbe)
- Abrollen (Zehengrundgelenke)
- das „Feintuning" in der Fußbewegung über die vielen Gelenke zwischen Rück-, Mittel- und Vorfuß

Eine architektonische Genialität ist die dreifache Etagenverspannung des Längsgewölbes durch das Pfannenband, das lange Sohlenband, die Plantarfaszie und die dazwischenliegenden Muskeln. Durch diese Konstruktion wird das Körpergewicht auf den ganzen Fuß verteilt. Schläge, Druck und Stöße werden damit optimal aufgefangen und verteilt.

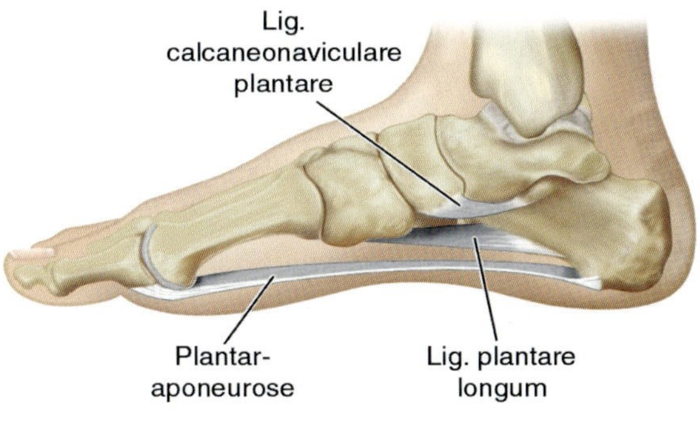

Abb. 1: Fuß von medial: Dreifachverspannung des Längsgewölbes

Anatomisch setzen am Fuß die **langen Fußmuskeln**, vom Unterschenkel kommend, als Sehnen an. Die Muskelbäuche dieser Sehnen befinden sich in den tieferen Schichten der Unterschenkelrückseite, Außenseite des Wadenbeins (Fuß- und Zehenflexoren) sowie Schienbeinvorderseite (Fuß- und Zehenextensoren).

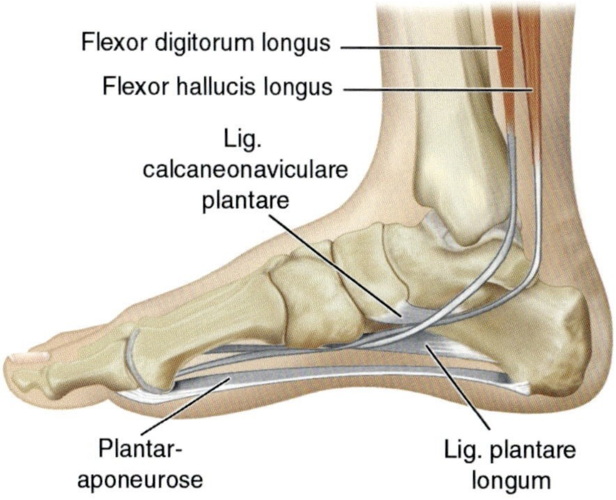

Abb. 2: Plantare Fußverspannung des Längsgewölbes: M. flexor hallucis longus und M. flexor digitorum longus

Unter den langen Fußmuskeln sind **zwei Muskeln besonders erwähnenswert** und wichtig für die Fußgesundheit:

- *M. tibialis anterior*
- *M. fibularis longus*

Sie werden in ihrer Zusammenarbeit als „Steigbügelmuskeln" bezeichnet und bilden unter dem Fußgewölbe eine Muskelschlaufe, die einem Steigbügel gleicht.

- Die Schienbeinmuskeln heben das Fußlängsgewölbe zusammen mit den tiefen Wadenmuskeln an und geben somit auch Druck auf die Fersenaußenkante.
- Die Wadenbeinmuskulatur tut das Gegenteil und „senkt" das Längsgewölbe, legt den Vorfuß mit seinem Großzehengrundgelenk „in den Boden" und dreht somit den Vorfuß nach innen.

Sind diese beiden Muskeln in ihrem Kraft- und Spannungsverhältnis im Gleichgewicht, wirkt sich das stabilisierend auf das Fußgelenk und somit auf die ganze Beinachse aus. Besteht ein muskuläres Ungleichgewicht dieser beiden Muskeln, fällt der Fuß und somit auch unsere Beinachse aus dem Gleichgewicht. Die daraus entstehenden möglichen Beschwerden in Fuß, Knie, Bein, Hüfte, Becken und Wirbelsäule sind mannigfaltig.

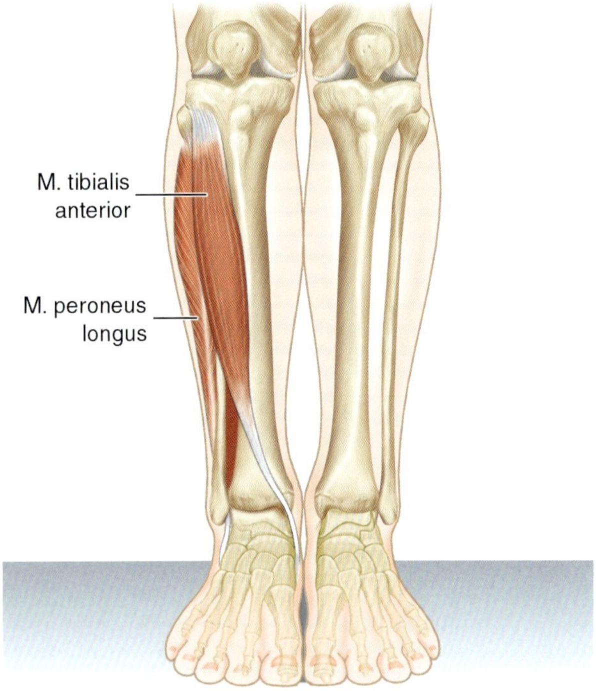

Abb. 3: Die Steigbügelmuskulatur stabilisiert das Fußgelenk

Hinzu kommen die **kurzen Fußmuskeln**. Sie unterteilen sich in:

- Muskeln des Fußrückens (Fuß- und Zehenextensoren)
- Muskeln der Fußsohle (Fuß- und Zehenflexoren)
- Muskeln der Kleinzehenloge (Fußflexoren und -abduktoren)
- Muskeln der Mittelloge (Fußflexoren und -adduktoren)
- Muskeln der Großzehenloge (Fußflexoren und -abduktoren)

Die Plantarfaszie ist zusammen mit den beiden anderen bereits erwähnten Verspannungsschichten ein enorm wichtiger Teil des Fußes für die Fußgesundheit. Überbeanspruchung und Überbelastung in stehenden Berufen auf flachen Böden oder durch extreme sportliche Aktivitäten können Entzündungen in der Plantarfaszie (Plantarfasziitis) hervorrufen. Im weiteren Verlauf entsteht ein Fersensporn durch die Verhärtung und langsame Ablösung der Plantarfaszie am Fersenbein. Auch schlechte Ernährung, ungeeignetes Schuhwerk, schlechte Schuheinlagen und mangelnde Bewegung können die *Fascia plantaris* und die dazugehörigen Bandstrukturen schwächen und vielseitige Beschwerden und Fehlstellungen am Fuß hervorrufen. Eine verspannte Waden- und rückseitige Oberschenkelmuskulatur hat ebenfalls Einfluss auf die Beweglichkeit und Spannung der Plantarfaszie und damit auf die ganze rückseitige oberflächliche Muskelkette.

Nimm einmal deine Schuhe in die Hände und betrachte, wie und wo du deine Schuhsohlen abgelaufen hast. Das kann dir viel Aufschluss über die Stellung deiner Füße und damit über deine Fuß-, Knie-, Hüft- und Wirbelsäulengesundheit geben.

Zu den möglichen Fehlstellungen des Fußes gehören unter anderem: Knick-, Senk- und Spreizfuß, auch in Kombination als Plattfuß, verschiedene Zehendeformitäten (wie Hammerzehen, Krallenzehen, Hallux valgus etc.) sowie der Fersensporn und auch Schmerzen an der Sehnenplatte, die sogenannte Plantaraponeurose. Einige Beispiele:

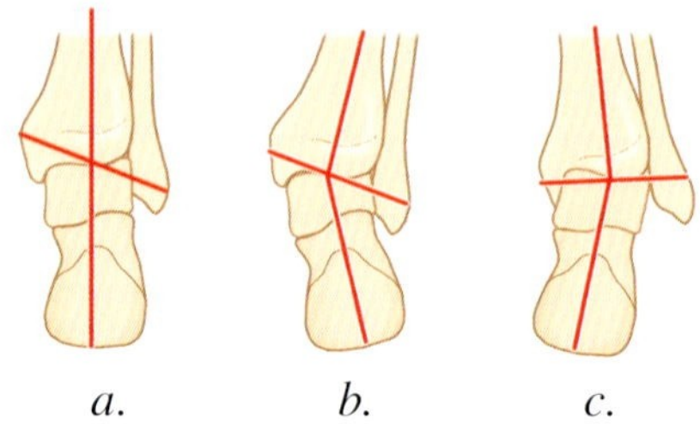

Abb. 4: Mögliche Stellungen im Sprunggelenk von dorsal: a. Idealstellung, b. X-Bein-Stellung, auch Knicksenkfuß, c. O-Bein-Stellung oder hyperpronierte Fußstellung

Knickfuß (*Pes valgus*)

Der Knickfuß ist die häufigste Fehlstellung des Fußes und der verhängnisvolle Beginn einer „Abwärtsspirale“, die sich auf die ganze Statik des Körpers auswirkt. Beim Kleinkind ist der Knickfuß fast normal, sollte sich aber bis zum 6. Lebensjahr aufrichten. Beim Knickfuß beginnen aufgrund der oben beschriebenen Muskel- und Bänderschwächen, die ein Ungleichgewicht der Steigbügelmuskulatur bewirken, die Mittelfußknochen einzusinken. Längs- und Quergewölbe verlieren damit an Spannung, sodass sich die Keilbeine durch die Scherkräfte nicht mehr verkeilen können. Beim Knickfuß ist die X-Stellung des Fersenbeins sehr ausgeprägt. Oft sind dadurch die Sohlen der Patienten an den Innenseiten der Schuhe deutlich stärker abgelaufen als an den Außenseiten.

Senkfuß (*Pes planus*)

Der Senkfuß ist die Vorstufe des Plattfußes. Das Längsgewölbe ist abgesenkt (beim Plattfuß ist es ganz abgesenkt). Ursachen sind die zu schwachen Muskeln der tiefen Wadenmuskulatur und des Fußes und das Ungleichgewicht der Steigbügelmuskulatur. Dadurch müssen die Bänder und Sehnenplatten wesentlich mehr vom Gewicht des Körpers tragen. Sie überdehnen und es kommt zum Einsinken des Fußlängsgewölbes mit Überlastungsbeschwerden wie Entzündung der Plantarfaszie, Beginn eines Hallux valgus oder Beschwerden und Entzündungen im unteren Sprunggelenk. Häufig kann der Betroffene nicht mehr richtig auf den Zehen stehen. Es entstehen Druckstellen, Hühneraugen, Reizungen im Kapselbandapparat. Im weiteren Verlauf ergeben sich, wie schon angedeutet, Knie-, Hüft- und Wirbelsäulenbeschwerden und viele weitere Probleme.

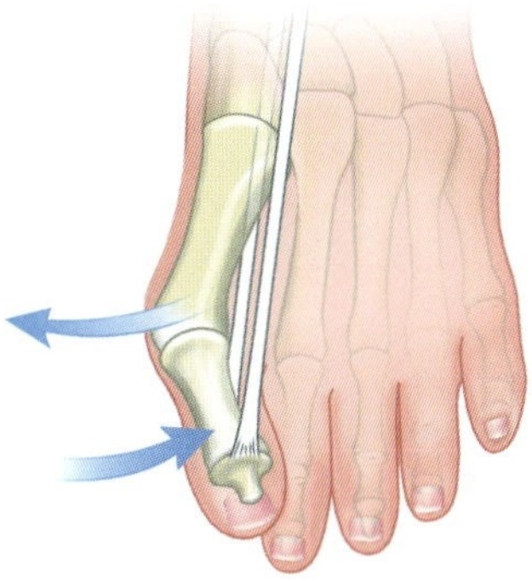

Abb. 5: Hallux valgus

Knickplattfuß (*Pes planovalgus*)

Der Knickplattfuß ist die Kombination aus Platt- und Knickfuß und aufgrund der ähnlichen Entwicklung häufig in der Praxis zu sehen. Auch hieraus resultieren Beschwerden, die weit über den Fuß hinausreichen (Knie-, Hüft-, Wirbelsäulenbeschwerden etc.).

Spreizfuß (*Pes transversoplanus*)

Das Tragen von Schuhen mit erhöhten Absätzen verlagert wesentlich mehr Gewicht auf den Vorfuß. Da bei vielen Menschen die Fußmuskulatur und das Bindegewebe durch mangelnde vielseitige Bewegung bereits schwach, verspannt und verklebt sind, kann der Fuß diese Druckverlagerung nicht kompensieren. Die Zehengrundgelenke divergieren, was eine Abflachung des Quergewölbes zur Folge hat. Mit gesunden Füßen laufen wir hauptsächlich auf dem ersten und fünften Großzehen- und Kleinzehenballen. Nun wird viel mehr Körpergewicht auf die mittleren Grundgelenke verlagert. An den Druckstellen bildet sich Hornhaut. Dauerschmerzen und eine chronische Überbeanspruchung sind die Folge. Die Fehlstatik des Fußes und das schmerzbehaftete Gehen verändern die gesamte Beinstatik. Dies wiederum führt zu schmerzhaften Verspannungen der Bein- und Rückenmuskulatur.

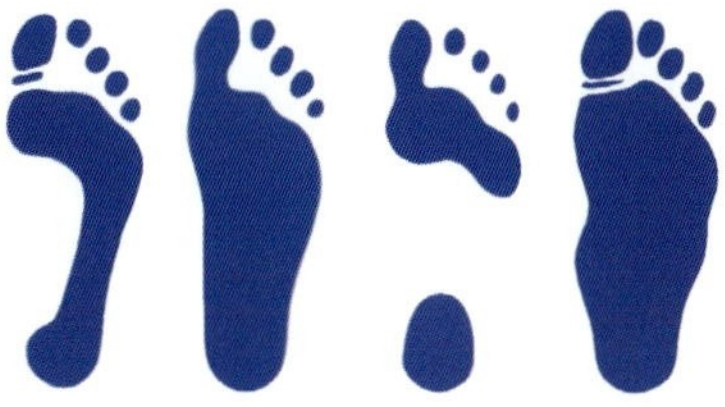

Abb. 6: a. = gesunder Fuß, b. = Plattfuß, c. = Hohlfuß, d. = Knickplattfuß

Die Voraussetzung für einen gesunden Fuß sind ausgewogene muskuläre Verhältnisse in Bezug auf Kraft und Flexibilität in der Fuß-, Unterschenkel- und Oberschenkelmuskulatur. In Yogastellungen – insbesondere in den Standpositionen – sind Fehlbelastungen der Füße besonders deutlich zu erkennen. Aber auch in allen anderen Asanas lohnt sich der Blick auf die Fußstellung. Nach dem Prinzip **Erkennen, Verstehen, Verändern** sind es die Wachheit und die Achtsamkeit in den Übungen, die uns über das anatomische Verstehen in die positive Veränderung führen. Hier ist das bewusste Üben unter fachkundiger Anleitung anfangs sehr hilfreich, denn die gesunde, natürliche Fußstellung beeinflusst letztendlich die gesamte Bein- und Rumpfachse. Bewusste, abwechslungsreiche, anatomisch korrekt ausgeführte Bewegungen, ein normales Körpergewicht, häufiges Barfußlaufen auf unebenem Untergrund sowie funktionelles Schuhwerk sind Grundvoraussetzungen für eine natürliche Fußbelastung mit harmonisch ausgebildetem Fußgewölbe.

Yoga wird glücklicherweise barfuß ausgeführt!

Das Fußgewölbe

Die Kunst, unser Körpergewicht auf die ganze Bodenkontaktfläche zu verteilen, ist die große Herausforderung.

Anatomisch sind die Fußknochen mit ihrer Keilform so angeordnet, dass sie ähnlich einer römischen Brücke ein natürliches Gewölbe bilden. Solange die Keile auf der Unterseite eng aneinander liegen, kann sich das Gewölbe auch bei starkem Druck mühelos erhalten. Klaffen die „Keile" auf der Unterseite durch eine Schwäche der Fußmuskeln, -bänder und -faszien auseinander, verliert sich die Selbststabilisierung und die Brücke „stürzt ein": Das natürliche Fußgewölbe sinkt in sich zusammen.

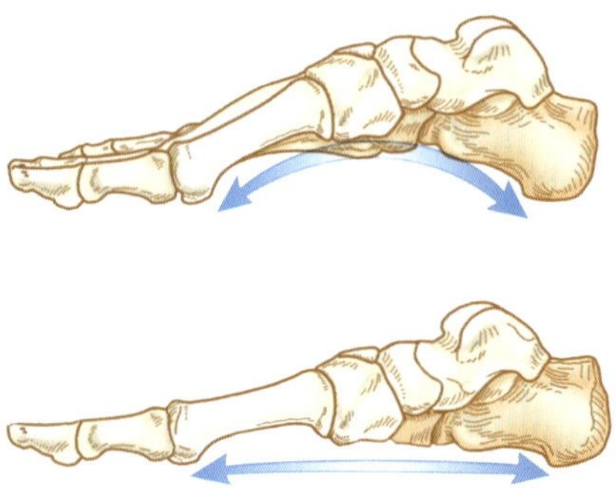

Abb. 7: Fußgewölbe gesund und abgesunken

Wie bereits erwähnt, bilden Schienbein- und Wadenmuskulatur unter dem Fußgewölbe eine sogenannte Muskelschlaufe. Durch den gesunden Tonus des Schienbeinmuskels fließt die Kraft in die Fersenaußenkante. Die Wadenbeinmuskulatur dreht den Vorfuß nach innen und legt das Großzehengrundgelenk und damit den ganzen Großzehenstrahl in den Boden. So entsteht eine natürliche, dynamische, stabile Fußverschraubung, die die Keile auf der Fußunterseite zueinanderführt.

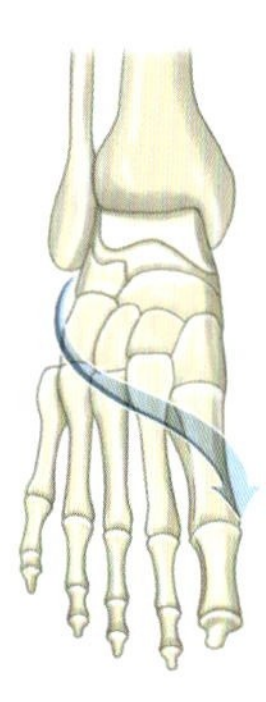

Abb. 8: Spiralige Fußverschraubung

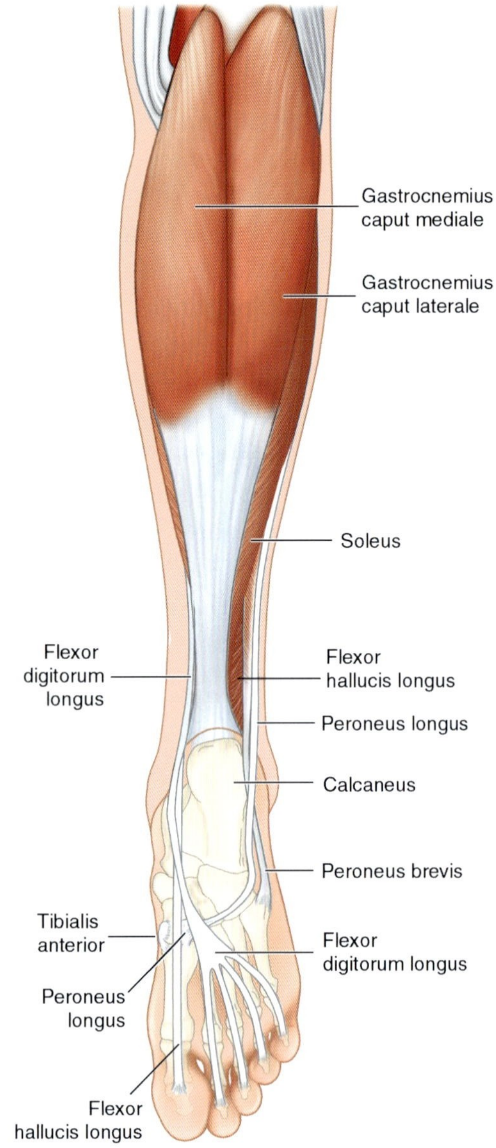

Abb. 9: Steigbügelmuskulatur von plantar

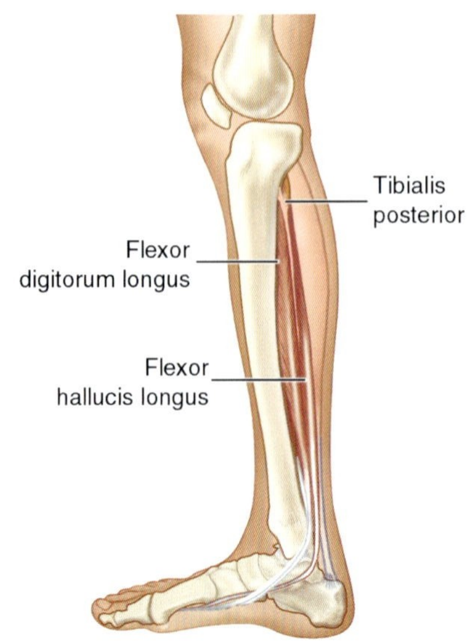

Abb. 9a: Tiefe Wadenmuskulatur von plantar

Fußverschraubung im Stehen üben

Beobachte die Auflageflächen und die Gewichtsverteilung deiner Füße. Mache einen leichten Ausfallschritt. Spüre den Kontakt deiner Fersenaußenkanten zum Boden. Hebe jetzt den vorderen Fuß auf die Ferse. Gefühlsmäßig greift dein Vorfuß jetzt weit nach vorne zur gegenüberliegenden Wand und legt sich dabei über den Großzehenstrahl nach vorne in den Boden – ohne den satten Kontakt der Fersenaußenkante zum Boden zu verlieren.

Beim Gehen und im Stand wirken das Fußlängs- und -quergewölbe wie ein Federungssystem. Ist das Bindegewebe (Bänder, Sehnen, Muskeln) schwach, wird das Fußgewölbe flachgedrückt und die Federung nachhaltig negativ beeinflusst.

Zielsetzungen für die Yogapraxis:

- Wahrnehmung und Aufmerksamkeit in Füße und Fußverschraubung lenken
- bewegliche Fuß- und Zehengelenke
- kraftvolle und flexible Fuß- und Beinmuskulatur
- eine gesunde und kraftvoll ausgerichtete Bein-Rumpf-Achse

Yogaprogramm bei Knick- und Senkfuß

Wirkungen:

- Wahrnehmung der optimalen Fußbelastung und Verschraubung von der Fersenaußenkante zum Großzehenstrahl
- Stärkung der Muskeln, die das Längsgewölbe der Füße aufbauen und erhalten
- Beweglichkeit aller Fuß- und Zehengelenke
- Dehnung und Kräftigung der Beinmuskeln
- Anregung der Durchblutung von Füßen und Beinen
- Schulung von Gleichgewicht und Konzentration
- Einbeziehung der Beckenbodenmuskulatur in die Yogapraxis
- Erdung und Zentrierung des Geistes, indem die Aufmerksamkeit auf die unteren beiden Chakras gerichtet wird
- verbesserte Ausatmung und dadurch tiefe Entspannung

1. HALTUNG: DANDASANA

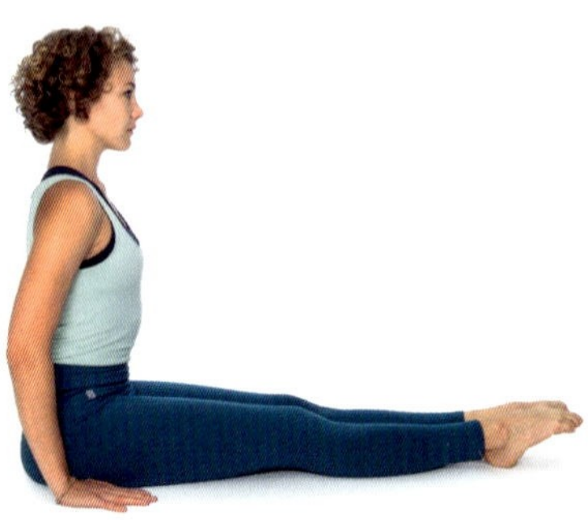

↑ Einatmen

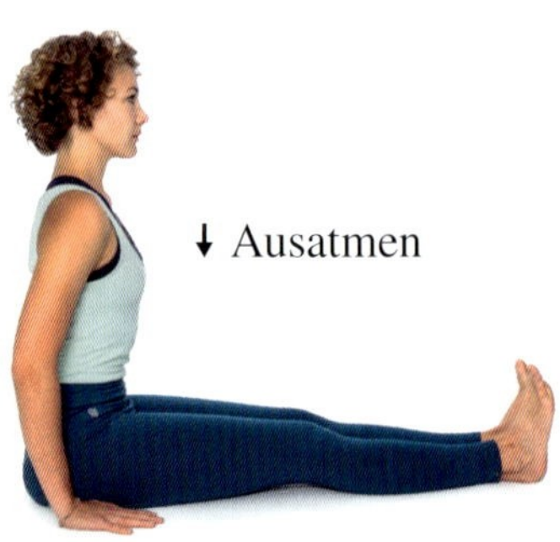

↓ Ausatmen

Wirkung:
Mobilisierung der Fußgelenke und Kräftigung der Fußmuskeln

Ausführung:
Finde eine aufrechte Sitzhaltung mit gestreckten Beinen. Vielleicht unterstützt es dich, mithilfe eines Sitzkissens oder einer Decke dein Becken und die Wirbelsäule besser aufzurichten.

Beim Einatmen:
Atme tief in den Bauch, richte deine Wirbelsäule auf und strecke beide Füße und die Zehen zum unteren Mattenrand. Dabei kräftigst du die Wadenmuskulatur.

Beim Ausatmen:
Ziehe die Füße und Zehen zum Schienbein hin. Dabei kräftigst du die Schienbeinmuskulatur.

Wiederholung: 8-10x

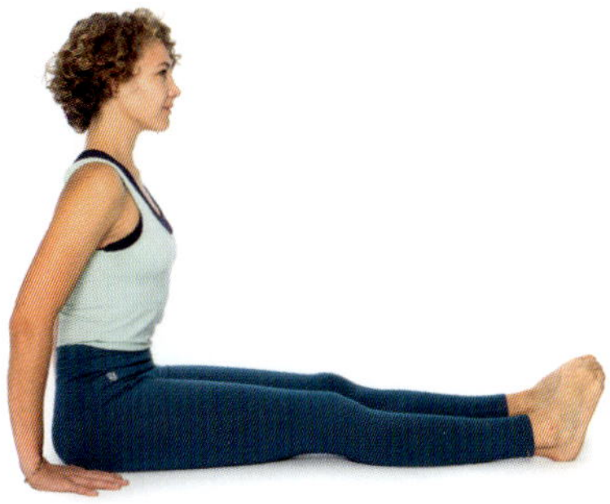

Dann kreise die Füße langsam aus dem Fußgelenk von innen nach außen und von außen nach innen.

Wiederholung: 8-10x

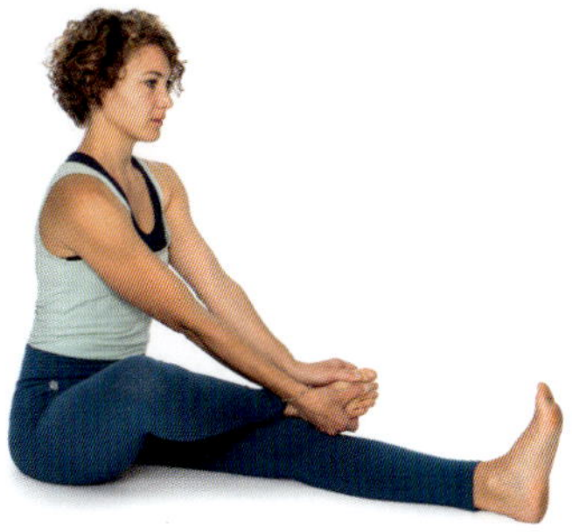

Anschließend streiche mit den Fingern die Zehen und das Quergewölbe aus, um Verspannungen zu lösen.

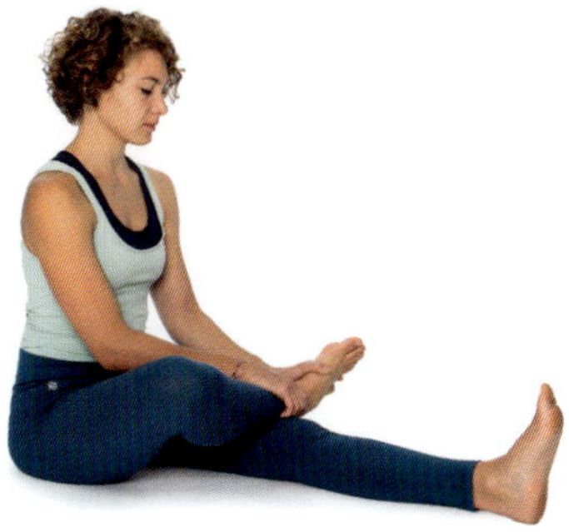

Dann mobilisiere die Fuß- und Grundgelenke, indem du sie kreist.

Wiederholung: 8-10x

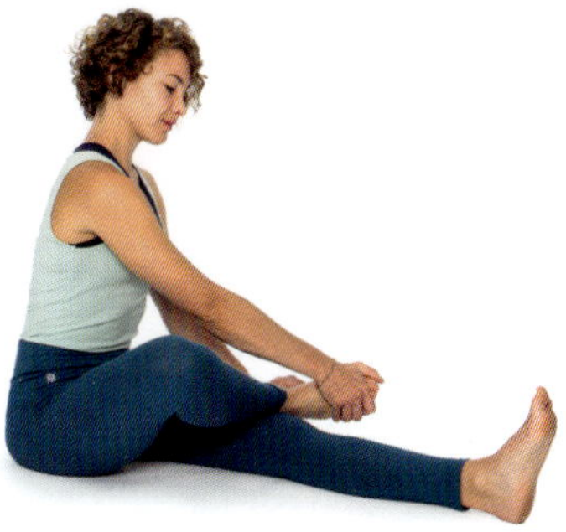

Fasse nun mit der linken Hand deine rechte Ferse und mit der rechten Hand den linken Vorfuß. Verschraube Ferse und Vorfuß gegeneinander, indem du die Ferse nach innen und hinten und den Vorfuß nach vorne und außen drehst. Verschraube deinen Fuß einige Male, indem du ihn gleichzeitig in die Länge ziehst. Mit dieser Bewegung initiierst du die spiralige Verschraubung im Fuß.

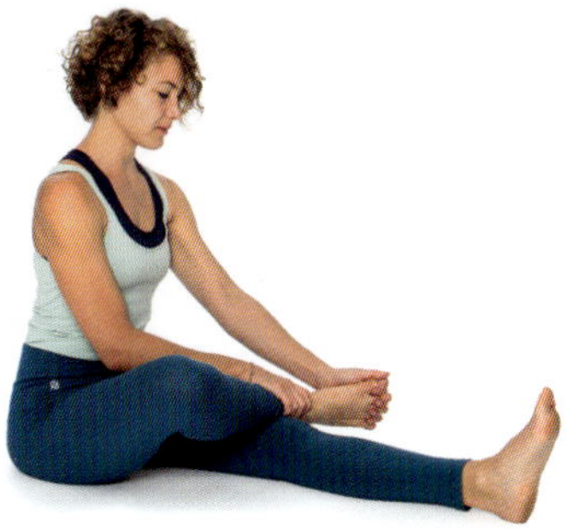

Zum Abschluss schiebe deine Finger von unten (plantar) zwischen die Zehen, bewege den Vorfuß aktiv nach vorne und presse dabei mit den Zehen deine Finger zusammen. Damit kräftigst du die tiefe Längs- und querliegende Fußmuskulatur und mobilisierst die Zehengelenke.

Wiederholung: 8-10x

2. HALTUNG: CHAKRAVAKASANA

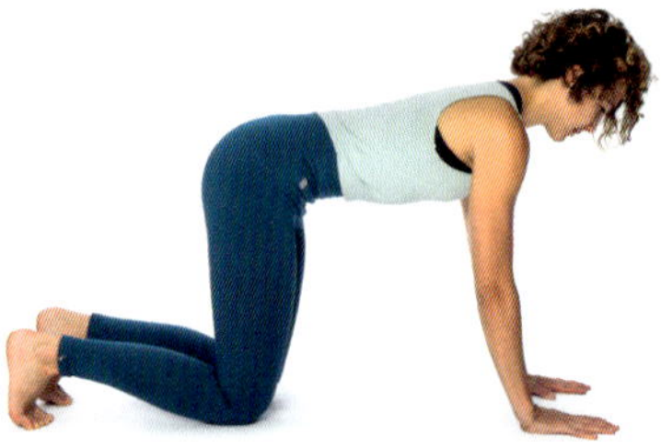

↑ Einatmen

↓ Ausatmen

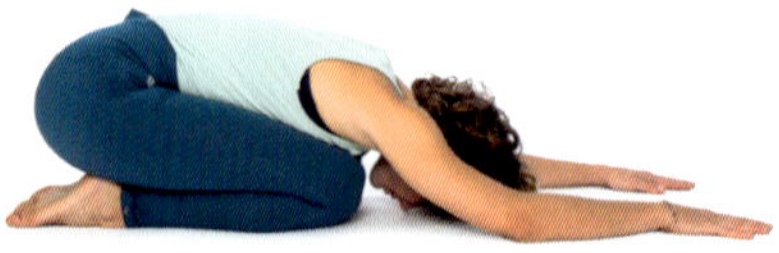

Wirkung:
Kräftigung und Dehnung der Rückseite von Fuß-, Bein- und Gesäßmuskulatur

Ausführung:
Komme in den Vierfüßlerstand. Die Hüftgelenke stehen senkrecht über den Kniegelenken. Die Handgelenke sind etwas vor den Schultergelenken platziert. Die Mitte ist aktiv.

Beim Einatmen:
Stelle die Füße auf die Zehenspitzen. Weite den Brustkorb und den Schultergürtel und schiebe den Hinterkopf leicht in Richtung Decke. Der Nacken bleibt dabei lang und wird nicht gestaucht.

Beim Ausatmen:
Sauge den Nabel zur Lendenwirbelsäule und dehne den unteren Rücken. Schiebe das Gesäß dabei auf die Fersen. Schiebe dann Schienbeine und Fußrücken in den Boden, um die Muskeln aktiv in der Dehnung zu kräftigen.

Wiederholung: 10x

3. HALTUNG: EKAPADA USHTRASANA

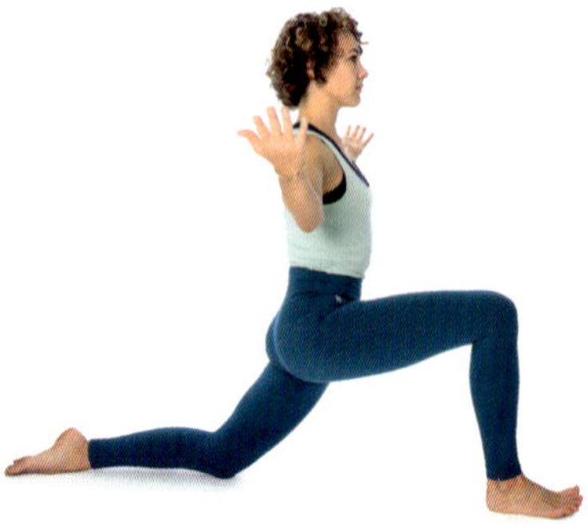

↑ Einatmen

Wirkung:
Dehnung der Hüftbeuger, der Beinrückseite und des unteren Rückens, Kräftigung der Bauchmuskulatur und des Längsgewölbes der Füße und Dehnung der Schienbein- und Fußrückenmuskulatur

Ausführung:
Komme in den Kniestand und stelle den rechten Fuß mit einem Schritt nach vorne auf die Matte. Knie und Fußknöchel bilden eine senkrechte Linie. Achte auf eine parallele Beckenausrichtung und die neutrale Beckenaufrichtung. Lege die Hände auf den Boden.

Beim Einatmen:
Führe aus einer aktiven Mitte die gestreckten Arme auf Schulterhöhe, öffne den Brustkorb, weite die Flanken. Hebe gleichzeitig alle Zehen des rechten Fußes vom Boden.

↓ Ausatmen

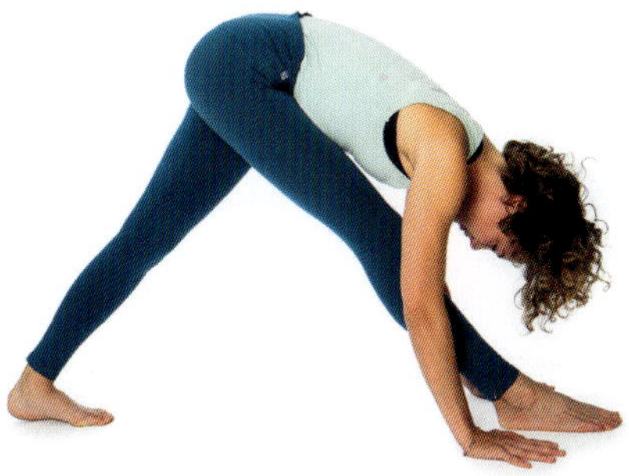

Beim Ausatmen:
Beuge dich aus der Hüfte mit langer Wirbelsäule nach vorne, ziehe den Bauch in den Oberschenkel und strecke dabei das rechte Bein so weit wie möglich. Schiebe die linke Fersenaußenkante in den Boden. Hebe den rechten Fuß nochmals an und lege deine Zehen wieder weit vorne auf den Boden.

Wiederholung: 8x pro Seite
Verweile jeweils 4 Atemzüge in der Dehnung.

Hinweis:
In der Ausgangshaltung richte dein Becken gut auf, um eine Stauchung im unteren Rücken zu vermeiden. Bei Rückenschmerzen kann die Vorwärtsbeuge zu stark sein. Beuge dann das vordere Bein als Anpassung etwas ein und reduziere die Vorbeuge.

4. HALTUNG: TADASANA / ARDHA UTKATASANA

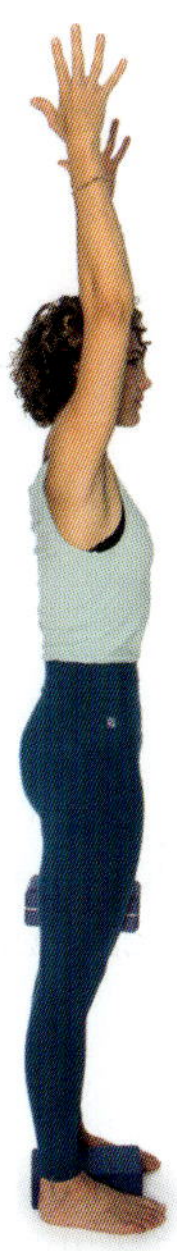

↑ Einatmen

↓ Ausatmen

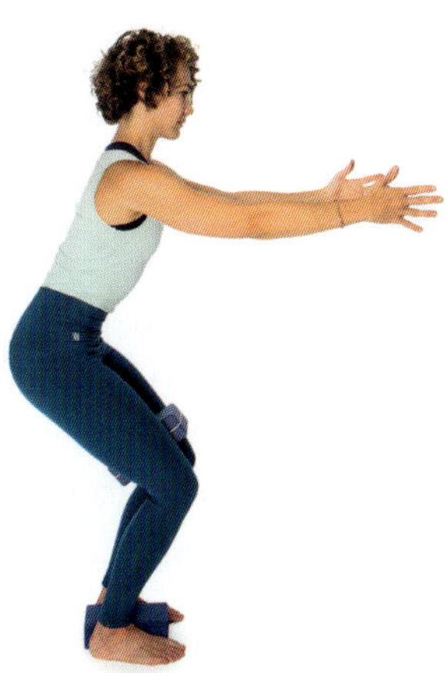

Wirkung:
Optimale Belastung der Füße, Kräftigung der Gesäß-, Oberschenkel- und Fußmuskulatur, Förderung des Gleichgewichts

Ausführung:
In der aufrechten Standhaltung stehen die Füße hüftbreit und parallel. Lege einen Block zwischen die Füße und einen zweiten Block zwischen die Oberschenkelinnenseiten, um optimal ausgerichtet zu sein.

Beim Einatmen:
Führe die Arme über den Kopf und achte auf eine stabile Ausrichtung der Füße am Block. Die Großzehengrundgelenke und Fersenaußenkanten sind aktiv.

Beim Ausatmen:
Schiebe dein Gesäß nach hinten und unten in eine halbe Hocke. Die Wirbelsäule ist lang, die Mitte aktiv. Führe die Arme dabei horizontal nach vorne.

Wiederholung: 8-10x

5. HALTUNG: VARIANTE TADASANA

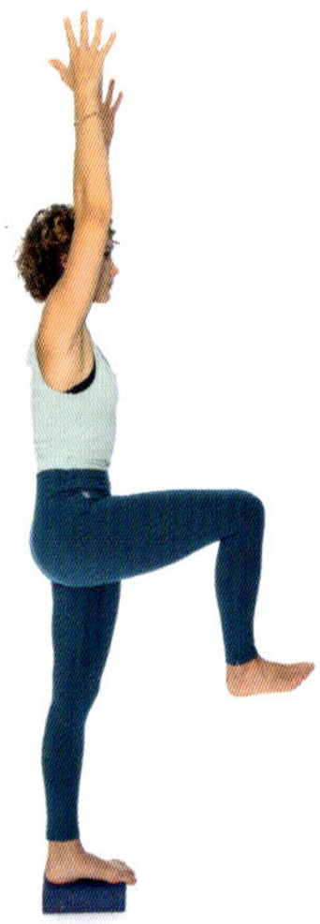

↑ Einatmen

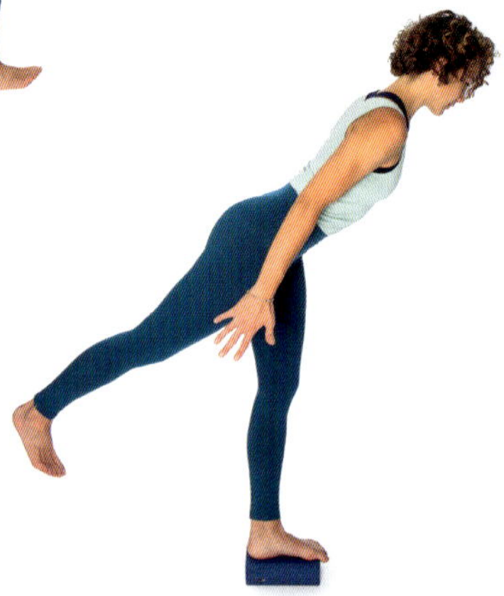

↓ Ausatmen

Wirkung:
Korrektur von Knick- und Senkfüßen, Kräftigung der Fuß-, Bein-, Hüft- und Hüftbeugermuskulatur

Ausführung:
Stehe mit dem linken Fuß auf einem Yogablock.

Beim Einatmen:
Aktiviere deine Standbeinseite und deine Mitte. Führe beide Arme gestreckt über den Kopf und hebe gleichzeitig das rechte Knie über die Horizontale.

Beim Ausatmen:
Führe den Oberkörper in eine leichte Vorbeuge mit gestreckter Wirbelsäule und strecke das rechte Bein nach hinten aus. Finde dabei deine Balance und bleibe möglichst stabil.

Wiederholung: 8-10x pro Seite

6. HALTUNG: VARIANTE ARDHA UTKATASANA

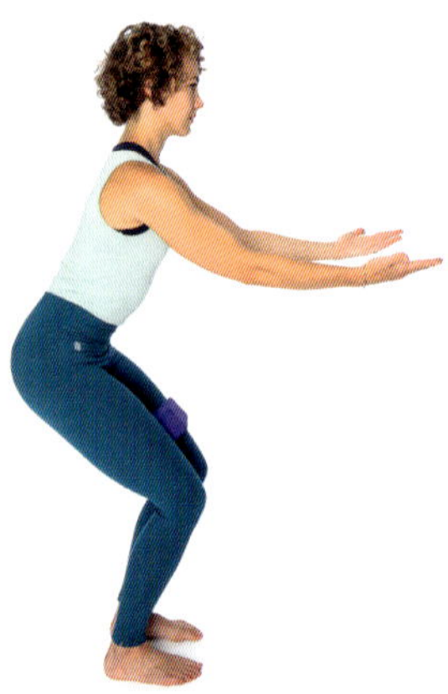

↑ Einatmen

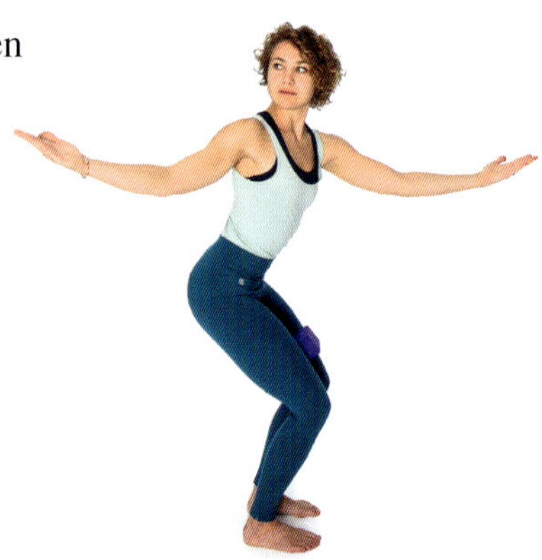

↓ Ausatmen

Wirkung:
Stärkung der Fuß- und Beinmuskulatur, des Gleichgewichts sowie der Konzentration

Ausführung:
Im aufrechten Stand stehen die Füße hüftbreit und parallel. Lege einen Block zwischen die Oberschenkelinnenseiten. Deine Mitte ist aktiv, die Wirbelsäule ist lang.

Beim Einatmen:
Schiebe dein Gesäß nach hinten und unten in eine halbe Hocke. Die Wirbelsäule ist lang, die Mitte aktiv. Führe die Arme dabei horizontal nach vorne.

Beim Ausatmen:
Bleibe stabil im Becken und aktiv in der Mitte. Drehe den Brustkorb oberhalb des Nabels zur rechten Seite. Lasse dabei beide Arme zur Seite in die Weite fließen.

Wiederholung: 8-10x pro Seite

7. HALTUNG: VARIANTE TRIKONASANA

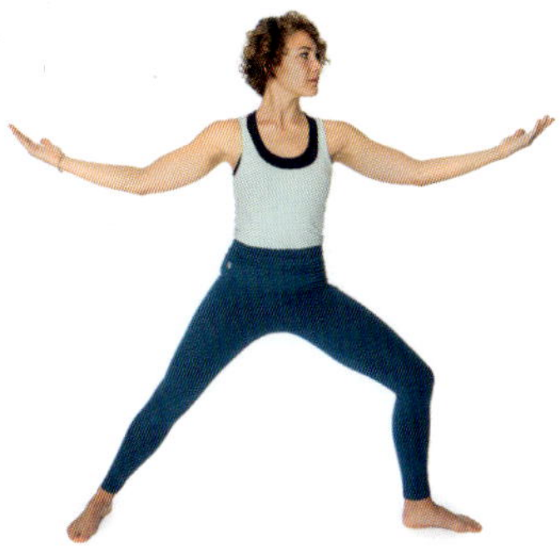

↑ Einatmen

↓ Ausatmen

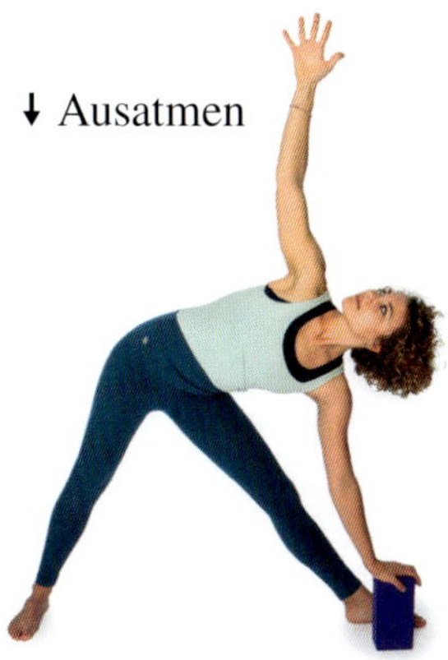

Wirkung:
Kräftigung der Fuß- und Beinmuskulatur, Beweglichkeit in der Brustwirbelsäule und im Nackenbereich

Ausführung:
Begib dich in die erste Heldenhaltung. Das rechte Bein macht den Ausfallschritt nach hinten. Das linke Bein ist eingebeugt. Das Knie steht senkrecht über dem Fußgelenk. Erde deine Füße. Die hintere Fersenaußenkante fließt in den Boden.

Beim Einatmen:
Lasse beide Arme zur Seite fließen und beuge sie dabei leicht ein. Drehe den Kopf gleichzeitig zur linken Hand.

Beim Ausatmen:
Beuge den Rumpf mit langer Wirbelsäule leicht zur linken Seite. Drehe dabei die oberen Rippen auf. Das Becken bleibt stabil und die Mitte aktiv. Der rechte Arm strebt zum Himmel. Die Schulter zieht nicht zum Ohr! Die linke Hand kannst du auf einem Block abstützen.

Wiederholung: 8-10x pro Seite
Verweile dann auf jeder Seite jeweils 4 Atemzüge in der Haltung.

8. HALTUNG: VARIANTE BHAGIRATHASANA

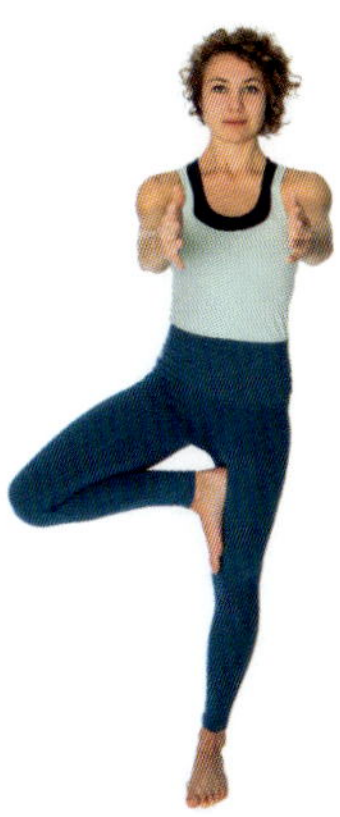

↓ Ausatmen

↑ Einatmen

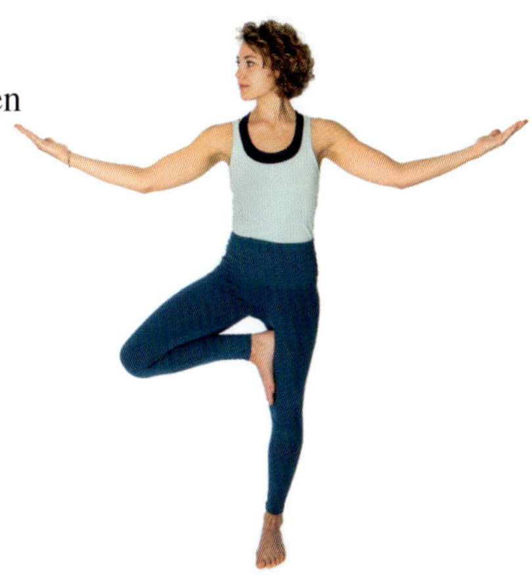

Wirkung:
Förderung der Konzentration und des Gleichgewichts, Stärkung der Fuß-, Bein-, Gesäß- und Hüftmuskulatur

Ausführung:
Verlagere im aufrechten Stand das Gewicht auf das linke Bein.

Beim Einatmen:
Aktiviere deine Standbeinseite und deine Mitte. Lege den rechten Fuß in die linke Oberschenkelinnenseite. Presse jetzt Fußsohle und Oberschenkelinnenseite fest ineinander. Führe beide Arme gestreckt nach vorne.

Beim Ausatmen:
Bleibe geerdet und aktiv in deiner Standbeinseite und deiner Mitte. Führe die Arme zur Seite, drehe dabei den Oberkörper und den Kopf zur rechten Seite.

Wiederholung: 8-10x
Bleibe jeweils 4 Atemzüge in der Drehung.

9. HALTUNG: SAMASTHITI

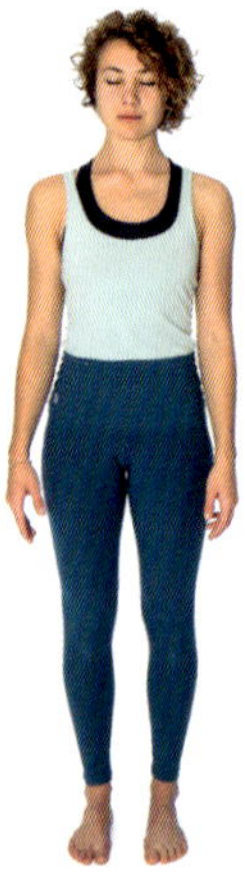

Wirkung:
Verinnerlichung einer stabilen Haltung in den Füßen und Gleichgewicht im ganzen Körper

Ausführung:
Schließe im aufrechten Stand die Augen und spüre, wie du jetzt auf deinen Füßen stehst. Fühle dein Gleichgewicht.

Wiederholung: Verweile 30-60 Sekunden in der Haltung und finde dein Gleichgewicht.

10. HALTUNG: VARIANTE ADHO MUKHA SVANASANA

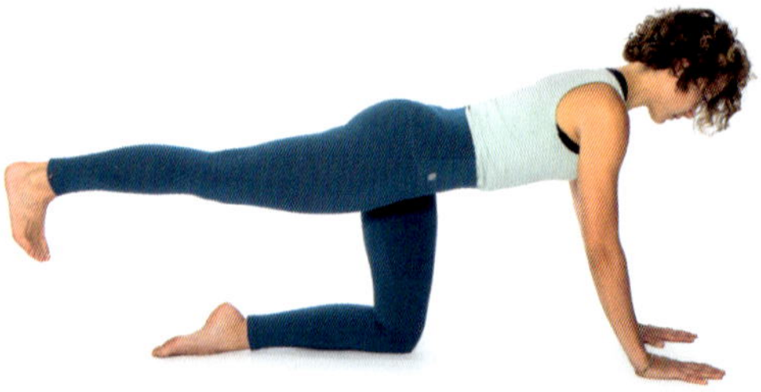

↑ Einatmen

↓ Ausatmen

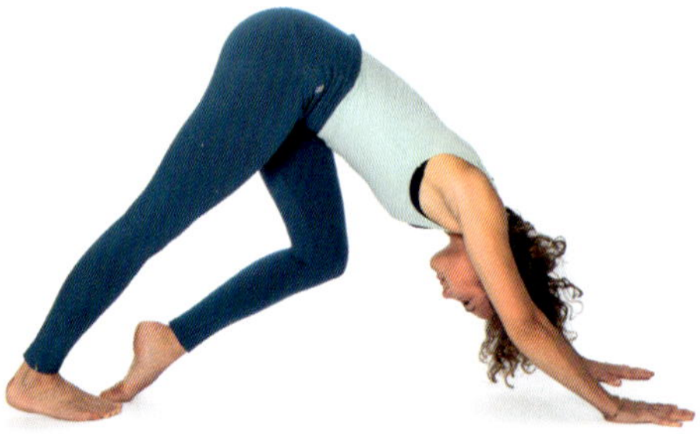

Wirkung:
Dehnung in der Fuß- und Wadenmuskulatur

Ausführung:
Komme in eine aktive, gut ausgerichtete Vierfüßlerhaltung.

Beim Einatmen:
Aktiviere deine Mitte, schiebe dich aus den Schultergelenken. Strecke das rechte Bein kraftvoll, horizontal und mit der Ferse nach hinten aus.

Beim Ausatmen:
Setze den rechten Fuß hinten auf die Matte. Schiebe deinen rechten Sitzbeinhöcker zum Himmel und strecke das rechte Bein und die Wirbelsäule. Presse den linken Fußrücken in den Boden, während du das linke Bein beugst.

Wiederholung: 8-10x
Verweile dann 4 Atemzüge in der zweiten Haltung.

11. HALTUNG: VARIANTE URDHVA PRASARITA PADASANA

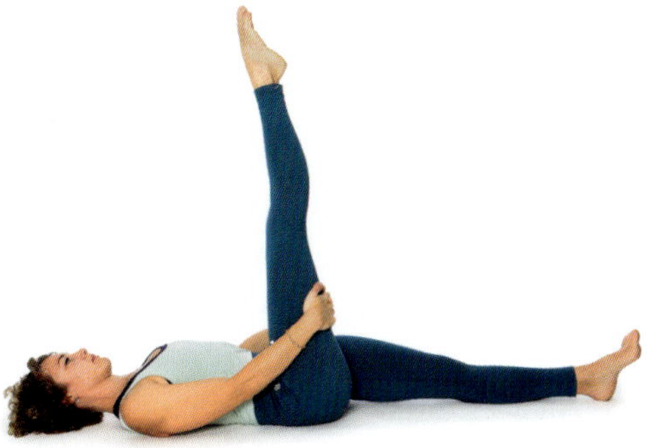

↑ Einatmen

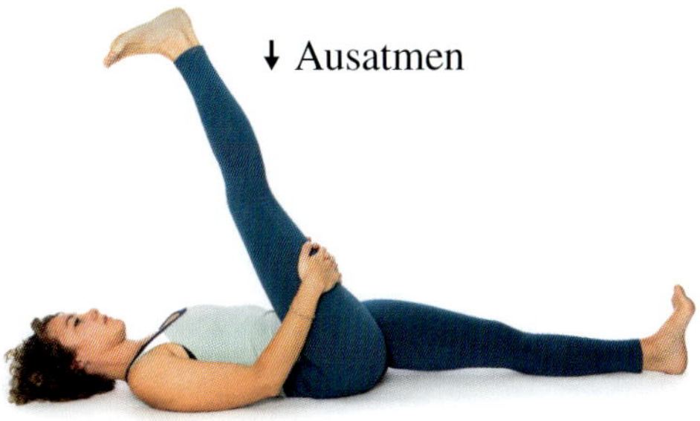

↓ Ausatmen

Wirkung:
Dehnung der Beinrückseiten und Mobilisation der Fußgelenke

Ausführung:
Komme in die Rückenlage. Die Beine sind ausgestreckt.

Beim Einatmen:
Atme in deine Mitte. Führe das rechte Bein senkrecht nach oben und strecke den rechten Fuß, während du die Oberschenkelrückseite kraftvoll in die Handflächen schiebst.

Beim Ausatmen:
Ziehe das gestreckte rechte Bein über die Kraft der Hüftbeuger zum Kopf und ziehe die Zehen zum Schienbein.

Wiederholung: 8-10x pro Seite
Verweile dann 4-6 Atemzüge in der zweiten Haltung.

12. HALTUNG: SHAVASANA

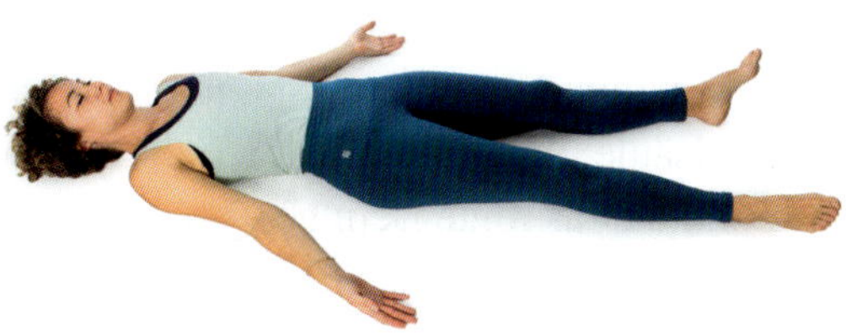

Wirkung:
Nachspüren der Wirkung in den Füßen und im Geist

Ausführung:
In der Rückenlage strecke beide Beine aus. Bei Bedarf kannst du eine Decke unter den Hinterkopf legen und, um den Rücken zu entlasten, die Füße aufstellen. Die Arme liegen entspannt neben dem Körper.

Wiederholung: Verweile einige Minuten in der Haltung und spüre die körperlichen Empfindungen, die Atmung und die Wirkung auf den Geist.

Gesunde, flexible und stabile Knie (Anatomie/Theorie)

Das Kniegelenk ist das größte Gelenk unseres Körpers. Gebildet wird es aus dem Oberschenkelknochen (*Femur*) mit seinen zwei Kondylen als dem oberen Teil und dem Unterschenkelknochen (*Tibia*) mit dem Tibiaplateau als dem unteren Teil. Als dritte knöcherne Komponente kommt die Kniescheibe (*Patella*) hinzu.

Das Kniegelenk wird als Drehscharniergelenk definiert. Die Beugung erfolgt über eine kombinierte Gleit- und Abrollbewegung. Im gebeugten Zustand ist aber auch eine Innen- und Außenrotation im Unterschenkel möglich. Die dazwischenliegenden Menisken gleichen die Unebenheiten (Inkongruenz) aus, vergrößern die Gelenkflächen und geben dem Gelenk auch etwas Führung.

Das Knie stellt eine besondere Herausforderung an die Biomechanik. Durch die Länge von Oberschenkel- und Unterschenkelknochen entsteht eine gewaltige Hebelwirkung auf das Kniegelenk. Schon kleine Abweichungen in der Beinachse können erheblichen Stress für unser Kniegelenk bedeuten.

Eine zentrierte Beinachse verläuft im hüftgelenkbreiten Stand durch den Gelenkmittelpunkt von Hüftgelenk – Kniescheibe – Sprunggelenk (Abb. 10: a. = *Genu rectum*). Beim Abweichen dieses Lots nach außen (lateral) entsteht ein X-Bein (Abb. 10: b. = *Genu valgum*), beim Abweichen nach innen ein O-Bein (Abb. 10: c. = *Genu varum*).

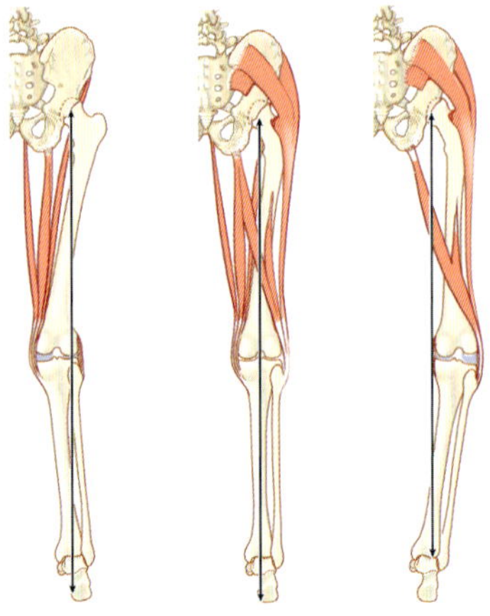

b. a. c.

Abb. 10: b. = Genu valgum, a. = Genu rectum, c. = Genu varum

Die Bewegungsqualität in Fuß- und Hüftgelenk ist entscheidend für ein langfristig gesundes Kniegelenk. Bei Knieschmerzen sollten wir uns also nicht nur auf die Beinmuskulatur konzentrieren. Wir sollten auch die Fußstellung, die Hüftgelenkmobilisation und die neutrale Aufrichtung des Beckens beachten und gegebenenfalls optimieren, um langfristig die Gesundheit der Kniegelenke zu erhalten.

Aufgrund der geringen Knochenführung müssen Stabilität und Bewegungen im Kniegelenk neben den Muskeln durch einen starken Bandapparat gesichert werden. Muskulär wird das Knie von seiner umgebenden Muskulatur stabilisiert. Sie zieht von Ober- und Unterschenkel über das Kniegelenk. Kapsel- und Bandapparat mit den Kreuzbändern, dem Innen- und Außenband und der umgebenden Kniegelenkkapsel stabilisieren das Knie in der Tiefe. Das Knie ist maximal stabil im gestreckten Zustand, in Beugestellung (flektiert) wird es tendenziell instabil.

Vom Oberschenkel kommende Muskeln:

- Oberschenkelvorderseite: die Kniestrecker (*M. quadriceps femoris* und *M. sartorius*)
- Oberschenkelrückseite: die Kniebeuger (ischiokrurale Muskulatur/Hamstrings)
- Oberschenkelaußenseite: die Sehnenplatte des Oberschenkelbindenspanners (*M. tensor fascia latae*)
- Oberschenkelinnenseite: die Adduktoren

Vom Unterschenkel kommende Muskeln:

- Unterschenkelrückseite: der zweiköpfige Wadenmuskel (*M. gastrocnemius*), der Fußsohlenmuskel (*M. plantaris*) und der Kniekehlenmuskel (*M. popliteus*)

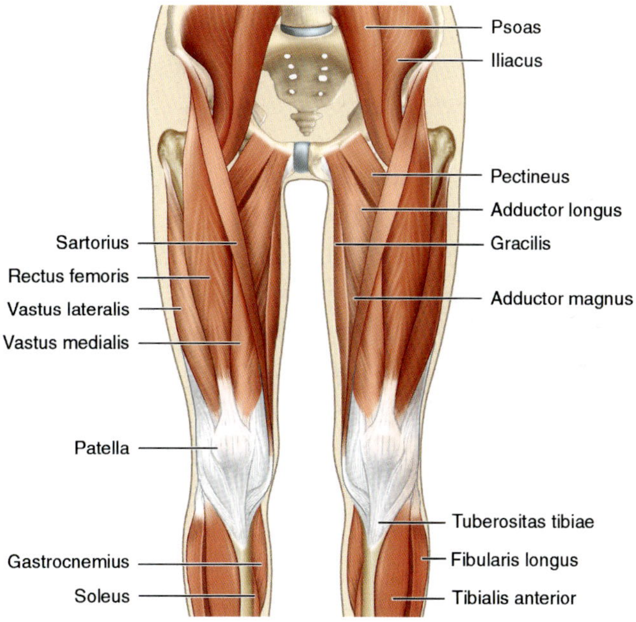

Abb. 11: Oberschenkel- und Unterschenkelvorderseite

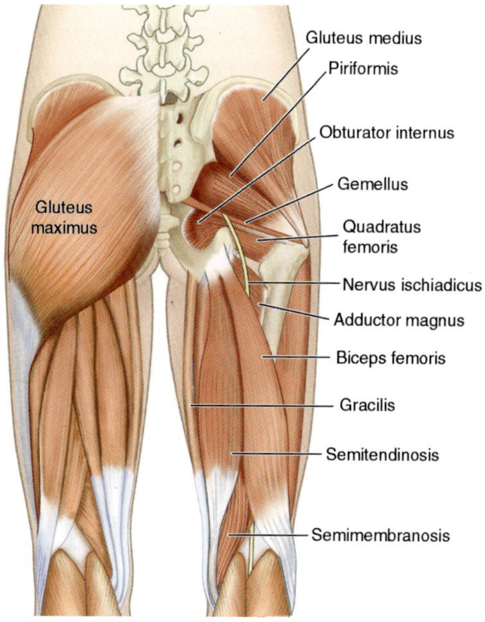

Abb. 12: Oberschenkel- und Unterschenkelrückseite mit oberem Teil des M. gastrocnemius

Fehlstellungen

Beim X-Bein sind häufig Überlastungen der Innenbänder, des äußeren Meniskus und der äußeren Gelenkflächen von Ober- und Unterschenkel zu beobachten. Bei X-Beinen und in einer geschlossenen Standposition berühren sich tendenziell die Innenseiten der Knie, während die Innenseiten der Innenknöchel keinen Kontakt haben.

Beim O-Bein werden eher das Außenband, der innere Meniskus und die inneren knorpelüberzogenen Gelenkflächen des Kniegelenks belastet. Beim Schließen der Beine können die Innenseiten der Knie nicht aneinandergebracht werden. Außerdem kann bei einer O-Bein-Stellung keine vollständige Streckung des Knies erreicht werden und somit auch nicht die für ein stabiles Knie wichtige Schlussrotation ausgeführt werden.

Das überstreckte Knie (*Genu recurvatum*) ist im Yoga häufig in stehenden und halb vorgebeugten Positionen zu beobachten. Hierbei kann es sich sowohl um fasziale, bindegewebige und muskuläre Schwächen handeln, aber auch um eine schlechte Haltungsgewohnheit.

Die Psychosomatik der Knie

„Mir schlottern/zittern die Knie." „Ich mache einen Kniefall." „Ich habe einen Klotz am Bein." Das sind häufige Redewendungen, die einen Bezug zu unseren Knien haben.

Die Knie stehen für ein starkes, gesundes Selbstbewusstsein in Verbindung mit natürlicher Demut. Sie sind Gradmesser unserer Flexibilität, Beugsamkeit und Bescheidenheit, aber auch der Standhaftigkeit, um unseren Status, unsere Position aufrechtzuerhalten.

Kniebeschwerden

Die häufigste Diagnose ist die Kniegelenksarthrose (Gonarthrose). Überdehnte Muskeln und Bänder destabilisieren das Kniegelenk. Durch diese Instabilität entstehen ungünstige Belastungen auf die Menisken, die Innen- und Außenbänder und eine stärkere Abnutzung an den Knorpelschichten.

In der Verkürzung verklebte Muskeln/Faszien erzeugen zu viel Enge und oft einseitigen Druck. Knorpel lebt von abwechslungsreichen Druck- und Zugbelastungen. Zu hoher und vor allem langanhaltender Druck degeneriert den Knorpel, kleine und größere Risse entstehen, die Knorpelschicht nimmt ab, bis irgendwann Knochen auf Knochen reibt – sofern wir nichts unternehmen, um diesen Degenerationsprozess aufzuhalten oder umzukehren. Im degenerativen Verlauf kommt es zu Entzündungen, Schmerzen und Bewegungseinschränkungen.

In der Differenzialdiagnose sollten wir auch andere Ursachen für solche Beschwerden beachten, wie beispielsweise einen Kreuzbandriss. Wir haben ein vorderes und ein hinteres Kreuzband und wie der Name andeutet, überkreuzen sich diese Bänder im Kniegelenk und stabilisieren es bei anatomisch korrekter Beinachsenverschraubung. Ein Kreuzbandriss, vor allem des vorderen Kreuzbandes, kann ganz ähnliche Beschwerden wie oben beschrieben verursachen.

In Yogastellungen, in denen das Knie bei einer schwachen Quadrizepsmuskulatur immer wieder und unter hoher Belastung nach vorne über die Zehenspitzen hinausgeschoben wird, ist das Risiko von Kreuzbandrissen groß.

Risse am Meniskus, die bei zu großer und einseitiger Kniebelastung auftreten können, lösen ebenfalls starke Schmerzen aus (z. B. Lotussitz ohne ausreichende Hüftöffnung). Häufig ist der Innenmeniskus betroffen, da das Innenband mit dem Meniskus verwachsen ist und bei starker Innenbelastung des Knies den Innenmeniskus einreißen kann.

Auch in übermäßig ehrgeizig und anatomisch unsachgemäß ausgeführten Stand-, Knie- und Sitzhaltungen im Yoga kommt es immer wieder zu Verletzungen der Bänder und Menisken.

Die Voraussetzung für ein schmerzfreies und langfristig gesundes Knie ist ein gutes Zusammenspiel aller Beinmuskelketten. Dies garantiert einen reibungslosen und ökonomisch gelenkschonenden Bewegungsablauf. Das bedeutet, dass die vorderen, hinteren, inneren und äußeren Muskelketten in Bezug auf Dehnung und Kraft in einem harmonischen Gleichgewicht zueinander stehen sollten.

Wichtig für eine funktionelle Beinachse und ein gesundes Knie sind, wie bereits erwähnt, eine anatomisch korrekte Fußstellung und ein gut aufgerichtetes Becken mit mobilen Hüftgelenken. Auch eine aktive Beckenboden- und eine kräftige tiefe Gesäßmuskulatur gehören dazu.

Ist eine der Muskelketten nicht in der Balance, hat dies negative Auswirkungen auf die Gelenkgeometrie bzw. die Beinachse.

Wie wir eine optimal ausgerichtete Beinachse in Yogastellungen erreichen:

- mittige oder neutrale Beckenaufrichtung mit aktivem Beckenboden als Fundament
- Impuls aus den tiefen Gesäßmuskeln für die Außenrotation im Oberschenkel
- aktiver, kräftiger Quadrizepsmuskel
- aktive Fußverschraubung von der Fersenaußenkante zum Großzehengrundgelenk

Die Außenrotation im Oberschenkel und gleichzeitige Innenrotation über den Fuß (der Unterschenkel kann in gestreckter Stellung nicht innenrotieren) ermöglicht eine „Verschraubung“ der Kreuzbänder und stabilisiert damit das Kniegelenk optimal.

Durch ein fundiertes Verständnis in funktioneller Anatomie kann ein Ayur-Yogatherapeut Yogaübungen sehr differenziert und angepasst anleiten. Damit erreicht er ein optimales Zusammenspiel der muskulären Ketten für eine langfristig gesunde und freudvolle Bewegung.

Zielsetzungen für die Yogapraxis:

- ein ausgewogenes Verhältnis von Kraft und Dehnung aller Beinmuskelketten
- mobile Fuß-, Knie- und Hüftgelenke
- kräftige tiefe Rückenstrecker
- Üben von Stabilität im Knie in verschiedenen Positionen
- eine gesunde Knieachse durch die oben beschriebene Beinverschraubung (Lotlinie Mitte Hüftgelenk, Kniegelenk und Fersenbein)
- entspannte, flexible und kräftige Hüftbeuger
- kräftige tiefe und große Gesäßmuskulatur
- ein kraftvoller Einatem zur Förderung der Aufrichtung in Becken und Rumpf, des Kraftimpulses in der Oberschenkelmuskulatur und damit einer gesunden Streckung des Kniegelenks

Yogaprogramm bei Knieschmerzen

Wirkungen:

- Korrektur von Fehlbelastungen im Kniegelenk
- Korrektur von Fehlstellungen der Beinlängsachse (X-Beine/O-Beine)
- Lösen von Verspannungen im Hüftbeuger
- Kräftigung der Bein- und Gesäßmuskulatur
- Gleichgewicht, Erdung, Standhaftigkeit und Stabilität in Hüften, Beinen, Knien und Füßen
- Stärkung des unteren Rückens, der äußeren Hüftmuskulatur und der tiefen Gesäßmuskulatur
- Anregung des Kreislaufs
- Kräftigung der großen Rückenstreckermuskeln
- verbesserte Beckenstabilität
- Steigerung des Einatemvolumens

1. HALTUNG: URDHVA PRASARITA PADASANA

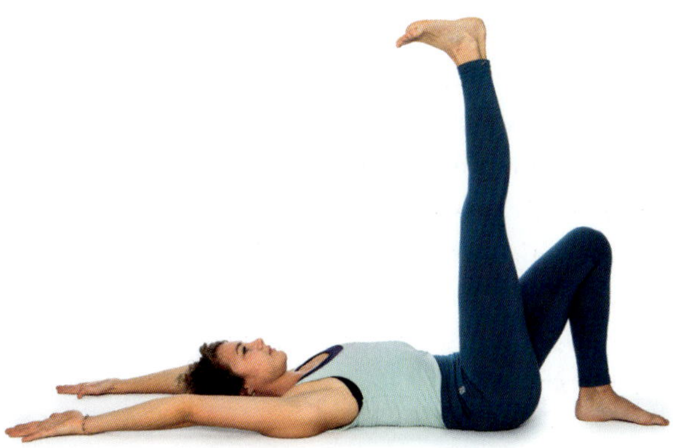

↑ Einatmen

↓ Ausatmen

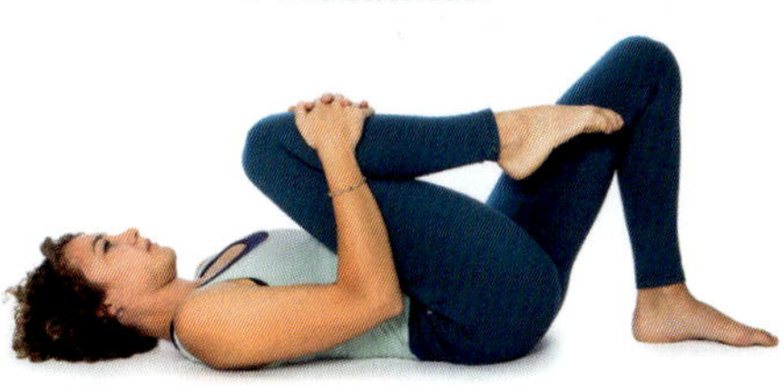

Wirkung:
Mobilisierung des Fuß- und Kniegelenks und Dehnung der Beinmuskulatur

Ausführung:
In der Rückenlage sind die Beine eingebeugt, die Füße stehen in einem angenehmen Abstand zum Gesäß.

Beim Einatmen:
Führe beide Arme mit weiten Schultern über den Kopf und strecke das rechte Bein mit gebeugtem Fuß senkrecht nach oben.

Beim Ausatmen:
Ziehe das rechte Knie mit beiden Händen in Richtung Brustkorb. Falls diese Bewegung im Knie schmerzt, fasse mit beiden Händen die rechte Oberschenkelrückseite und führe die Bewegung nur im schmerzfreien Bereich durch.

Wiederholung: 8-10x pro Seite

Hinweis:
Als Anpassung kannst du das Knie leicht beugen, wenn es dir schwerfällt, das Bein zu strecken.

2. HALTUNG: VARIANTE URDHVA PRASARITA PADASANA

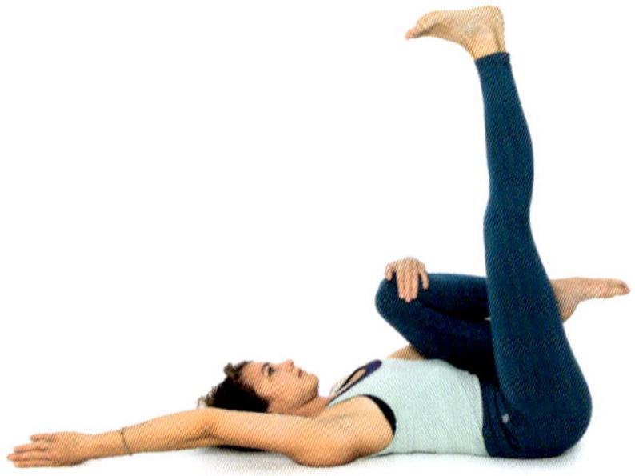

↑ Ausatmen

↓ Einatmen

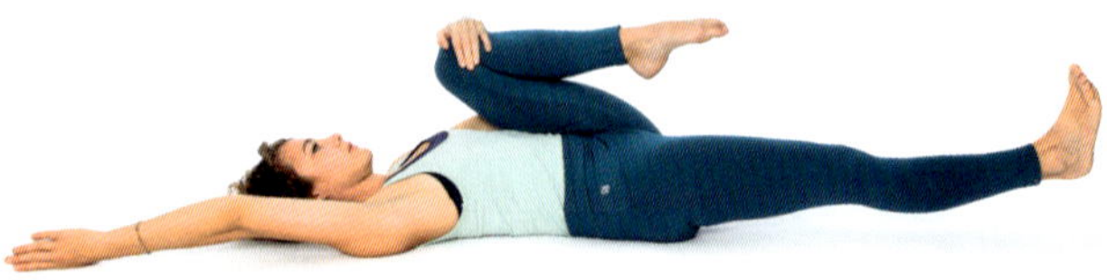

Wirkung:
Kräftigung und Dehnung der Oberschenkel- und Hüftbeugermuskulatur, Ausgleich von muskulären Dysbalancen bei Beckenschiefstand

Ausführung:
Fasse in der Rückenlage das linke Knie mit der linken Hand und ziehe es in Richtung Brustkorb. Strecke das rechte Bein kraftvoll zur Decke. Führe den rechten Arm über den Kopf.

Beim Einatmen:
Aktiviere deine Mitte. Senke jetzt das gestreckte rechte Bein langsam bis 5 cm oberhalb des Bodens. Schiebe die Ferse von dir weg.

Beim Ausatmen:
Deine Mitte bleibt sehr aktiv! Ziehe das gestreckte rechte Bein langsam mit der Kraft der Hüftbeugemuskulatur wieder bis in die Senkrechte.

Wiederholung: 8-10x pro Seite
Verweile dann 4 Atemzüge in der Haltung mit nach vorne abgesenktem Bein.

Hinweis:
Falls sich die Übung im unteren Rücken unangenehm anfühlt, senke das Bein beim Einatmen nur so weit nach unten, wie sich dein unterer Rücken gut anfühlt und du ihn satt am Boden halten kannst.

3. HALTUNG: VARIANTE URDHVA PRASARITA PADASANA

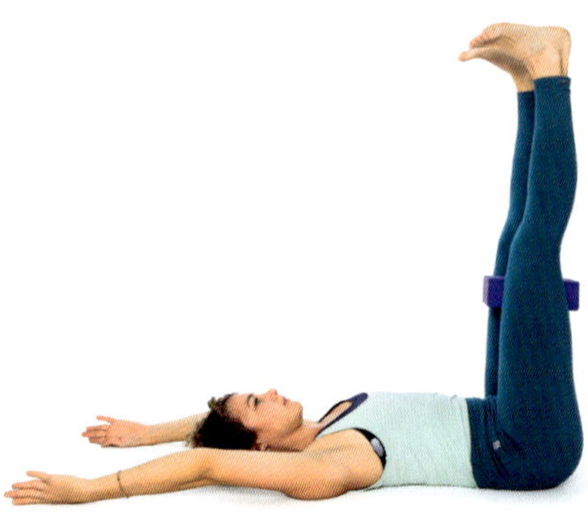

↑ Einatmen

Wirkung:
Dehnung der Beinrückseiten und Kräftigung der Adduktoren und der Oberschenkel- und Bauchmuskulatur

Ausführung:
Nimm in der Rückenlage einen Block zwischen die Oberschenkel und strecke die Beine zur Decke.

Beim Einatmen:
Führe die Arme über den Kopf, schiebe dein Kreuzbein und den unteren Rücken in die Matte, die Ferse und das Großzehengrundgelenk zur Decke. Presse dabei den Block. Ziehe die Vorfußaußenkanten nach unten.

↓ Ausatmen

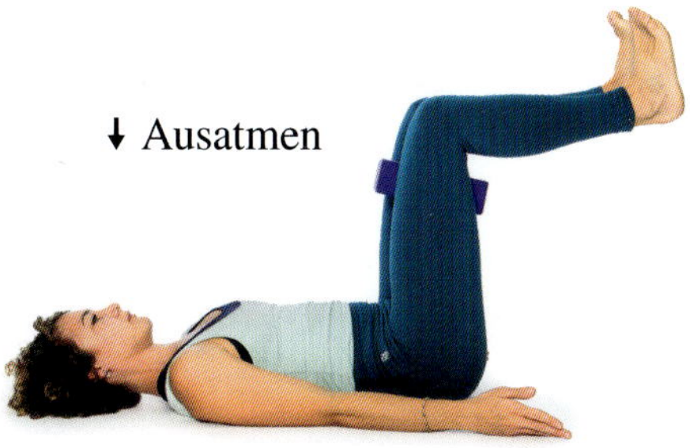

Beim Ausatmen:
Beuge die Beine in einen rechten Winkel und lege die Arme seitlich an den Rumpf.

Wiederholung: 8-10x
Verweile dann 4 Atemzüge in der Haltung mit gestreckten Beinen.

4. HALTUNG: CHAKRAVAKASANA

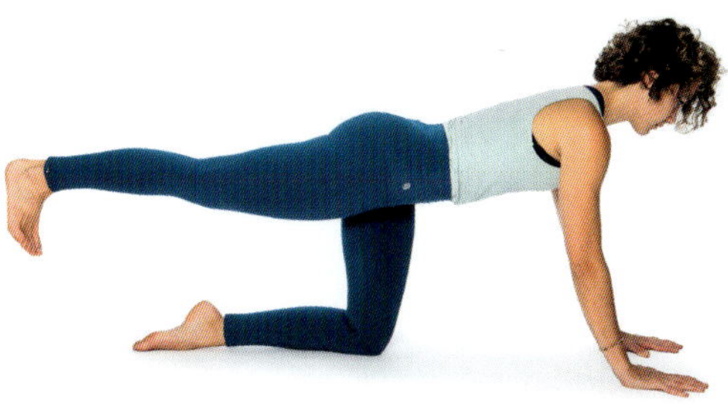

↑ Einatmen

Wirkung:
Kräftigung der Rückenstrecker, der Gesäß-, Oberschenkel- und Schultermuskulatur sowie der geraden und tiefen Bauchmuskulatur

Ausführung:
Komme in den Vierfüßlerstand. Die Hüftgelenke stehen senkrecht über den Kniegelenken. Die Handgelenke sind leicht vor den Schultergelenken platziert. Die Mitte ist aktiv.

Beim Einatmen:
Strecke das rechte Bein nach hinten und beuge den Fuß. Deine Ferse und dein Scheitel fließen voneinander und schaffen Länge in der ganzen Körperrückseite.

↓ Ausatmen

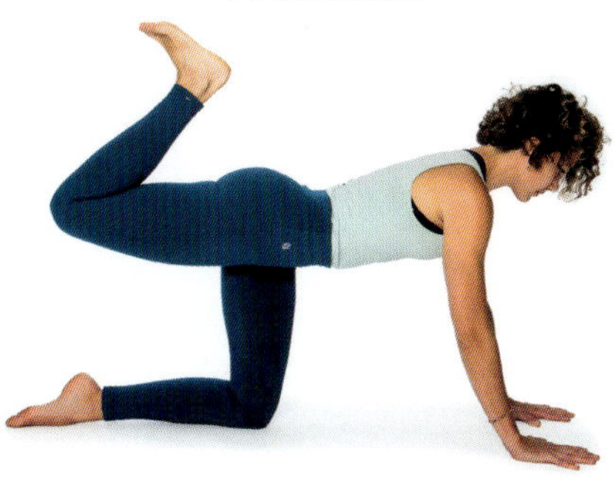

Beim Ausatmen:
Halte deine Mitte aktiv! Ziehe die rechte Ferse zum Gesäß. Oberschenkel und Becken weichen nicht aus und bleiben horizontal ausgerichtet.

Wiederholung: 8-10x pro Seite

Hinweis:
Hebe das hintere gestreckte Bein nicht zu hoch, um eine Stauchung im unteren Rücken zu vermeiden. Betone die Länge des unteren Rückens, indem du deine tiefe Bauchmuskulatur aktivierst.

5. HALTUNG: VARIANTE EKAPADA USHTRASANA

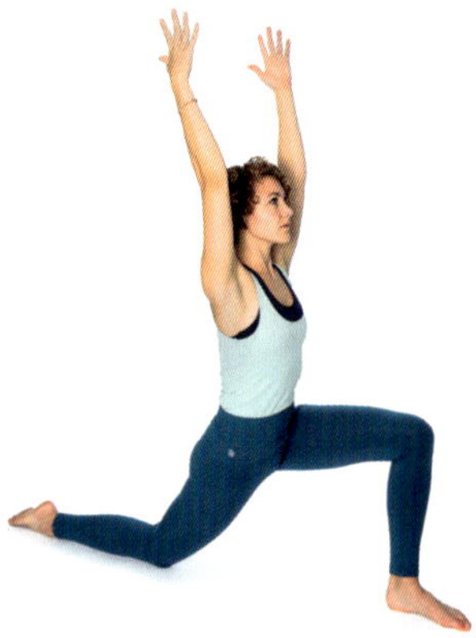

↑ Einatmen

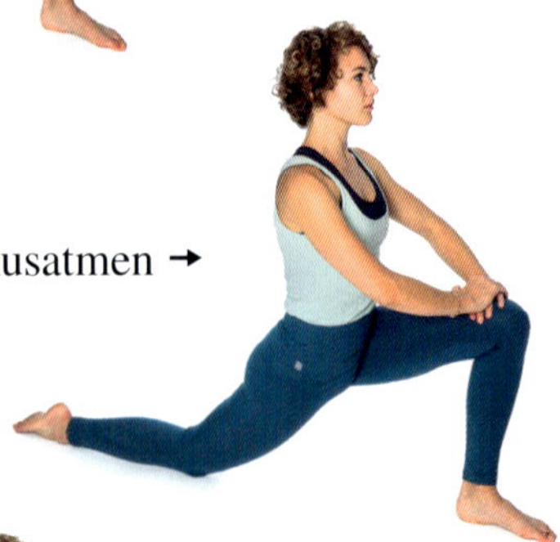

Ausatmen →

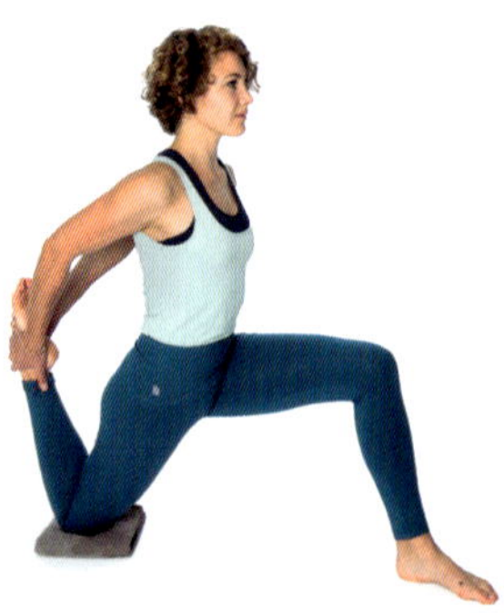

Wirkung:
Dehnung der Oberschenkel- und Hüftbeugermuskulatur, Dehnung und Stärkung der Rückenstreckermuskulatur

Ausführung:
Komme in den Kniestand und stelle den linken Fuß mit einem Schritt nach vorne auf den Boden auf. Knie und Fußknöchel bilden eine senkrechte Linie. Achte auf eine parallele Beckenausrichtung und die neutrale Beckenaufrichtung.

Beim Einatmen:
Führe die gestreckten Arme über den Kopf und weite mit der Einatmung den Brustkorb. Lasse dein Kreuzbein in Richtung Kniekehle gleiten und ziehe dein Schambein sanft in Richtung Nabel, um den unteren Rücken zu verlängern.

Beim Ausatmen:
Fließe mit langem Oberkörper etwas nach vorne und lege beide Hände auf den linken Oberschenkel. Schiebe dich sanft in die rechte Leistendehnung. Achte auf deine aktive Mitte und schütze den unteren Rücken.

Wiederholung: 8-10x pro Seite
Anschließend verweile jeweils 6 Atemzüge in der Oberschenkeldehnung, indem du mit einer Hand oder beiden Händen den hinteren Fuß in Richtung Gesäß ziehst.

6. HALTUNG: TADASANA / ARDHA UTKATASANA

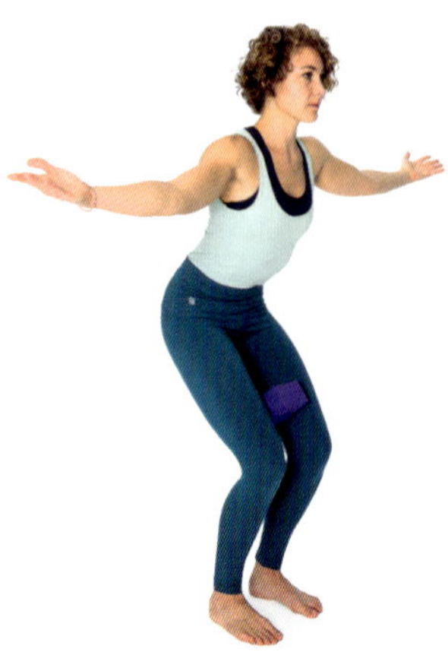

↑ Einatmen

Wirkung:
Korrektur von Fehlbelastungen in den Fuß- und Kniegelenken, Kräftigung der Oberschenkel- und Gesäßmuskulatur

Ausführung:
Im aufrechten Stand stehen die Füße hüftbreit und parallel. Lege einen Block zwischen die Oberschenkelinnenseiten. Deine Mitte ist aktiv, die Wirbelsäule ist lang.

Beim Einatmen:
Schiebe dein Gesäß nach hinten und unten in eine halbe Hocke. Die Wirbelsäule ist lang, die Mitte ist aktiv. Führe die Arme weit zur Seite.

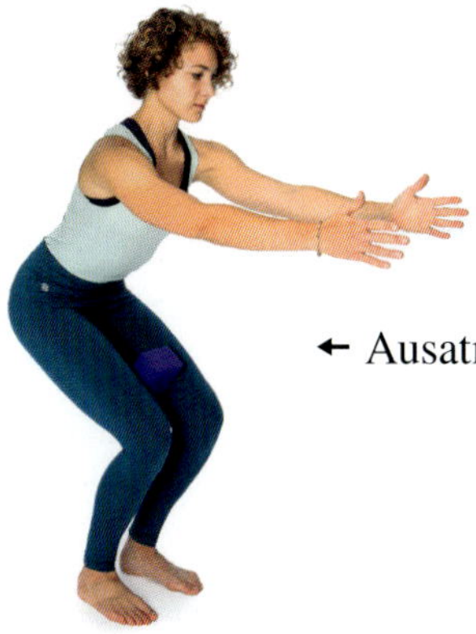

← Ausatmen

Beim Ausatmen:
Schiebe dein Gesäß etwas weiter nach hinten und unten, während du beide Arme nach vorne ausstreckst. Achte darauf, die Knie nicht zu weit nach vorne zu schieben (Überbelastung der Kreuzbänder), und belaste die Füße satt und gleichmäßig, ohne nach innen oder außen zu knicken.

Wiederholung: 8-10x
Verweile dann 6 Atemzüge in der tieferen Hocke.

7. HALTUNG: VARIANTE TADASANA

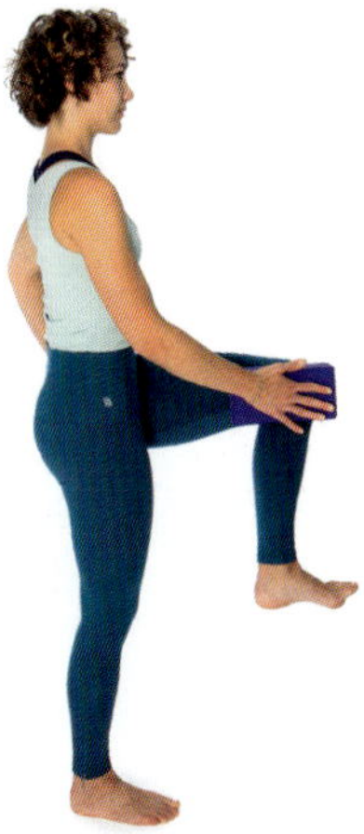

← Ausatmen

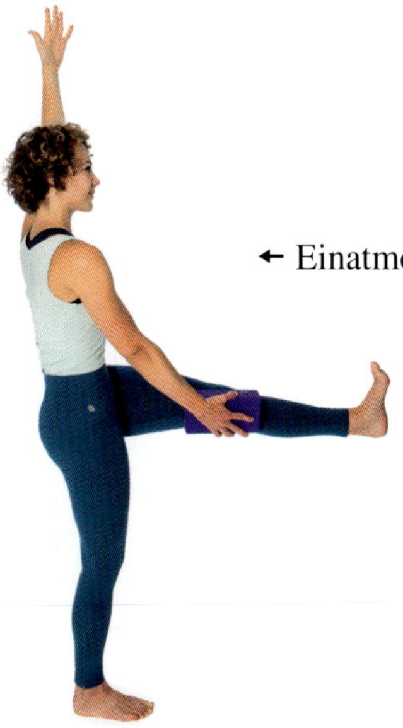

← Einatmen

Wirkung:
Gezielte Kräftigung der vorderen und inneren Oberschenkelmuskulatur, die das Knie streckt, Kräftigung der ganzen Standbeinseite

Ausführung:
In der aufrechten Standhaltung halte mit der rechten Hand einen Block an die Innenseite des gebeugten linken Oberschenkels.

Beim Einatmen:
Aktiviere deine Standbeinseite und deine Mitte. Gib einen sanften Druck mit dem Block gegen die linke Knieinnenseite, während du das linke Bein möglichst horizontal streckst, ohne im Rumpf nach hinten auszuweichen. Führe den linken Arm gleichzeitig gestreckt nach oben.

Beim Ausatmen:
Bleibe stabil in der Standbeinseite, beuge das linke Bein wieder ein und senke den linken Arm in die Ausgangsposition.

Wiederholung: 8-10x pro Seite
Verweile dann jeweils 6 Atemzüge mit nach vorne ausgestrecktem Bein.

8. HALTUNG: VARIANTE VIRABHADRASANA

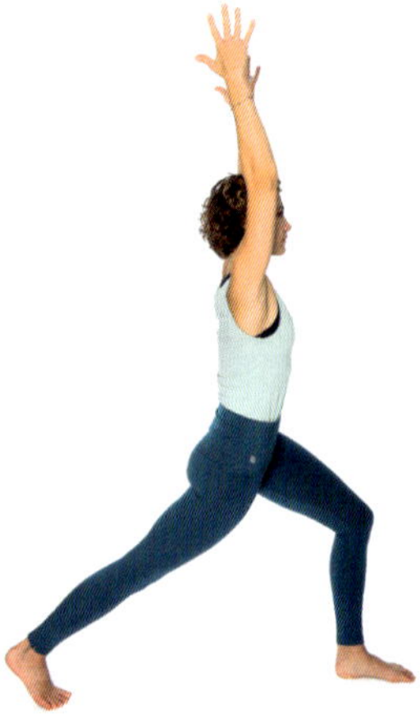

↑ Einatmen

↓ Ausatmen

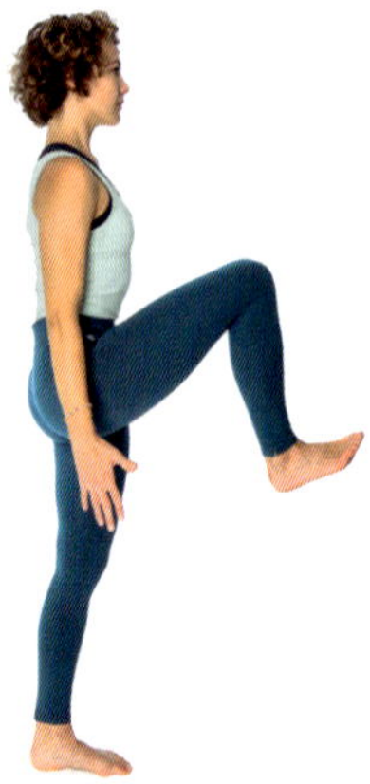

Wirkung:
Kräftigung der Fuß- und Oberschenkelmuskulatur, Dehnung der Hüftbeugemuskulatur und Kräftigung der Rückenstrecker- und Bauchmuskulatur

Ausführung:
Komme in eine aufrechte Standhaltung.

Beim Einatmen:
Begib dich in die erste Heldenhaltung. Das rechte Bein macht den Ausfallschritt nach hinten. Der Fuß steht auf den Zehenspitzen. Das linke Bein ist eingebeugt. Das Knie steht senkrecht über dem Fußgelenk. Führe die Arme gestreckt mit weiten, leichten Schultern nach oben.

Beim Ausatmen:
Aktiviere und strecke das linke Bein. Ziehe gleichzeitig das rechte Knie mit der Kraft der Hüftbeuger nach vorne oben über die Horizontale. Senke die Arme wieder.

Wiederholung: 8 -10x pro Seite

Hinweis:
Achte auf deine aktive Mitte und die Aufrichtung der Wirbelsäule. Bei akuten Knieschmerzen kannst du die Übung auch sitzend auf einem Stuhl ausführen.

9. HALTUNG: VARIANTE PRASARITA PADOTTANASANA

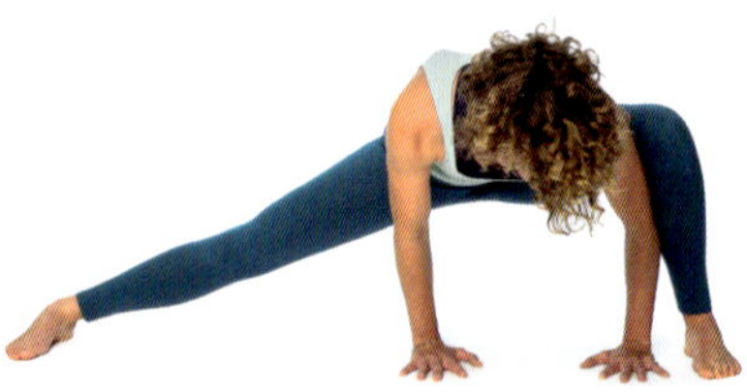

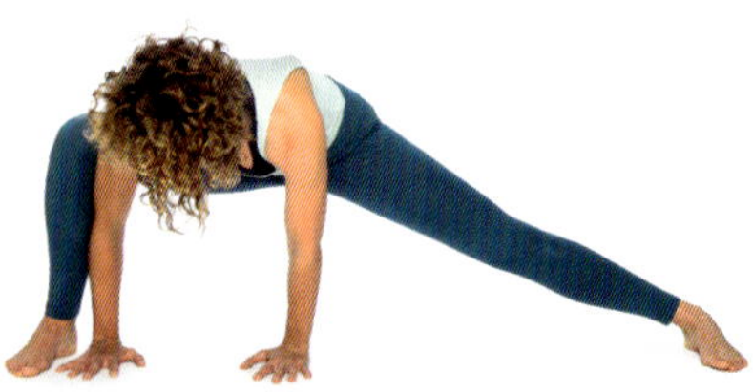

Wirkung:
Dehnung der Beinrückseiten und der Adduktoren

Ausführung:
Komme in eine Seitgrätsche. Die Füße stehen weit auseinander. Beuge dich aus der Hüfte nach vorne und lege die Hände schulterbreit auf den Boden.

Beim Ausatmen:
Beuge das linke Bein und stütze dich mit beiden Händen am Boden auf. Stabilisiere mit dem linken Oberarm dein linkes Knie. Verlagere jetzt das Gewicht, indem du dich über die rechte Hand nach links schiebst. Spüre die Dehnung in den Adduktoren des rechten Oberschenkels.

Wiederholung: Bleibe auf jeder Seite 8-10 Atemzüge lang in der Haltung.

10. HALTUNG: SAMASTHITI

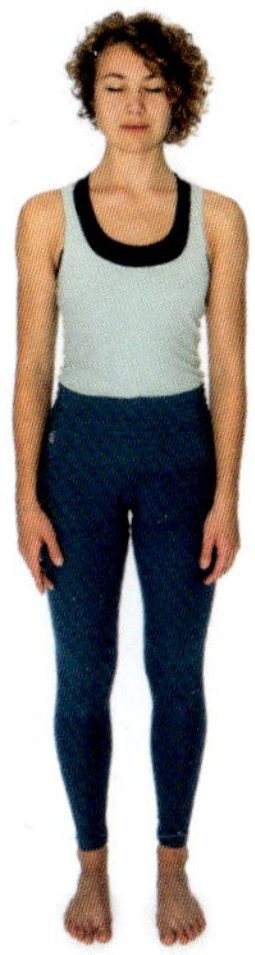

Wirkung:
Verinnerlichung der Ausrichtung in den Füßen und Knien, Stabilität und Gleichgewicht bewusst wahrnehmen

Ausführung:
Komme in eine aufrechte Standhaltung und schließe deine Augen.

Wiederholung: Bleibe 30-60 Sekunden in der Haltung.

11. HALTUNG: VARIANTE ARDHA SHALABHASANA

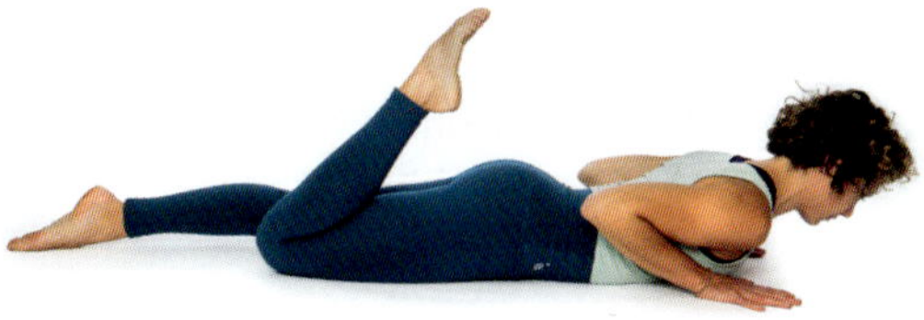

↑ Ausatmen

↓ Einatmen

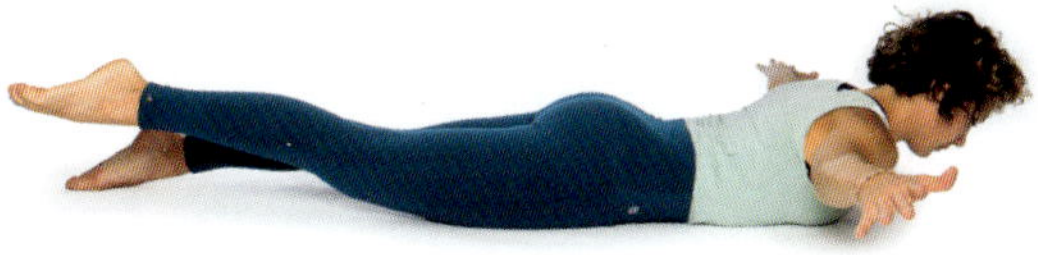

Wirkung:
Kräftigung der Muskelkette Oberschenkelrückseite, Gesäß und Rückenstrecker sowie Kräftigung der Bauch- und Beckenbodenmuskulatur

Ausführung:
Komme in die Bauchlage. Deine Mitte ist sehr aktiv und dein Becken neutral aufgerichtet. Die Hände sind unter den Schultergelenken platziert.

Beim Einatmen:
Hebe aus der aktiven Mitte den Oberkörper, indem du dein Brustbein nach vorne und oben und den Kopf mit langem Nacken aus den Schultern fließen lässt. Strecke dabei die Arme seitlich aus. Hebe gleichzeitig das rechte gestreckte Bein vom Boden ab, ohne in der Hüfte auszuweichen.

Beim Ausatmen:
Ziehe die rechte Ferse zum Gesäß. Lege den Oberschenkel wieder auf die Matte, die Hände wieder unter die Schultergelenke.

Wiederholung: 8-10x pro Seite
Verweile dann 3 Atemzüge in der Haltung mit gestrecktem Bein.

12. HALTUNG: VARIANTE SUPTA PRASARITA PADASANA

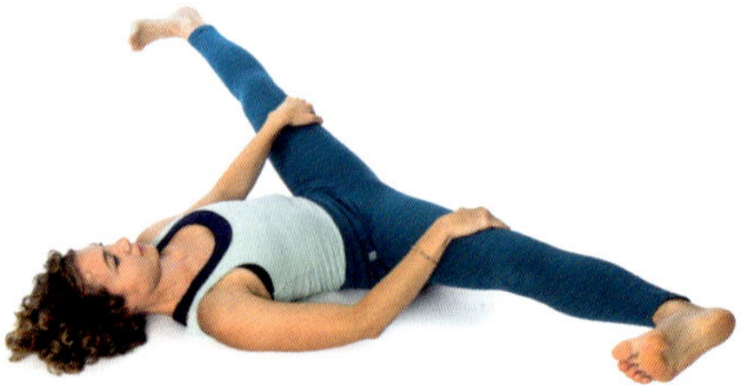

Wirkung:
Dehnung und Kräftigung der Adduktoren

Ausführung:
Lege in der Rückenlage deine Hände an die Adduktoren. Schiebe dann deine Fersen langsam und weit nach außen in eine liegende Grätsche, während du mit den Händen leichten Gegendruck ausübst.

Wiederholung: Verweile 10-12 Atemzüge in der Haltung.

13. HALTUNG: SHAVASANA

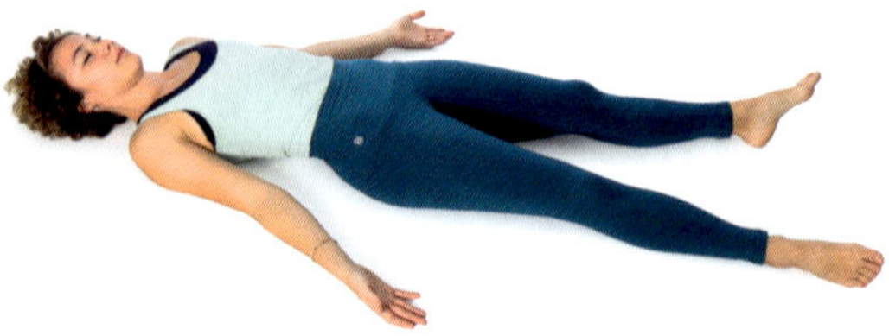

Wirkung:
Entspannung der Beine und der Leistengegend und Nachspüren im ganzen Körper

Ausführung:
Strecke in der Rückenlage die Beine aus und lege die Arme neben den Körper. Atme bewusst in die Leisten.

Wiederholung: Bleibe für 3-5 Minuten in dieser Haltung.

Hinweis:
Bei Rückenschmerzen beuge die Beine ein, damit der untere Rücken sich entspannen kann, oder lege eine gerollte Wolldecke unter die Knie.

Gesunde Hüfte und multidimensionale Bewegungsfreiheit (Anatomie/Theorie)

Das Hüftgelenk ist Dreh- und Angelpunkt für unsere Aufrichtung. Es ist zusammen mit dem Schultergelenk auch das wichtigste Übertragungselement der Bewegung.

Über unsere Hüftgelenke finden die Körperaufrichtung und die Übertragung der kinetischen Fuß- und Beinkraft in Vorwärtsbewegung statt. Aber auch die Zentrierung unserer Mitte und damit die Haltung des Gleichgewichts gegen die Schwerkraft liegen in den Hüften und im Becken.

Für diese herausfordernde Aufgabe hat die Natur auch hier wieder eine technische Meisterleistung vollbracht. Zwei in ihrer Form und Verschraubung genial angelegte Hüftbeine mit stabilen, präzise angelegten Gelenkpfannen mit Kugelgelenk ermöglichen vielseitige, geschmeidige Bewegungen in drei Bewegungsachsen mit insgesamt sechs Bewegungsrichtungen.

- **Horizontale Achse:** 1. Flexion und 2. Extension (Beugung und Streckung) des Beins
- **Sagittale Achse:** 3. Abduktion und 4. Adduktion (Abspreizen und Heranziehen) des Beins
- **Longitudinale Achse:** 5. Innenrotation und 6. Außenrotation (Ein- und Auswärtsdrehung) des Beins

Die intelligent angelegten Muskelpaare innen (Adduktoren) und außen (Abduktoren) sowie vorn (Flexoren) und hinten (Extensoren) ermöglichen im Zusammenspiel mit den Außen- und Innenrotatoren, dem genial angelegten Bandapparat und einer präzisen, straffen Gelenkkapsel eine enorme Beweglichkeit mit der nötigen Stabilität und Kraft.

Aber Vorsicht: Jedes Ungleichgewicht in diesen Muskelpaaren wirkt sich schnell nachteilig auf unseren stabilen Stand, unser Gleichgewicht und unser Gangbild, auf die Gesundheit der Hüftgelenke und auf die Statik im ganzen Körper aus.

Die Muskeln der unteren Extremität sind viel mächtiger als die der oberen Extremität. Jedes Bein trägt ein enormes Gewicht, das sich in Bewegung und vor allem in sportlicher Aktivität stark vervielfacht.

Ein ausgewogenes Kraft- und Spannungsverhältnis der Hüftstrecker- und Hüftbeugermuskulatur ist sehr wichtig für eine mühelos aufgerichtete Körperhaltung.

Allein der Titel des Buches *Sitzen ist das neue Rauchen* von Kelly Starrett (München: riva, 2016) verdeutlicht, was „Dauersitzen" im Auto, im Büro oder vor dem Fernseher ohne nennenswerte Bewegung dazwischen mit unserem Körper und unserer Gesundheit machen kann. Sitzen wirkt sich negativ auf unseren Zucker- und Fettstoffwechsel, den Blutfluss und damit die Gefäßfunktion aus. Dadurch werden Entzündungsprozesse gefördert, unsere Muskeln bauen ab und die Fettzellen füllen sich. Sitzen verbraucht kaum Energie, der Atem ist reduziert und der Organismus arbeitet im Sparmodus.

Aber auch wenn wir uns bewegen, ist es eine meist sehr eindimensionale Bewegungsrichtung im Hüftgelenk (Flexion/Extension). Da unser Hüftgelenk ein mehrdimensionales Kugelgelenk ist, wirkt sich dies auf Dauer fatal auf die Gesundheit unserer Hüftgelenke und auf die ganze Körperstatik aus.

Ein gesundes Hüftgelenk benötigt also nicht nur gut ausgebildete Strecker und Beuger, sondern auch kräftige Adduktoren und Abduktoren für eine optimale seitliche Hüft- und Beckenstabilität. Durch sie werden die kinetischen Kräfte ausgewogen in den Gelenken und auf beide Gelenke verteilt. Das „Feintuning" der Innen- und Außenrotatoren wirkt sich vor allem beim Gehen und Laufen im Prozess des Abstoßens und der fortlaufenden Bewegung bis zum Aufsetzen des Fußes auf die Dynamik der Fortbewegung aus.

Eine möglichst optimale Ausrichtung von Fuß, Fuß- und Kniegelenk, Oberschenkel und Hüftgelenk sowie die „neutrale" Aufrichtung im Becken sind die Voraussetzung für ein natürliches, müheloses Zusammenspiel der unteren und oberen Extremitäten.

Die Anatomie des Hüftgelenks

Das Hüftgelenk (*Articulatio coxae*) ist die Verbindung zwischen der Hüftpfanne (*Acetabulum*) und dem annähernd kugelförmigen Oberschenkelkopf (*Caput femoris*). Umhüllt wird es von einer sehr straffen Gelenkkapsel. Die kapselverstärkenden Bänder gehören zu den stärksten Bändern des menschlichen Körpers. So hat z. B. das Darmbeinschenkelband (*Ligamentum iliofemorale*) als stärkstes Band des Körpers eine Zugfestigkeit von ca. 350 kg.

Der Bandapparat um das Hüftgelenk ist so angelegt, dass sich die Bänder in der Hüftbeugung (Flexion) „entschrauben" (entspannen) und in der Hüftstreckung (Extension) „verschrauben" (anspannen).

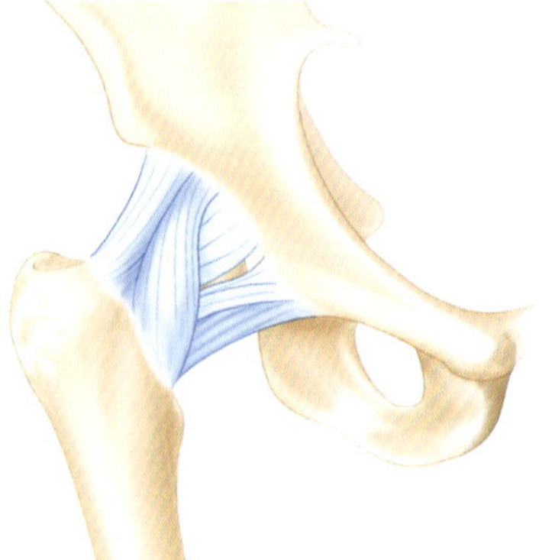

Abb. 13: Bänderverschraubung im Hüftgelenk

Durch diese intelligente Anordnung der Bänder ist das Hüftgelenk in seiner neutral aufgerichteten Beckenposition maximal stabil und gewährleistet gleichzeitig eine optimale Kraftübertragung in der Vorwärtsbewegung.

Dieses bewegungsanatomische Verständnis ist in stehenden und halb vorgebeugten Yogastellungen enorm wichtig. Gleiten wir in einem stehenden oder halb vorgebeugten Asana mit dem Becken ins „Hohlkreuz", entschrauben sich die Bänder im Hüftgelenk. Wenn dabei unser Oberschenkel mangels Kraft in den Außenrotatoren und/oder verspannten, verkürzten Innenrotatoren auch noch in eine Innenrotationsstellung verfällt, ist das Hüftgelenk maximal entschraubt. Wir „hängen" mit einem großen Teil unseres Körpergewichts praktisch im Hüftgelenk. Die Belastung auf das Gelenk ist dadurch maximal ungünstig mit fatalen Langzeitfolgen (Arthrose) für das Hüftgelenk.

Das bedeutet, dass Yoga für unseren Körper langfristig gesund ist, wenn wir lernen, die Übungen anatomisch so optimal wie möglich auszuführen.

Ein weiteres wichtiges Verständnis für Yogapraktizierende ist die anatomische Tatsache, dass Stellung, Winkel und Umfang des Schenkelhalses unseres Oberschenkelknochens Auswirkungen auf unsere Beinstellung (O-Bein/X-Bein) und mögliche Hüftöffnung haben. Nicht jedes Hüftgelenk hat anatomisch die gleichen Möglichkeiten, was Hüftöffnung, Außen- und Innenrotation anbelangt. Yogaübungen sollten schon deshalb mit Feingefühl, großer Achtsamkeit und Gewaltlosigkeit ausgeführt werden. Nur mit diesen Qualitäten können wir sicher sein, dass wir langfristig weder Muskeln, Bänder und Kapseln noch knöcherne Strukturen schädigen.

Anatomische Unterschiede im Schenkelhals

Ist der Schenkelhals schmaler im Durchmesser, wird ein größerer Bewegungsspielraum erreicht. Dadurch ergibt sich aber auch eine größere Bruchanfälligkeit. Vor allem im höheren Alter mit Neigung zu Osteoporose ist der Schenkelhalsbruch bei zu hoher Belastung oder Sturz keine Seltenheit.

Der Schenkelhalswinkel des Oberschenkelknochens (CCD-Winkel) beträgt bei einem Erwachsenen ca. 126 Grad. Ist der Winkel deutlich kleiner als 126 Grad, spricht man von einer *Coxa vara*, ist er größer als 126 Grad, spricht man von einer *Coxa valga*. Eine *Coxa valga* führt in der Regel zu einem O-Bein (*Genu varum*). Eine *Coxa vara* begünstigt ein X-Bein (*Genu valgum*). Hier erkennt man deutlich, wie die Position eines Gelenks die nachfolgende Statik (hier Knie und Fuß) beeinflusst.

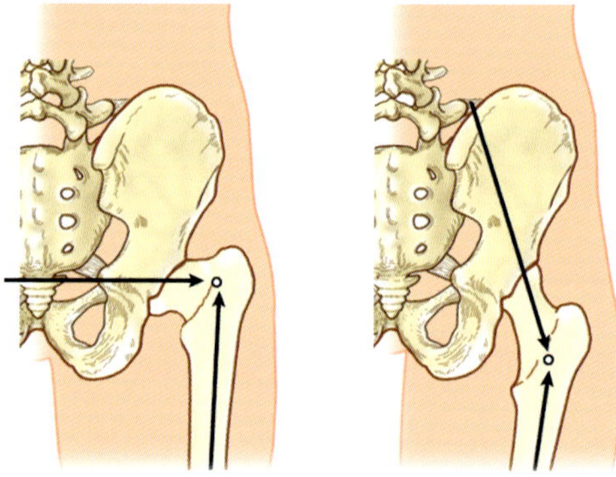

Coxa vara *Coxa valga*

Abb. 14: Winkelstellung im Oberschenkelhals

Gleichgewicht und Stabilität

Das Hüftgelenk ist mit sehr kräftigen Muskeln ausgestattetet und durch eine gute knöcherne Führung ein sehr stabiles Gelenk. Dennoch treten durch den zweibeinigen Stand auch erhebliche Gleichgewichtsprobleme auf.

Der Stand ist prinzipiell eine labile Position, die uns vor Augen führt, dass wir das Gleichgewicht nicht „haben“, sondern immer wieder neu erwerben müssen. Mitbeteiligt sind auch die sogenannten „Propriozeptoren“ (Messfühler), die in den Sehnen, Muskeln und Gelenken sitzen. Sie sind Bestandteil unserer Tiefensensibilität und wichtig bei jedem Schritt und Tritt.

Die wichtigsten Muskeln der Hüfte:
Beugemuskeln im Hüftgelenk (Flexoren) sind der Darmbeinmuskel (*M. iliacus*) und der große Lendenmuskel (*M. psoas major*), die zusammen den Darmbeinlendenmuskel (*M. iliopsoas*) bilden.

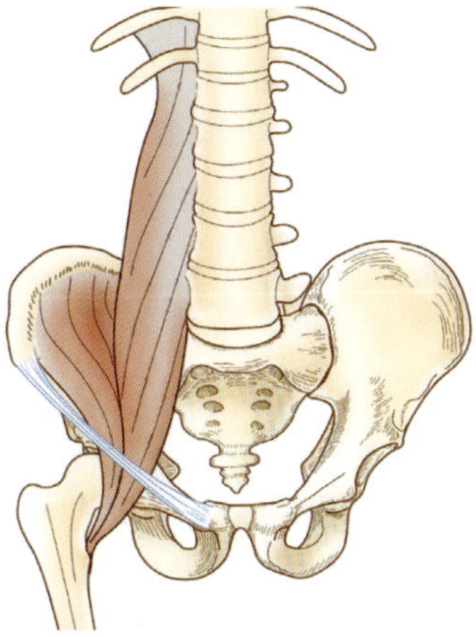

Abb. 15: M. iliopsoas, bestehend aus M. iliacus und M. psoas major

Ein weiterer wichtiger Muskel ist der gerade Schenkelmuskel (*M. rectus femoris*). Er ist Teil des mächtigen *M. quadriceps femoris* und kann sowohl im Hüftgelenk beugen als auch im Kniegelenk strecken. Bei der Hüftbeugung helfen außerdem der Schneidermuskel (*M. sartorius*), der längste Muskel des Menschen, und der Schenkelbindenspanner (*M. tensor fasciae latae*), ein in seiner Funktion sehr vielseitiger und wichtiger Muskel, was die Bewegung im Hüftgelenk betrifft.

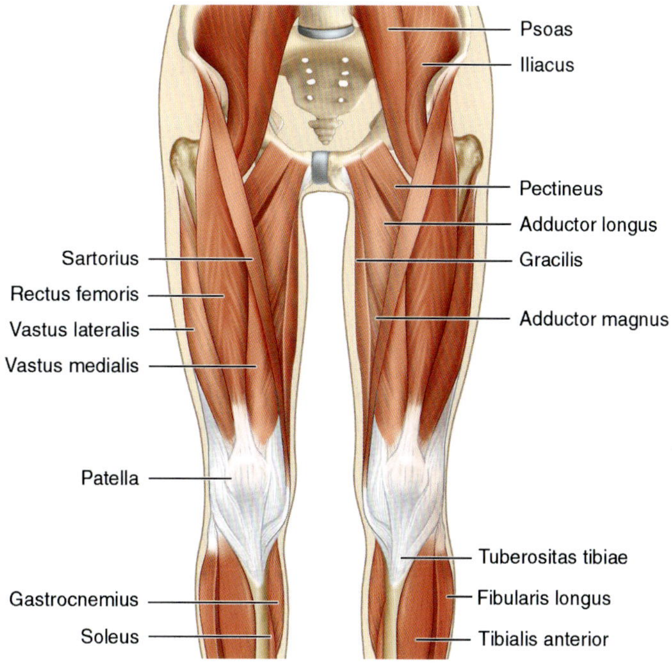

Abb. 16: Hüftbeugemuskulatur

Wichtig: Eine Verkürzung dieser Muskelgruppe führt zu einer Beckenkippung nach vorne, damit zu einer verstärkten Lordose der Lendenwirbelsäule und damit wieder zu einer eingeschränkten Hüftstreckung. Eine Verkürzung auf einer Seite führt zu einer Beckenverwringung und damit zu einer Funktionsstörung im Iliosakralgelenk.

Zu den **Streckmuskeln im Hüftgelenk** (Extensoren) gehören vor allem der große Gesäßmuskel (*M. gluteus maximus*), der kräftigste Muskel des Menschen, und die ischiokrurale Gruppe (*M. biceps femoris caput longum, M. semimembranosus* und *M. semitendinosus*). Ist der *M. gluteus maximus* gelähmt, ist das Aufrichten aus der Hocke oder das Treppensteigen nicht möglich.

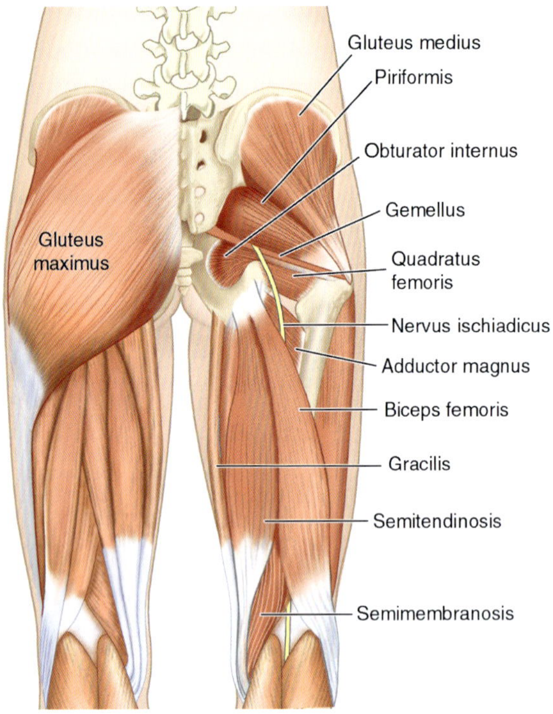

Abb. 17: Hüftstreckermuskulatur

Wichtig: Eine Verkürzung und damit Schwächung dieser Muskelgruppe durch übermäßige sitzende Tätigkeiten kann zum „Flachrücken" in der Lendenwirbelsäule und zu einer Kompensation in der Brustwirbelsäule mit einer Hyperkyphose führen.

Durch die Extensoren als Gegenspieler der Hüftflexoren, die ebenfalls durch Sport und sitzende Tätigkeiten verkürzt werden, entsteht ein enormer ständiger Stress auf die Bandscheiben der Lendenwirbelsäule, der langfristig zum Bandscheibenvorfall führen kann. Ebenfalls führt eine einseitige Spannung im *M. gluteus maximus* zu Funktionsstörungen im Iliosakralgelenk.

Als **Abspreizer** (Abduktoren) des Beins sind vor allem die mittleren und kleinen Gesäßmuskeln verantwortlich.

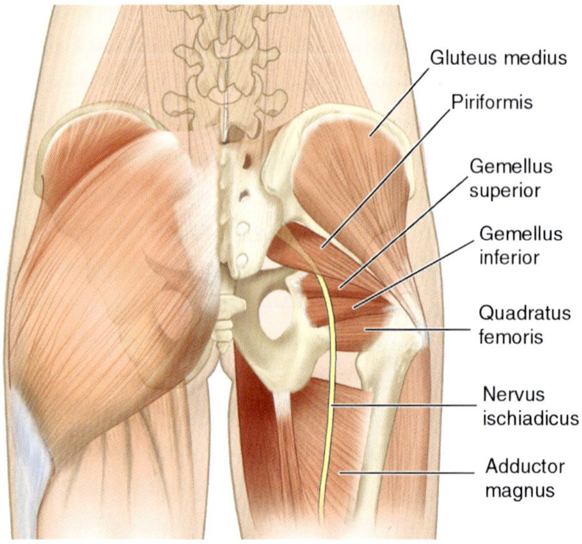

Abb. 18: Abduktoren der Hüftmuskulatur (M. gluteus medius, M. gluteus minimus, M. tensor fascia latae, M. piriformis)

Mit ihren vorderen und hinteren Anteilen unterstützen sie gleichzeitig auch die Innen- und Außenrotation des Beins im Hüftgelenk. Sie sind für die Stabilisierung in Hüftgelenk und Becken entscheidend und oft schwach.

Wichtig: Bei einer einseitigen Verkürzung der Abduktoren sinkt das Becken in der Frontalebene zur gleichen Seite ab. Dadurch verkürzen auch die Adduktoren der Gegenseite. Das führt zu einem Beckenschiefstand mit funktioneller Beinverlängerung. Diese wird mit einer leichten Flexion und Innenrotation im Knie kompensiert, was oft zu Knieschmerzen führen kann.

Fünf Adduktoren sind für das **Heranführen** des Beins nach dem Abspreizen verantwortlich (*M. adductor longus*, *M. adductor brevis*, *M. adductor magnus*, *M. gracilis* und *M. pectineus*). Sie sind die Gegenspieler der Abduktoren. Das Gleichgewicht dieser beiden Muskelgruppen spielt eine wichtige Rolle für eine ausgewogene Beweglichkeit und Stabilität und somit für die Gesundheit unseres Hüftgelenks.

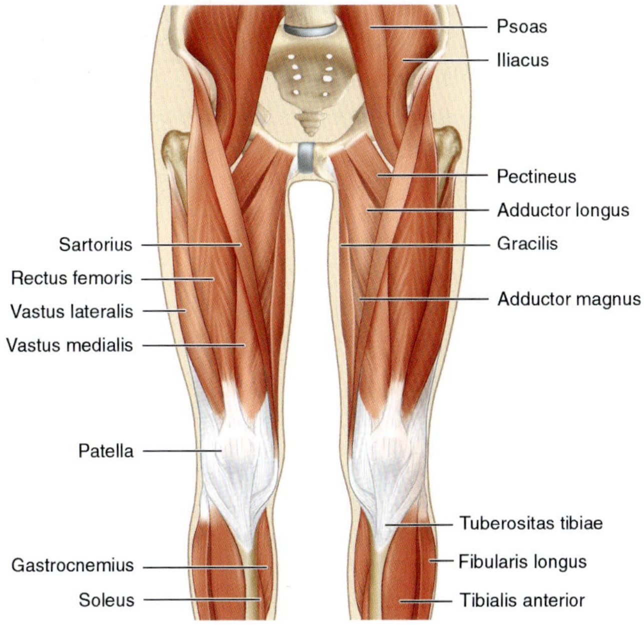

Abb. 19: Frontalansicht der Adduktoren mit Hüftflexoren

Wichtig: Bei einer einseitigen Verkürzung der Adduktoren verschiebt sich das Becken ebenfalls in der Frontalebene. Eine funktionelle Beinverkürzung auf dieser Seite ist die Folge.

Die **Innenrotatoren** ergeben sich aus den vorderen Anteilen des *M. gluteus medius* und *M. gluteus minimus* sowie des *M. tensor fascia latae* und des *M. adductor magnus*.

Wichtig: Verspannte und verkürzte Innenrotatoren gehen meist mit schwachen Außenrotatoren einher. Sie führen tendenziell zu einer X-Bein-Stellung, dadurch zu einer leichten Vorwärtskippung des Beckens und damit zu einer Schwächung des Beckenbodens. Das führt zur Entschraubung und Destabilisierung im Hüftgelenk. Ungünstige Belastungen für das Hüftgelenk, Stress für die Knie und ein Absinken des Fußlängsgewölbes sind die Folgen. Wir können das z. B. in Standhaltungen wie Virabhadrasana, Utkatasana und Vrikasana oft beobachten. Das Knie weicht nach innen aus dem Lot und der Fuß sinkt im Längsgewölbe ein.

Zu den **Außenrotatoren** zählen die hinteren Anteile aller (oberflächlichen und tiefen) Gesäßmuskeln, die vom Becken kommend zum großen Rollhügel (*Trochanter major*) außen und hinten ziehen. Je nach Becken- und Oberschenkelstellung sind auch die Adduktoren, der *M. sartorius* sowie der *M. iliopsoas*, an der Außenrotation beteiligt.

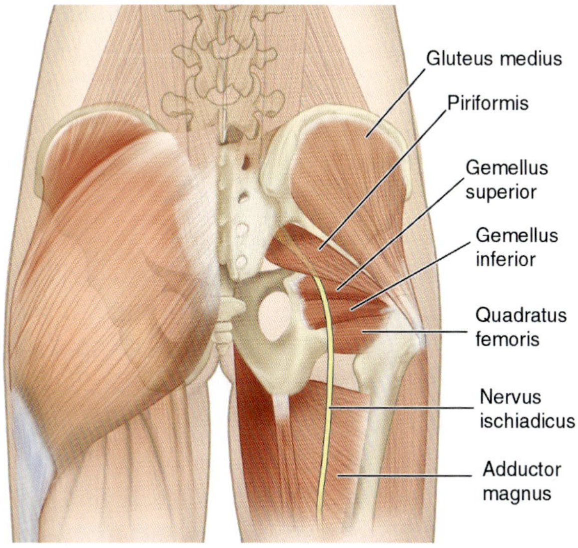

Abb. 20: Außenrotatoren mit N. ischiadicus und Hüftextensoren

Wichtig: Die Folge einer Schwäche dieser Muskeln wurde bereits im Abschnitt über die Innenrotatoren beschrieben. Eine einseitige Verkürzung dieser Muskeln, vor allem des *M. piriformis*, führt zu einem einseitigen Zug am Kreuzbein und damit zu einer Funktionsstörung im Iliosakralgelenk. Auch das Piriformis-Syndrom ist ein immer häufiger anzutreffendes Beschwerdebild. Ein verspannter und faszial verklebter *M. piriformis* und *M. gemellus superior* agitiert den *N. ischiadicus*. Das Beschwerdebild ähnelt dem eines Bandscheibenvorfalls in der Lendenwirbelsäule. Durch Dehnung und Nadi-Muskeltherapie (Faszien-Releasetechnik) dieser Muskeln ist eine Unterscheidung der Ursache möglich. Dies sollte aber sicherheitshalber ärztlich abgeklärt werden.

Unser Becken, die Beine und die Hüften bilden eine Einheit und geben uns den Schwung für unser Leben und unsere Fortbewegung. Somit stehen die Hüften auch für unsere Entscheidung, wie wir im Leben vorangehen wollen: voller Schwung, Vertrauen und im Fluss des Lebens oder verhalten, unentschlossen und steif? Fühlen wir uns im Gleichgewicht, körperlich wie geistig?

Die Frage, ob wir „die Haltung bewahren", „das Gleichgewicht nicht verlieren", „unsere Haltung festigen" wollen oder im Gegenteil „keinen Halt, kein Ideal, keinen Schwung, kein Ziel, keine Struktur im Leben" haben, spiegelt auch hier die Verbindung von Körper, Geist und Seele deutlich wider.

Auch energetisch ziehen z. B. der Leber- und der Gallenblasenmeridian über das Hüftgelenk. Sie stehen für Dynamik, Unternehmensgeist, Agilität und den Sitz unseres Mutes. Sind sie nicht im Gleichgewicht, mangelt es uns entweder an diesen Qualitäten oder sie sind zu intensiv.

Die Voraussetzung für gesunde Hüften ist ein ausgewogenes Mobilitäts- und Kräfteverhältnis der gesamten hüftumgebenden Muskulatur. Stimmt die Fuß- und Kniestatik, ist eine funktionelle Ausrichtung der Hüften und des Rumpfes möglich. Steife Hüften initiieren eine Mehrbelastung von Knien und Rücken und wirken sich bis in den Schultergürtel und den Nacken aus. Sowohl die vorderen und rückseitigen als auch die seitlichen myofaszialen Leitbahnen sollten im Gleichgewicht zueinander stehen. Teilen wir den stehenden Körper hälftig in eine Vorder- und Rückseite, sollte sich auf beiden Hälften ein annähernd gleich großes Körpervolumen befinden. Stabilität und Flexibilität des Binde- und Muskelgewebes sollten in einem ausgewogenen Verhältnis zueinander stehen. Abwechslungsreiche Bewegung im Hüftgelenk ist sehr wichtig! Häufig werden nur Beugung und Streckung geübt, aber um gesund zu bleiben, benötigt die Hüfte als Kugelgelenk viel mehr! Rotation, Ab- und Adduktion sind für das Wohlbefinden der Hüfte genauso wichtig wie Flexion und Extension (dreidimensionale Bewegung).

Zielsetzungen für die Yogapraxis:

- Lösen und Dehnen von verspannten und verkürzten Hüft- und Beinmuskeln
- ausgewogener Bewegungsradius im Hüftgelenk in alle Richtungen bzw. abwechslungsreiche Bewegungen
- kraftvolle und flexible hüftumgebende Muskulatur
- ein entspannter und kraftvoller unterer Rücken
- ein neutral auf- und ausgerichtetes Becken, dadurch ein stabiles und gleichzeitig ausreichend mobiles Iliosakralgelenk
- eine gut ausgerichtete Beinachse vom Sprunggelenk über das Knie bis zum Hüftgelenk
- spiralige Verschraubung von Oberschenkel und Fuß

Zum Thema gesunde Hüften sollten wir uns einmal folgende Fragen stellen:

- Wie viel Beweglichkeit und Dehnung benötige ich, um in meinen Hüften langfristig gesund zu bleiben?
  - ◊ im Alltag
  - ◊ Sport/Hobby
  - ◊ Beruf
- Wie viel Beweglichkeit ist langfristig für mich gesund?
- Was treibt mich an, mehr zu tun, als ich wirklich benötige?
- Was bedeutet Ahimsa für mich in meiner Yogapraxis?

Yogaprogramm für gesunde und bewegliche Hüften

Wirkungen:

- Mobilität der Hüftgelenke
- Dehnung der Rück-, Innen- und Außenseiten der Oberschenkel
- Lösen von Verspannungen in den verschiedenen Hüft- und Gesäßmuskeln
- verbesserte Beweglichkeit im Becken und Mobilität der Iliosakralgelenke
- verbesserte Beweglichkeit und Lösung von Spannungen im unteren Rücken

1. HALTUNG: VARIANTE URDHVA PRASARITA PADASANA

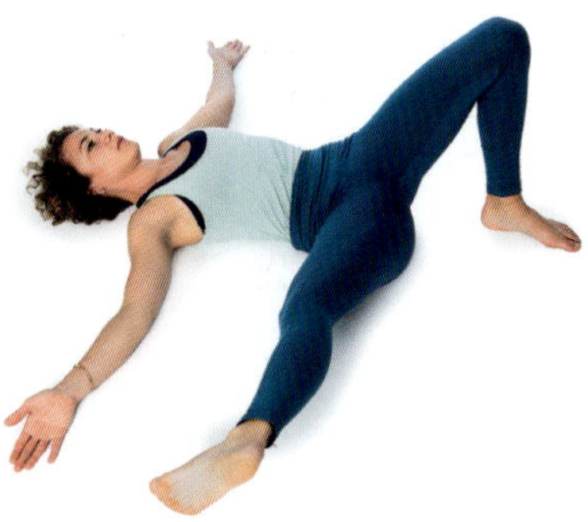

↑ Einatmen

↓ Ausatmen

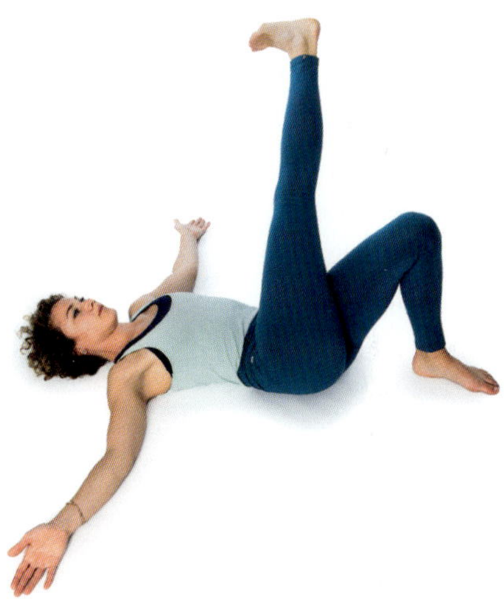

Wirkung:
Mobilisation der Hüftgelenke in der Außen- und Innenrotation, Dehnung und Kräftigung der tiefen Gesäß-, Hüft-, Adduktoren- und Innenrotatorenmuskulatur

Ausführung:
Stelle in der Rückenlage die Füße in einem angenehmen Abstand zum Gesäß auf. Strecke die Arme auf Schulterhöhe aus, die Handflächen zeigen zur Decke.

Beim Einatmen:
Aktiviere deine Mitte. Führe das rechte Bein senkrecht nach oben, beuge den Fuß und bewege das rechte Bein langsam nach rechts außen, während du den Oberschenkel im Hüftgelenk nach außen rotierst.

Beim Ausatmen:
Rotiere das rechte Bein im Hüftgelenk langsam nach innen, ohne das Becken seitlich zu verschieben. Führe das gestreckte Bein in der Innenrotation jetzt nach oben und innen und leicht über die Mitte.

Wiederholung: 8-10x pro Seite

2. HALTUNG: VARIANTE ARDHA APANASANA

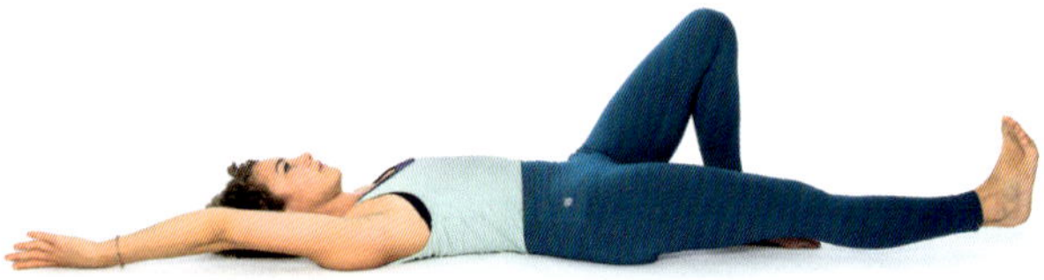

↑ Einatmen

↓ Ausatmen

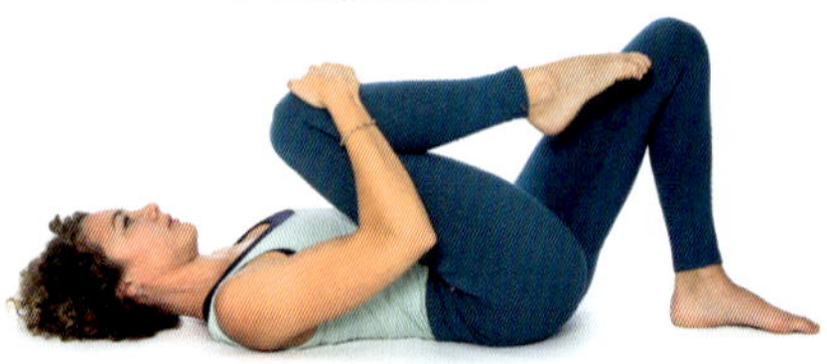

Wirkung:
Verbesserte Mobilität in der Hüftgelenkstreckung und Hüftbeugung

Ausführung:
Komme in die Rückenlage mit eingebeugten Beinen.

Beim Einatmen:
Aktiviere deine Mitte. Strecke das rechte Bein nach vorne aus, lasse dabei die rechte Ferse in der Luft. Führe den rechten Arm über den Kopf. Achte auf deine aktive Mitte, damit du nicht in eine Hyperlordose ausweichst.

Beim Ausatmen:
Beuge das rechte Bein und ziehe das rechte Knie mit der rechten Hand zum Oberkörper. Die Schultern bleiben weit.

Wiederholung: 8-10x pro Seite

3. HALTUNG: VARIANTE ARDHA APANASANA

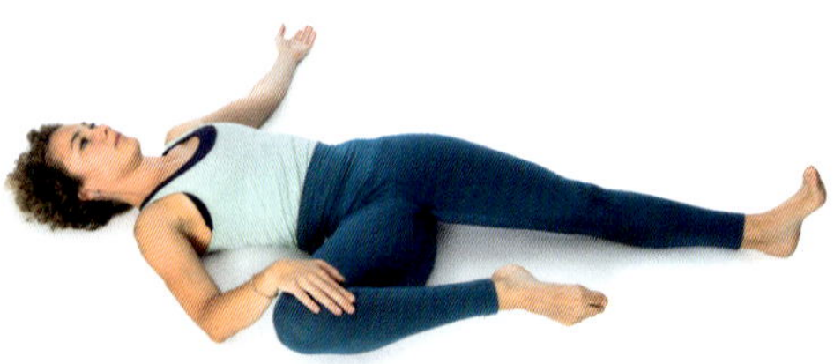

↑ Einatmen

↓ Ausatmen

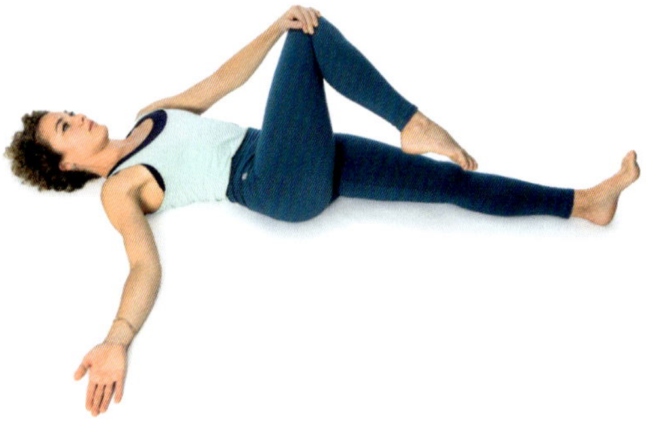

Wirkung:
Dehnung der Hüftabduktoren und -adduktoren, Mobilisation der Hüftgelenke in der Abduktion und Adduktion, Mobilisation und Dehnung im Iliosakralgelenk

Ausführung:
Komme in die Rückenlage mit eingebeugten Beinen.

Beim Einatmen:
Fasse das rechte gebeugte Bein mit der rechten Hand an der Knieinnenseite und führe das Knie nach außen in Richtung Boden in eine Hüftabduktion. Halte dabei das Becken stabil.

Beim Ausatmen:
Fasse mit der linken Hand das rechte Knie an der Außenseite und ziehe es über die Mitte nach innen, ohne im Becken zu drehen. Dadurch wird das Iliosakralgelenk mobilisiert und es entsteht eine Dehnung in der gesamten Gesäßmuskulatur.

Wiederholung: 8-10x pro Seite

4. HALTUNG: VARIANTE URDHVA PRASARITA PADASANA

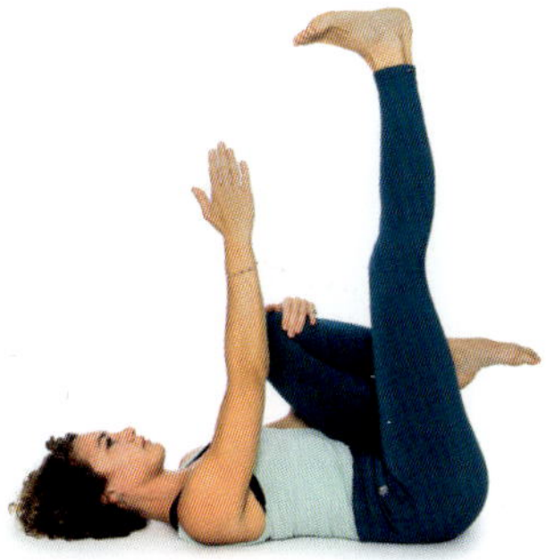

↑ Ausatmen

↓ Einatmen

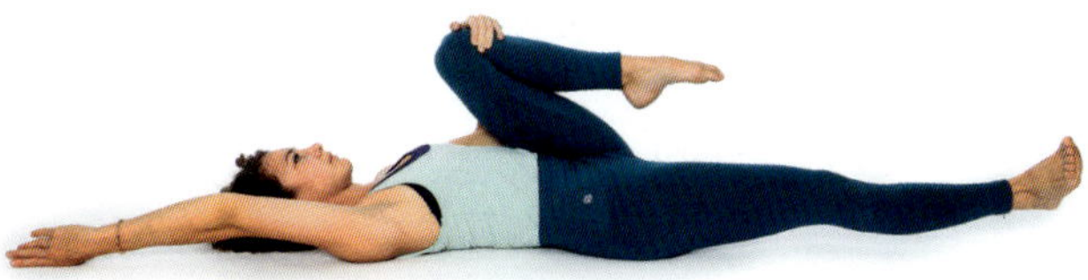

Wirkung:
Kräftigung und Dehnung der Oberschenkel-, Hüftbeuger- und Bauchmuskulatur

Ausführung:
Bleibe in der Rückenlage mit aufgestellten Füßen.

Beim Ausatmen:
Fasse in der Rückenlage das linke Knie mit der linken Hand und ziehe es in Richtung Brustkorb. Strecke das rechte Bein kraftvoll zur Decke. Führe den rechten Arm über den Kopf.

Beim Einatmen:
Aktiviere deine Mitte. Senke jetzt das gestreckte rechte Bein langsam bis 5 cm oberhalb des Bodens. Schiebe die Ferse von dir weg. Strecke gleichzeitig den rechten Arm über den Kopf. Achte darauf, dass du dabei nicht ins Hohlkreuz gleitest.

Wiederholung: 8-10x pro Seite
Verweile dann 4 Atemzüge in der Haltung mit nach vorne ausgestrecktem Bein.

5. HALTUNG: EKAPADA USHTRASANA

Einatmen →

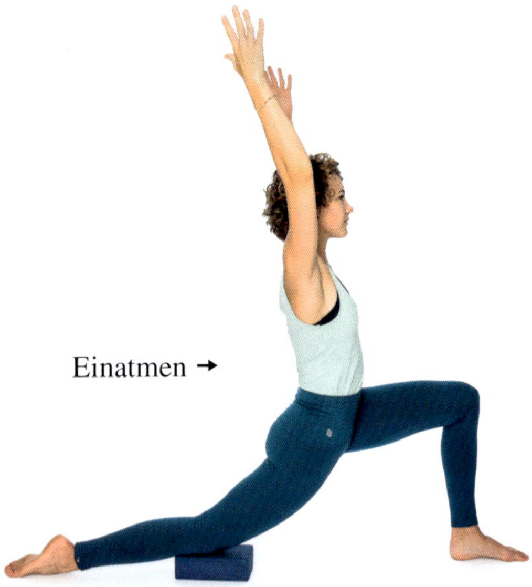

↓ Ausatmen

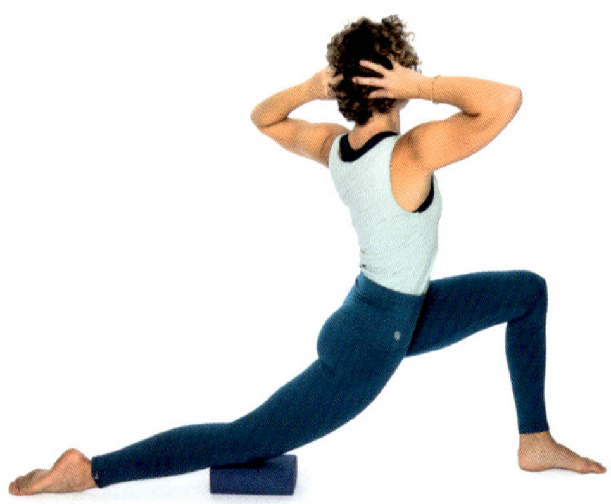

Wirkung:
Einseitige Dehnung der ganzen vorderen Muskelkette, insbesondere der Hüftbeuger, der schrägen Bauchmuskulatur und der Oberschenkelmuskeln, Streckung der Wirbelsäule

Ausführung:
Bringe aus dem Kniestand den linken Fuß mit einem Schritt nach vorne. Lege einen Block unter das rechte Knie. Achte auf eine parallele Beckenausrichtung und die neutrale Beckenaufrichtung.

Beim Einatmen:
Führe beide Arme über den Kopf und atme dich in eine Wirbelsäulenstreckung. Schiebe über dein rechtes Gesäß deine rechte Leiste und damit die vordere Oberschenkelmuskulatur in eine Dehnung. Aktiviere den Beckenboden, lasse dein Kreuzbein sinken, ziehe das Schambein sanft in Richtung Nabel und werde dabei lang im unteren Rücken.

Beim Ausatmen:
Lege deine Fingerkuppen an die Schädelbasis, fließe mit langem Rumpf etwas nach vorne und rotiere dabei im Brustkorb oberhalb des Nabels nach links. Dies erhöht die Leistendehnung.

Wiederholung: 8x pro Seite
Bleibe dann 4 Atemzüge in der Drehhaltung.

Hinweis:
Achte auf eine optimale Beckenaufrichtung und -ausrichtung, um dein Iliosakralgelenk und deine Lendenwirbelsäule zu schützen.

6. HALTUNG: CHAKRAVAKASANA

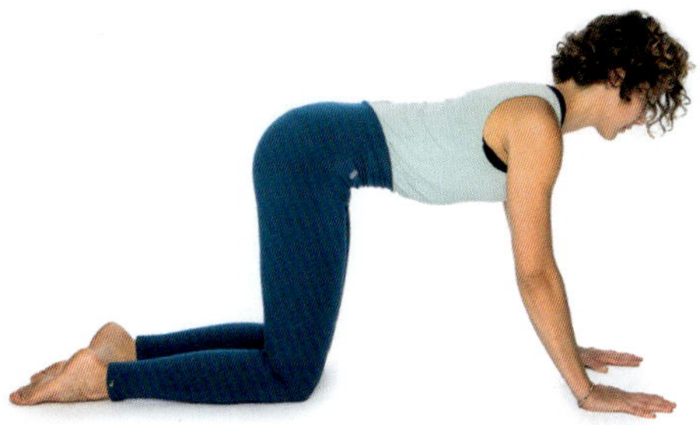

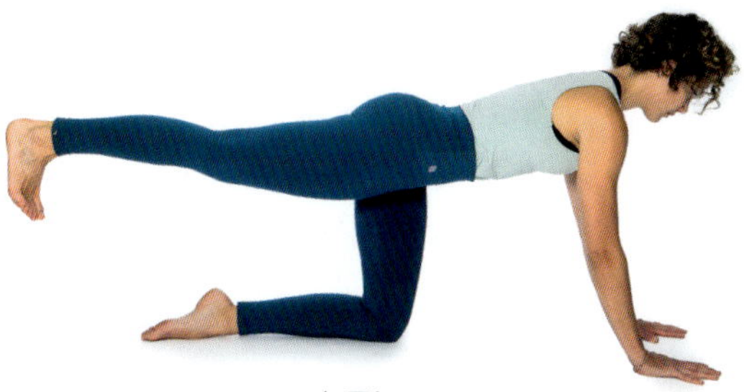

↑ Einatmen

↓ Ausatmen

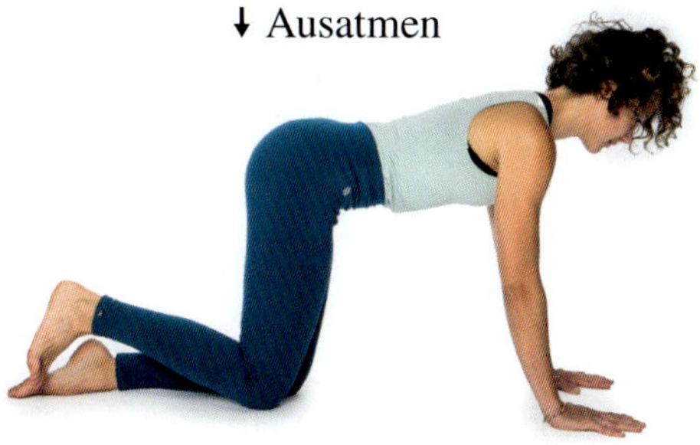

↓ Einatmen

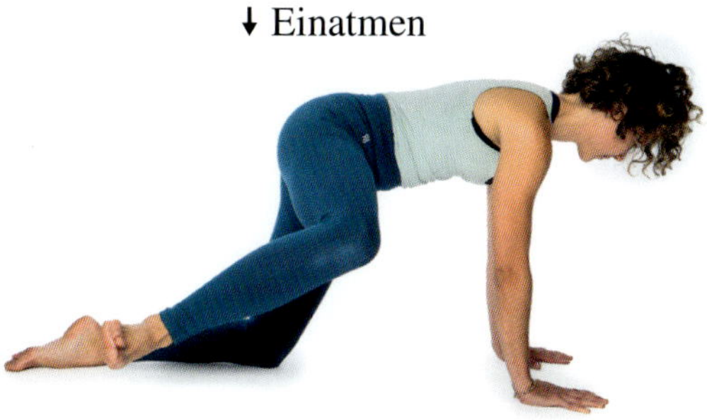

Wirkung:
Kräftigung der Hüftstreckermuskulatur und Abduktoren

Ausführung:
Stelle im Vierfüßlerstand beide Hände etwas vor die Schultergelenke. Achte auf eine aktive Hand mit gespreizten Fingern und auf Weite im Schultergürtel.

Beim Einatmen:
Strecke das rechte Bein kraftvoll nach hinten aus. Spüre dabei die Länge von der Ferse bis zum Scheitel.

Beim Ausatmen:
Beuge das rechte Bein und lege das rechte Knie wieder auf die Matte.

Beim Einatmen:
Hebe das rechte Knie nach rechts außen und oben und führe eine Hüftabduktion und Außenrotation durch. Achte dabei darauf, dass du in der linken Hüfte nicht nach außen wegsinkst. Die tiefe Bauchmuskulatur ist aktiv.

Wiederholung: 6x pro Seite
Bleibe dann 4-6 Atemzüge in der Hüftabduktion.

Hinweis:
Achte in Stützhaltungen immer darauf, dass du deine Ellenbogen nicht überstreckst, aktiv den Raum zwischen deinen Schulterblättern weitest und deine Schlüsselbeine in die Weite fließen lässt.

7. HALTUNG: UTKATASANA

Wirkung:
Mobilisation der Hüftgelenke und Dehnung der Beinrückseite und der Wadenmuskulatur

Ausführung:
Im aufrechten Stand stehen die Füße parallel und hüftbreit. Spüre, wie feine Wurzeln in die Erde wachsen.

Beim Einatmen:
Führe beide Arme über den Kopf.

Beim Ausatmen:
Beuge dich aus der Hüfte in eine Vorbeuge. Lasse den Bauch in die Oberschenkel fließen und lege die Fingerspitzen auf den Boden. Als Anpassung kannst du die Knie leicht einbeugen.

Beim Einatmen:
Richte dich auf in eine halbe Hocke und strecke die Arme nach vorne aus. Der Bauch ist aktiv und die Wirbelsäule lang.

Beim Ausatmen:
Lasse jetzt dein Gesäß tiefer in eine Hocke zu den Fersen sinken und runde den Rücken. Falls du mit den Fersen nicht auf den Boden kommst, kannst du eine Decke oder Yogamatte unter die Fersen legen.

Wiederholung: 8x
Bleibe dann 6 Atemzüge in der tiefen Hocke.

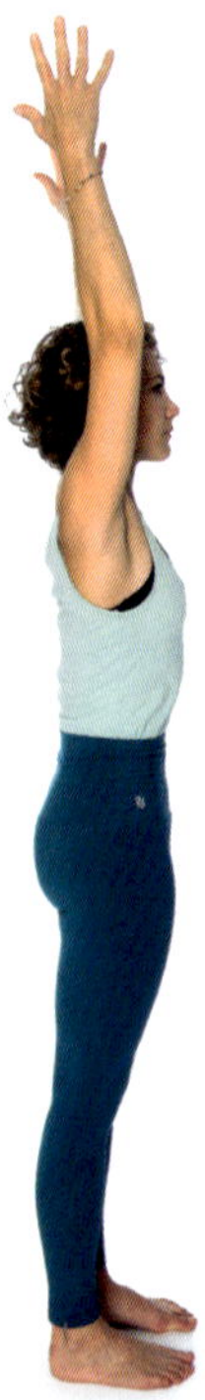

← Einatmen

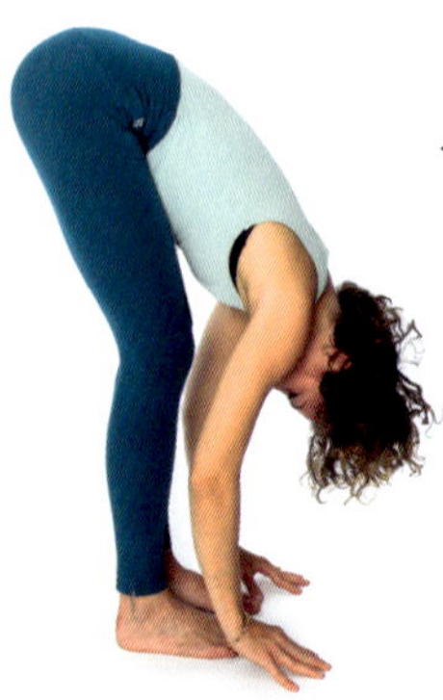

← Ausatmen

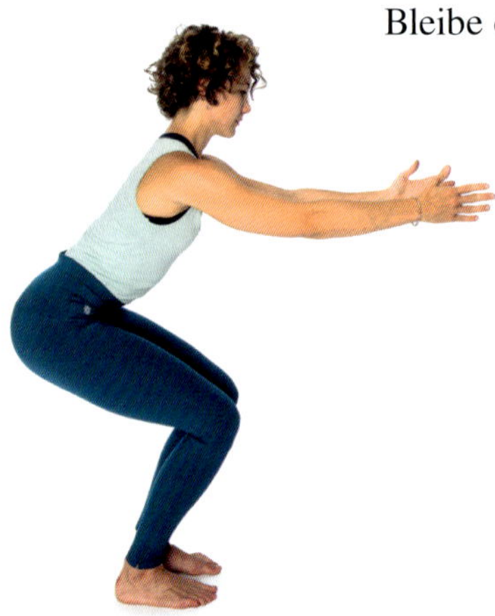

↑ Einatmen

↓ Ausatmen

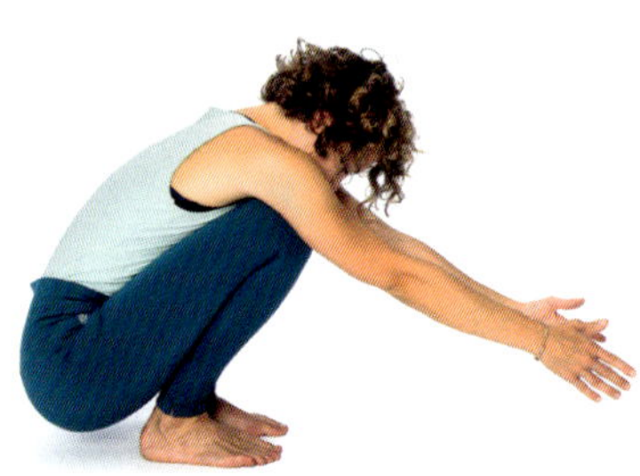

8. HALTUNG: VARIANTE VIRABHADRASANA

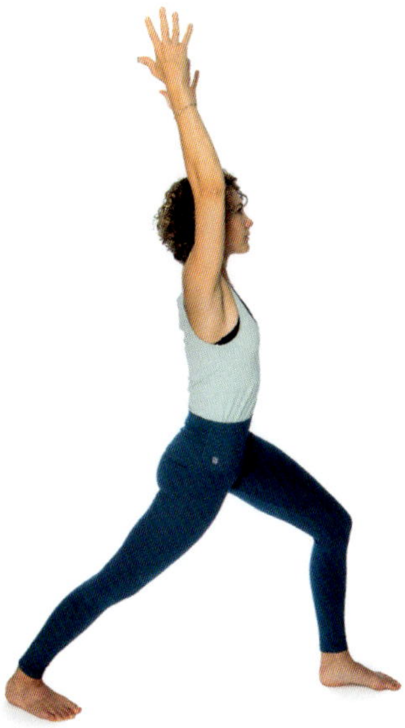

↑ Einatmen

↓ Ausatmen

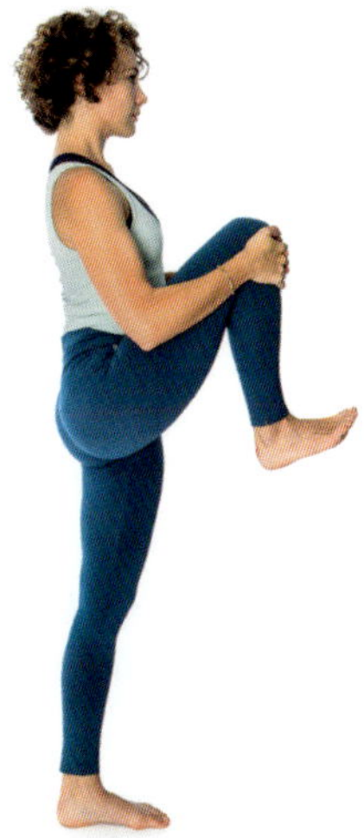

Wirkung:
Dehnung und Kräftigung der Hüftbeugermuskulatur der Spielbeinseite, Kräftigung der gesamten Gesäßmuskulatur der Standbeinseite

Ausführung:
Mache aus dem aufrechten Stand einen Ausfallschritt mit dem rechten Bein und drehe dabei den rechten Fuß 45 Grad nach außen.

Beim Einatmen:
Führe beide Arme gestreckt über den Kopf.

Beim Ausatmen:
Erde dich gut im Fuß und aktiviere deine ganze Standbeinseite. Fasse dein rechtes Knie und hebe den Oberschenkel mit der Kraft der Hüftbeuger über die Horizontale. Bleibe in den linken Hüftstreckern aktiv und in der Wirbelsäule aufgerichtet.

Wiederholung: 8x pro Seite
Bleibe dann 4 Atemzüge in der Haltung mit angehobenem Knie.

9. HALTUNG: ARDHA PADMA UTTANASANA

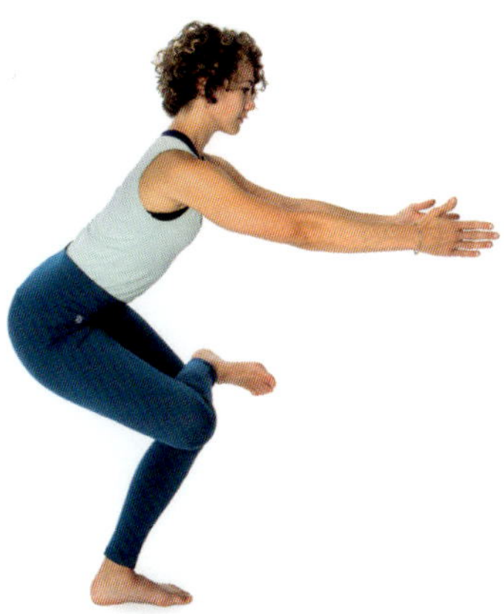

Wirkung:
Dehnung der Abduktoren, Adduktoren und Außenrotatoren, Kräftigung der äußeren Hüft- und der Beinmuskulatur

Ausführung:
Lege im aufrechten Stand die rechte Fersenaußenkante auf den linken Oberschenkel und beuge den Fuß ein.

Beim Ausatmen:
Schiebe dein Gesäß etwas nach hinten und unten in eine leichte Hockhaltung mit langer Wirbelsäule. Strecke beide Arme nach vorne aus. Achte darauf, dass du deine Beinachse auf der Standbeinseite halten kannst und nicht einknickst.

Wiederholung: Bleibe 8-10 Atemzüge in der Haltung.

Hinweis:
Falls das Knie schmerzt, kannst du die Ferse etwas außerhalb des Oberschenkels platzieren, um den Winkel und die Belastung für das Knie zu reduzieren.

10. HALTUNG: VARIANTE PRASARITA PADOTTANASANA

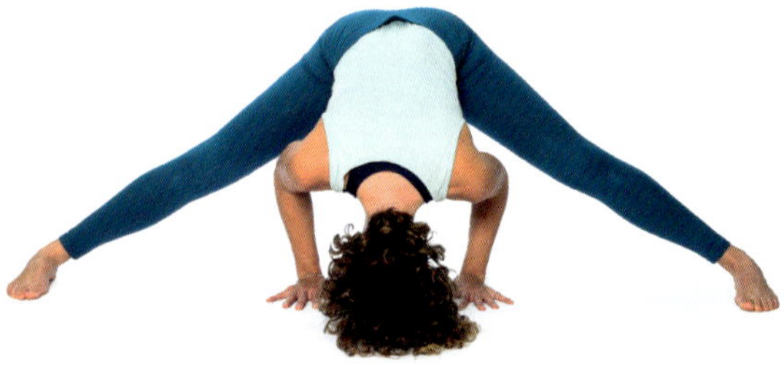

↑ Ausatmen

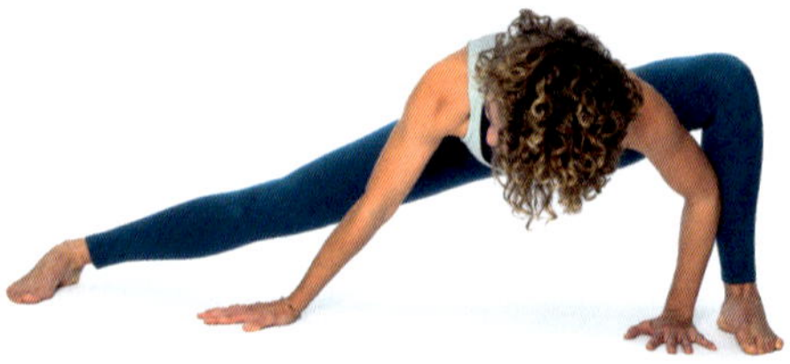

Wirkung:
Dehnung von Gesäß, Beinrückseite und Adduktoren

Ausführung:
Stelle im aufrechten Stand die Füße in eine weite Seitgrätsche. Achte darauf, dass du dabei deine Knie nicht überstreckst. Falls du diese Tendenz hast, beuge die Knie leicht ein. Fuß- und Fersenaußenkanten sind satt geerdet.

Beim Ausatmen:
Beuge den Rumpf aus dem Hüftgelenk und lege die Hände auf den Boden. Stütze mit dem linken Oberarm das linke Knie. Schiebe dich mit der rechten Hand nach links und dehne die rechten Adduktoren. Strecke dabei die Wirbelsäule.

Wiederholung: Bleibe 6-8 Atemzüge in der Haltung. Beuge anschließend das rechte Knie und stütze es mit dem rechten Oberarm. Schiebe dich mit der linken Hand nach rechts, um die linken Adduktoren zu dehnen.

11. HALTUNG: EKAPADA RAJAKAPOTASANA

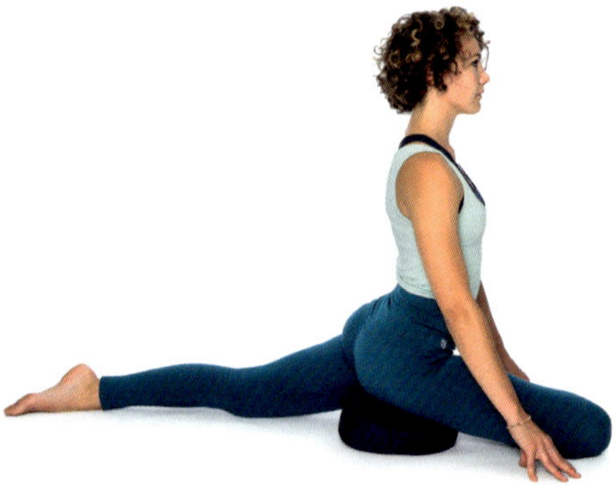

↑ Einatmen

Wirkung:
Dehnung der Hüftbeuger, tiefliegenden Gesäßmuskeln und Adduktoren, Dehnung der Außenrotatoren (kann Irritationen im Ischiasnerv lösen)

Ausführung:
Beuge aus dem Vierfüßlerstand das rechte Bein und schiebe das Knie gerade nach vorne. Strecke dabei das linke Bein weit nach hinten aus. Lege zur Anpassung ein Sitzkissen unter das rechte Gesäß. Öffne den Winkel des vorderen rechten Unterschenkels so weit, bis du eine angenehme Dehnung in den tiefen Gesäßmuskeln verspürst. Die Fingerkuppen liegen auf dem Boden.

Beim Einatmen:
Atme dich aus der Kraft des Beckenbodens durch die Wirbelsäule in den Scheitel. Hebe das Brustbein.

↓ Ausatmen

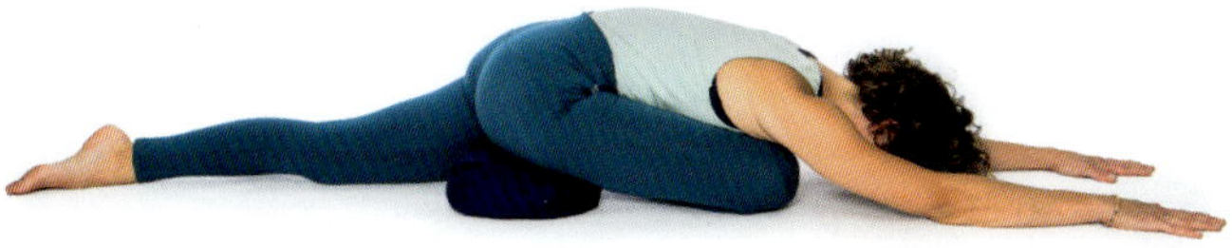

Beim Ausatmen:
Beuge dich weit nach vorne. Lege die Stirn auf dem Boden ab und strecke die Arme dabei nach vorne aus.

Wiederholung: 6x pro Seite
Bleibe dann 8 Atemzüge in der Dehnung.

Hinweis:
Bei Knieschmerzen ist es wichtig, diese Übung anzupassen. Der Winkel von Unterschenkel zu Oberschenkel sollte dann möglichst offen sein. Das Gesäß und das vordere Knie sollten entsprechend gut unterstützt werden, um eine ungünstige Belastung zu vermeiden.

12. HALTUNG: VARIANTE GOMUKHASANA

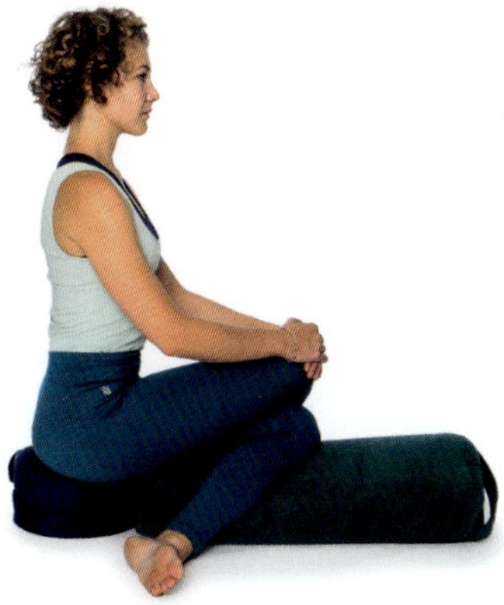

↑ Einatmen

↓ Ausatmen

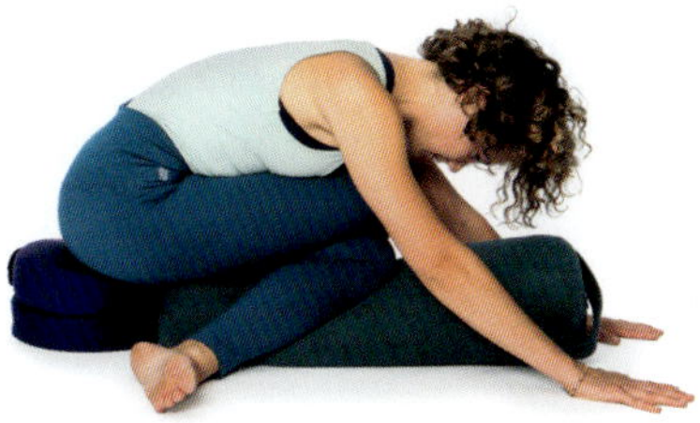

Wirkung:
Dehnung der äußeren, vorderen Hüftmuskulatur und in aus der Hüfte vorgebeugter Körperhaltung auch der oberflächlichen und tiefliegenden Gesäßmuskulatur und Rückenmuskulatur

Ausführung:
Setze dich auf ein stabiles Sitzkissen oder auf Blöcke. Schlage das rechte Bein über das linke Bein. Ein Polster unterstützt das gebeugte linke Knie. Lege die Hände auf das rechte Knie.

Beim Einatmen:
Atme dich aus der Kraft des Beckenbodens durch die Wirbelsäule in den Scheitel, hebe das Brustbein und spüre die sanfte Dehnung in Hüft- und Gesäßbereich.

Beim Ausatmen:
Beuge dich aus dem Hüftgelenk nach vorne, indem du deinen Nabel zum rechten Knie ziehst. Lege dabei die Hände etwas weiter nach vorne auf den Boden.

Wiederholung: 6-8x
Verweile dann 8-10 Atemzüge in der Dehnung.

13. HALTUNG: JANU SHIRSHASANA

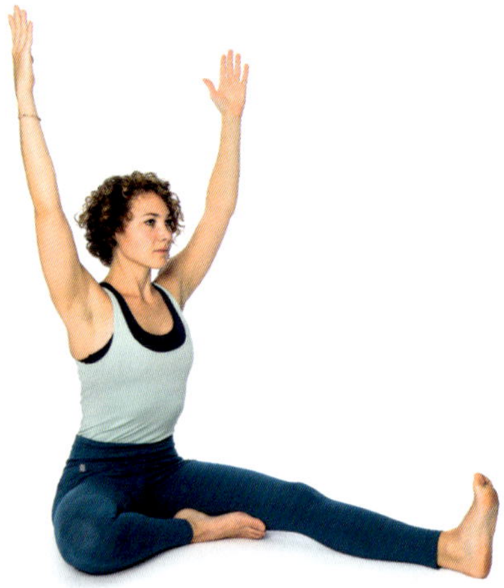

↑ Einatmen

↓ Ausatmen

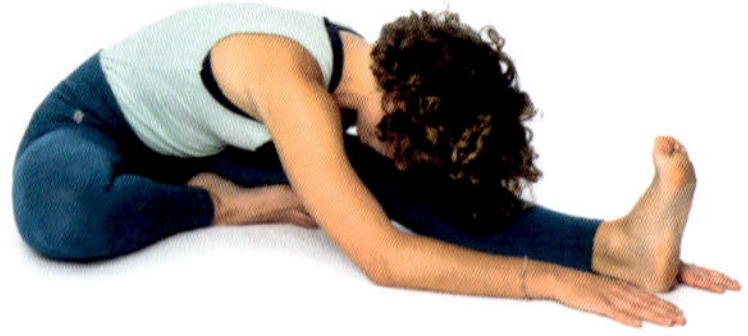

Wirkung:
Dehnung und Ausgleich für den unteren Rücken und die Hüften

Ausführung:
Finde einen aufrechten Sitz und strecke das linke Bein aus. Das rechte Bein ist eingebeugt, die Fußsohle liegt an der Innenseite des linken Oberschenkels.

Beim Einatmen:
Führe die Arme gestreckt über den Kopf und richte deine Wirbelsäule auf.

Beim Ausatmen:
Beuge dich aus dem Hüftgelenk nach vorne über das gestreckte linke Bein. Ziehe deinen Nabel zur Kniescheibe und lege die Hände auf den Boden.

Wiederholung: 8x pro Seite
Bleibe dann 6-8 Atemzüge in der Dehnung.

14. HALTUNG: SIDDHASANA

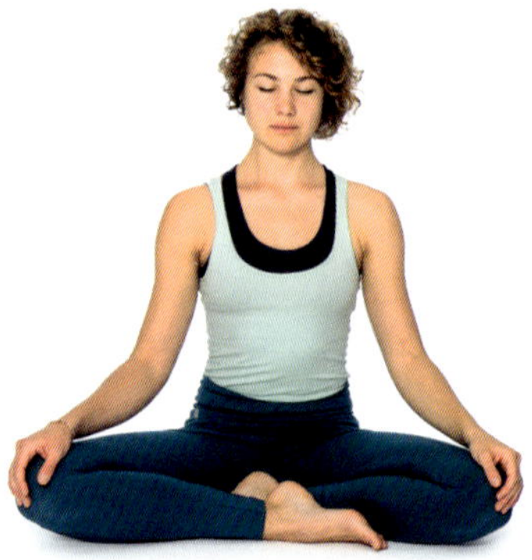

Wirkung:
Nachspüren der Hüftöffnung und des neuen Sitzkomforts

Ausführung:
Finde eine bequeme Sitzhaltung, wenn du möchtest, auch mit einer Unterstützung.

Wiederholung: Bleibe 1-2 Minuten in der Haltung und spüre die Wirkung im Hüftbereich und im ganzen Körper.

Yogaprogramm für gesunde und kräftige Hüften

Wirkungen:

- verbesserte Beweglichkeit der Hüftgelenke
- Stabilität in den Hüften
- Kräftigung der Gesäßmuskeln und des Beckenbodens
- Kräftigung der Oberschenkelvorderseite und -rückseite
- Dehnung und Kräftigung in den Hüftbeuger- und Hüftstreckermuskeln
- Kräftigung des unteren Rückens und der Bauchmuskulatur
- optimale Beckenhaltung und Stabilität für den unteren Rücken
- Standhaftigkeit und Gleichgewicht werden gefördert

1. HALTUNG: VARIANTE URDHVA PRASARITA PADASANA

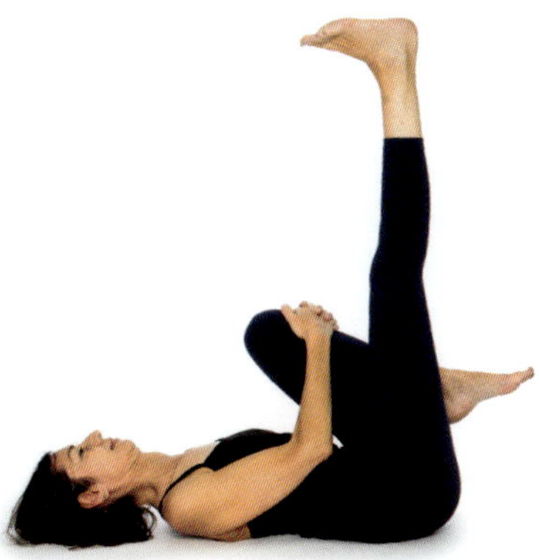

↑ Ausatmen

↓ Einatmen

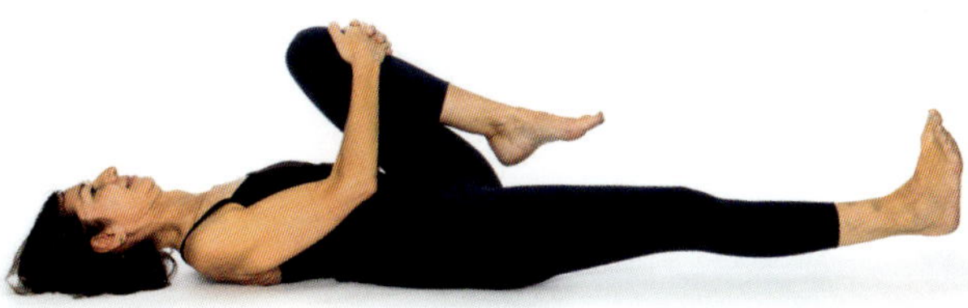

Wirkung:
Kräftigung und Dehnung der Oberschenkel- und Hüftbeugermuskulatur, Ausgleich muskulärer Dysbalancen bei Beckenschiefstand

Ausführung:
Fasse in der Rückenlage das linke Knie mit der linken Hand und ziehe es in Richtung Brustkorb. Strecke das rechte Bein kraftvoll zur Decke.

Beim Ausatmen:
Strecke das rechte Bein senkrecht nach oben und schiebe dein Kreuzbein in den Boden.

Beim Einatmen:
Aktiviere deine Mitte. Senke jetzt das gestreckte rechte Bein langsam bis 5 cm oberhalb des Bodens. Schiebe die Ferse von dir weg.

Wiederholung: 6-8x pro Seite
Bleibe dann jeweils 4 Atemzüge in der zweiten Haltung.

Hinweis:
Falls sich die Übung im unteren Rücken unangenehm anfühlt, senke das Bein beim Einatmen nur so weit nach unten, wie sich dein unterer Rücken gut anfühlt und du ihn satt am Boden halten kannst.

2. HALTUNG: VARIANTE DVIPADA PITHAM

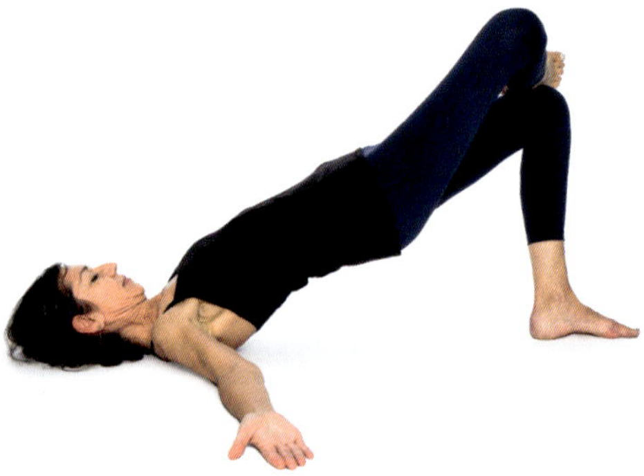

↑ Einatmen

↓ Ausatmen

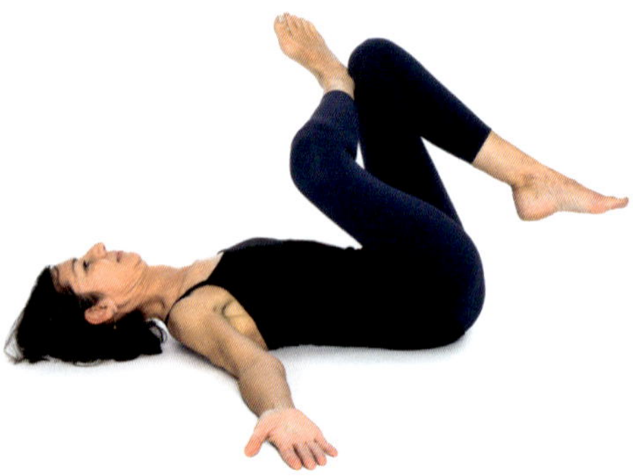

Wirkung:
Kräftigung der Gesäß-, Bauch- und Rückenmuskulatur, Mobilisation der Hüftgelenke, Dehnung der tiefen Gesäßmuskulatur

Ausführung:
Beuge in der Rückenlage beide Beine ein und stelle beide Füße mit den Fersen ungefähr eine Handlänge vom Gesäß entfernt auf.

Beim Einatmen:
Lege die Außenkante des rechten Fußes auf den linken Oberschenkel. Beginne vom Becken ausgehend die Wirbelsäule aufzurollen, während du beide Arme auf Schulterhöhe seitlich ausstreckst.

Beim Ausatmen:
Senke das Becken, indem du die Wirbelsäule langsam wieder abrollst, bis das Kreuzbein den Boden berührt. Ziehe jetzt das linke gebeugte Knie nahe zum Körper und dehne die rechte Gesäßmuskulatur.

Wiederholung: 8-10x pro Seite
Bleibe dann 6 Atemzüge in der Dehnung.

3. HALTUNG: VARIANTE CHAKRAVAKASANA

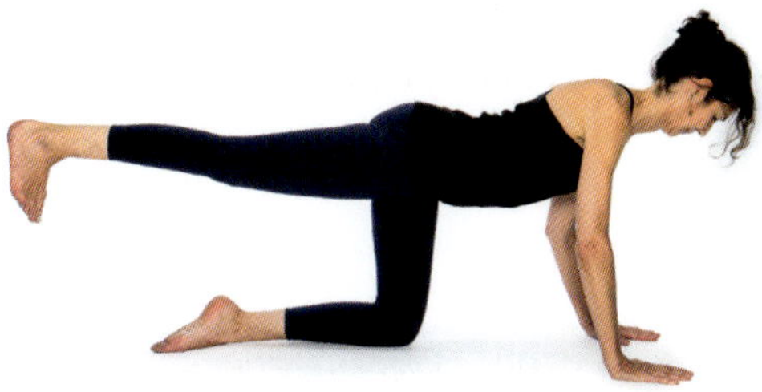

↑ Einatmen

↓ Ausatmen

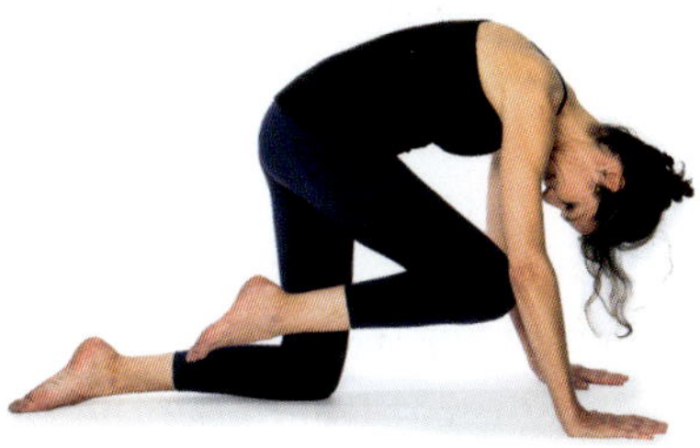

Wirkung:
Kräftigung der Hüftstrecker und -beuger, der Gesäß- und Bauchmuskeln, der Abduktoren der Standbeinseite sowie der Arm- und Schultermuskulatur

Ausführung:
Komme in den Vierfüßlerstand. Die Hüftgelenke stehen senkrecht über den Kniegelenken. Die Handgelenke sind etwas vor den Schultergelenken platziert. Deine Mitte ist aktiv.

Beim Einatmen:
Strecke das rechte Bein kraftvoll, horizontal und mit der Ferse nach hinten aus. Spüre die Länge von der Ferse bis zum Scheitel.

Beim Ausatmen:
Ziehe das rechte Knie und die Stirn möglichst nahe zueinander, runde dabei den Rücken. Die Schultern bleiben weit und ziehen nicht zum Ohr!

Wiederholung: 8-10x pro Seite

Hinweis:
Kopf und Ferse fließen gefühlt voneinander, die Kraft kommt aus der Mitte in beide Richtungen.

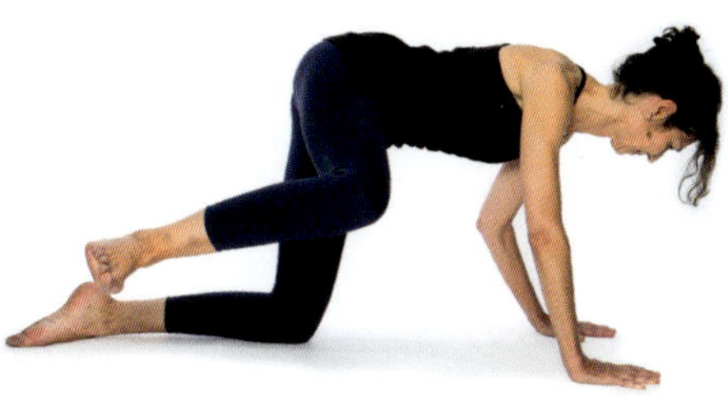

↑ Einatmen

↓ Ausatmen

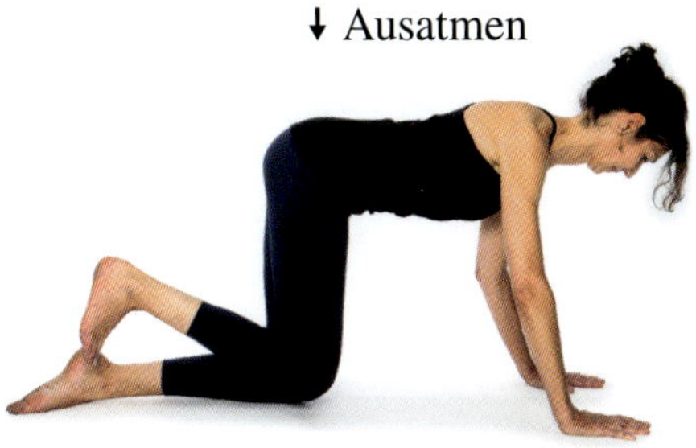

Komme zurück in die Vierfüßlerhaltung.

Beim Einatmen:
Schiebe das rechte Knie nach außen, während du es anhebst, um die Abduktoren zu kräftigen. Achte darauf, dass du auf der Standbeinseite nicht nach links außen wegsinkst. Bauch und Schultergürtel sind sehr aktiv.

Beim Ausatmen:
Senke das rechte Knie wieder nach unten, ohne es auf der Matte aufzusetzen.

Wiederholung: 8-10x pro Seite

4. HALTUNG: VINYASA ADHO MUKHA SVANASANA / VIRABHADRASANA

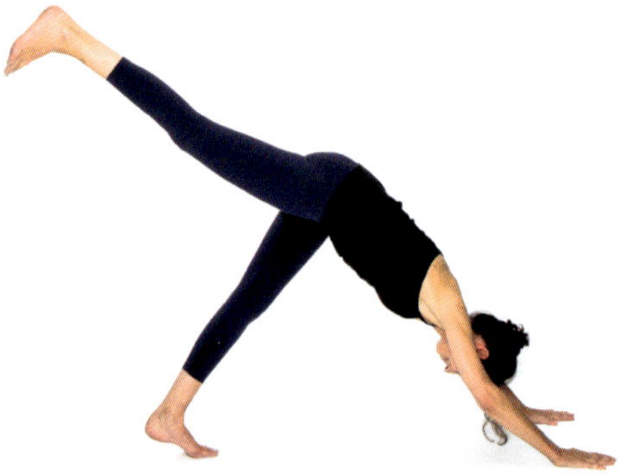

↑ Einatmen

Ausatmen →

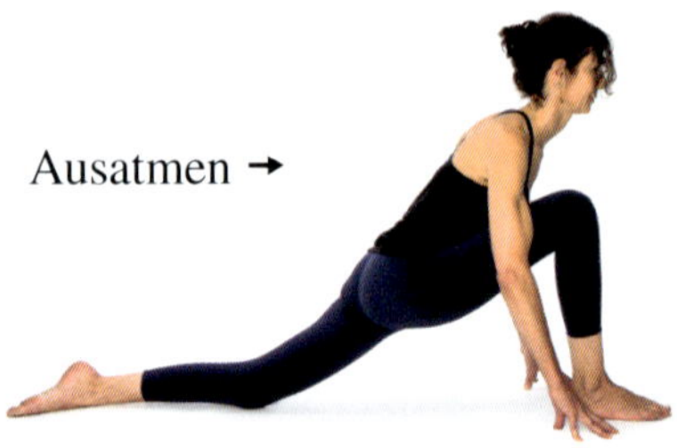

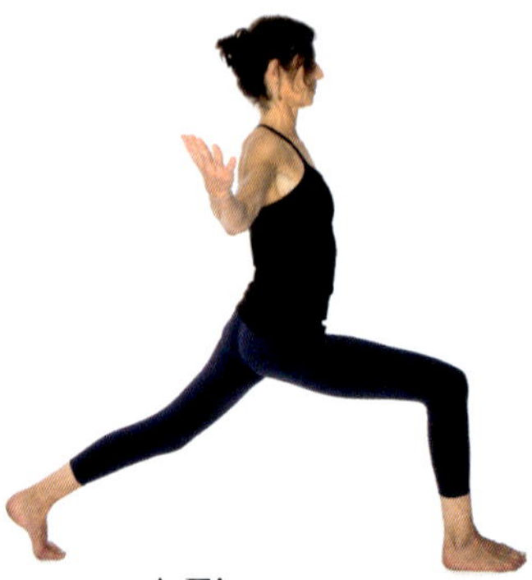

↑ Einatmen

↓ Ausatmen

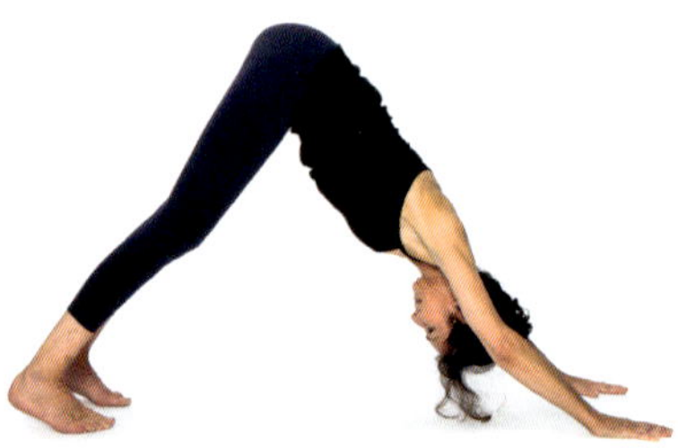

Wirkung:
Kräftigung der Gesäß-, Oberschenkel-, Rückenstrecker- und Schultermuskulatur, Dehnung der Hüftbeuger, des Gesäßes und der Beinrückseiten

Ausführung:
Bleibe in der Vierfüßlerhaltung.

Beim Einatmen:
Aus der Ausgangsposition des herabschauenden Hundes hebe das rechte Bein und schiebe die Ferse kraftvoll nach hinten und oben, während du das linke Bein so gut wie möglich streckst.

Beim Ausatmen:
Bringe den rechten Fuß in einem Schritt nach vorne auf den Boden in eine Sprinterhaltung. Die Wirbelsäule ist gestreckt, nur die Fingerkuppen setzen auf dem Boden auf. Als Anpassung kannst du Blöcke unter die Hände legen.

Beim Einatmen:
Richte dich auf in die Heldenhaltung. Die Arme fließen zur Seite und sind eingebeugt. Schlüsselbeine und Schulterblätter fließen in die Weite.

Beim Ausatmen:
Beuge dich nach vorne in den herabschauenden Hund. Strecke die Wirbelsäule, die Arme und beide Beine.

Wiederholung: 6-8x

5. HALTUNG: VARIANTE ARDHA UTKATASANA

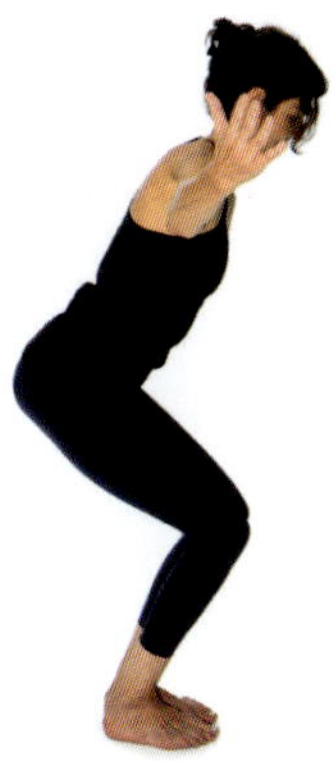

↑ Einatmen

↓ Ausatmen

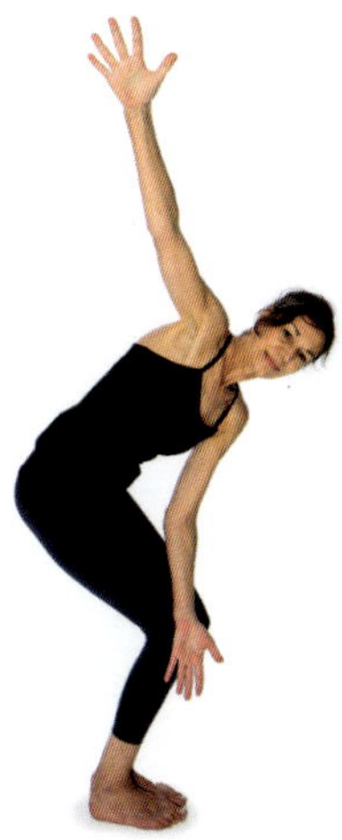

Wirkung:
Kräftigung der Oberschenkel-, Gesäß- und Rückenstreckermuskulatur

Ausführung:
Komme in den aufrechten Stand. Füße und Knie berühren sich.

Beim Einatmen:
Schiebe dein Gesäß nach hinten und unten in eine halbe Hocke und strecke beide Arme seitlich aus. Die Schultern sind weit, die Schulterblätter sinken.

Beim Ausatmen:
Aktiviere deine Mitte und drehe den Oberkörper mit langer Wirbelsäule oberhalb des Nabels nach rechts, während du den rechten Arm mit weiter Schulter nach oben führst. Gib mit dem linken Handrücken an der Knieaußenseite einen sanften Druck gegen das Knie.

Wiederholung: 8-10x pro Seite

6. HALTUNG: VARIANTE EKAPADA USHTRASANA

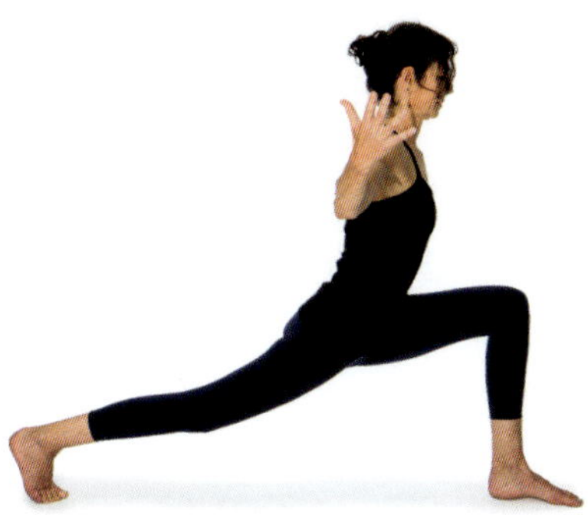

↑ Einatmen

↓ Ausatmen

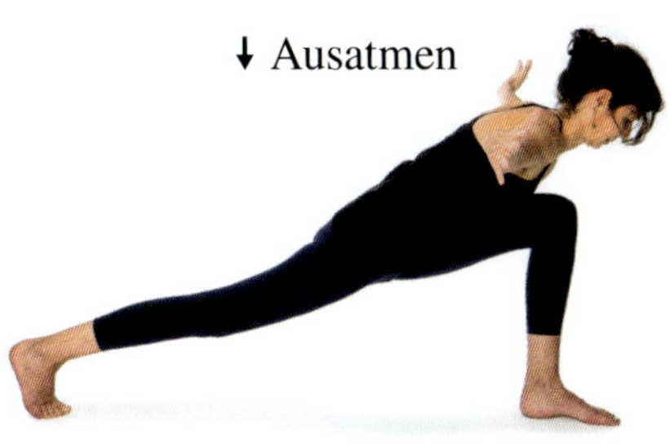

Wirkung:
Kräftigung der Gesäß-, Bein- und Bauchmuskulatur sowie des unteren Rückens, Hüftstabilisierung

Ausführung:
Stelle in der Standhaltung die Füße parallel und hüftbreit.

Beim Einatmen:
Mache mit dem rechten Bein einen langen Ausfallschritt und strecke das rechte Bein. Die Arme fließen in die Weite.

Beim Ausatmen:
Fließe mit langem Oberkörper nach vorne und lege den Bauch auf den linken Oberschenkel. Die Arme bleiben wie weite Flügel zur Seite ausgestreckt. Spüre die Kraft aus der Mitte.

Wiederholung: 8-10x pro Seite

7. HALTUNG: VARIANTE TADASANA

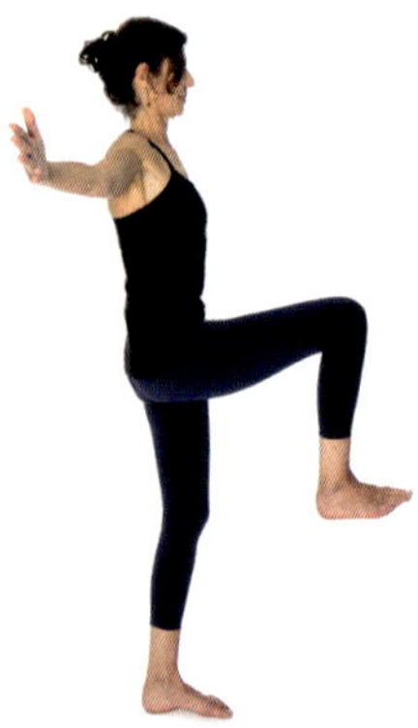

↑ Ausatmen

↓ Einatmen

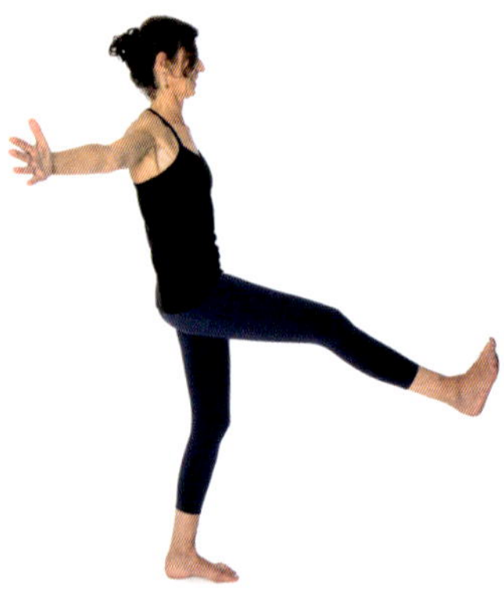

Wirkung:
Kräftigung der Fuß-, Gesäß-, Bein- und Hüftmuskulatur, Förderung der Hüftstabilität und des Gleichgewichts

Ausführung:
Stelle im aufrechten Stand die Füße parallel und hüftbreit.

Beim Ausatmen:
Aktiviere deine Standbeinseite vom Fuß bis in die Hüfte. Werde aktiv in deiner Mitte. Hebe jetzt das gebeugte rechte Bein über die Horizontale und strecke beide Arme seitlich aus.

Beim Einatmen:
Strecke das rechte Bein nach vorne aus, ohne mit dem Oberkörper nach hinten auszuweichen. Hebe den Oberschenkel möglichst weit nach oben, auch wenn du das Bein dabei nicht ganz strecken kannst.

Wiederholung: 8-10x pro Seite

8. HALTUNG: VARIANTE PRASARITA PADOTTANASANA

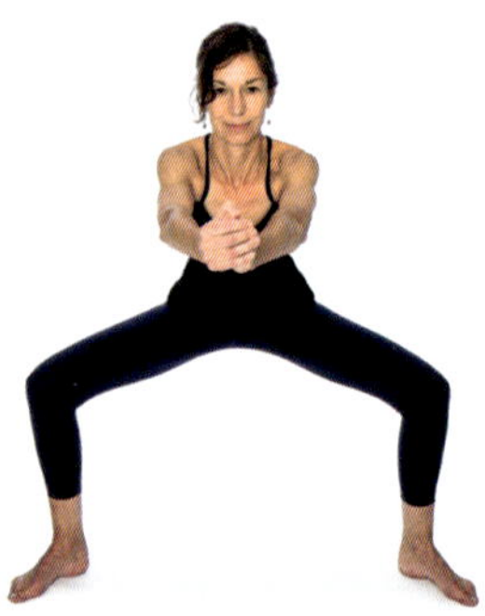

↑ Einatmen

↓ Ausatmen

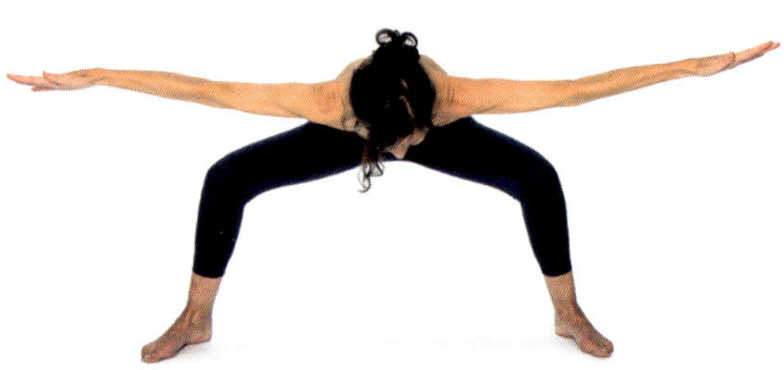

Wirkung:
Kräftigung der Oberschenkel-, Gesäß-, Beckenboden- und Rückenmuskulatur, Hüftstabilität

Ausführung:
Komme in eine Grätsche und stelle die Füße in einem 45-Grad-Winkel so weit auseinander, dass deine Knie möglichst senkrecht über den Fußknöcheln stehen.

Beim Einatmen:
Atme vom Beckenboden durch die Wirbelsäule in den Scheitel. Strecke dabei die Arme nach vorne und fasse mit der rechten Hand die linke Faust.

Beim Ausatmen:
Beuge den Oberkörper aus dem Hüftgelenk mit gestreckter Wirbelsäule nach vorne und strecke die Arme seitlich aus.

Wiederholung: 8-10x
Verweile dann jeweils 6 Atemzüge in beiden Haltungen.

9. HALTUNG: VIMANASANA

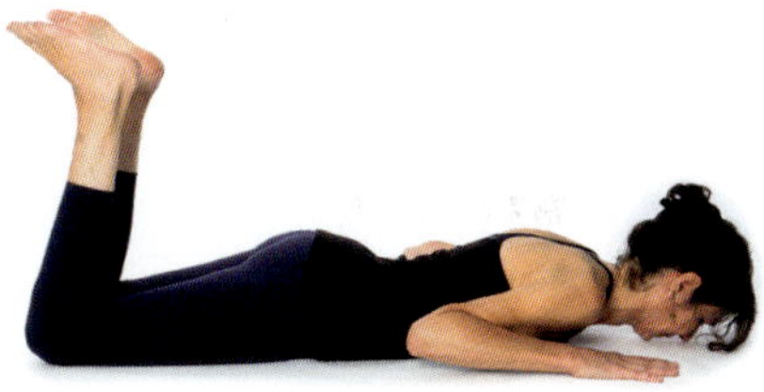

↑ Ausatmen

↓ Einatmen

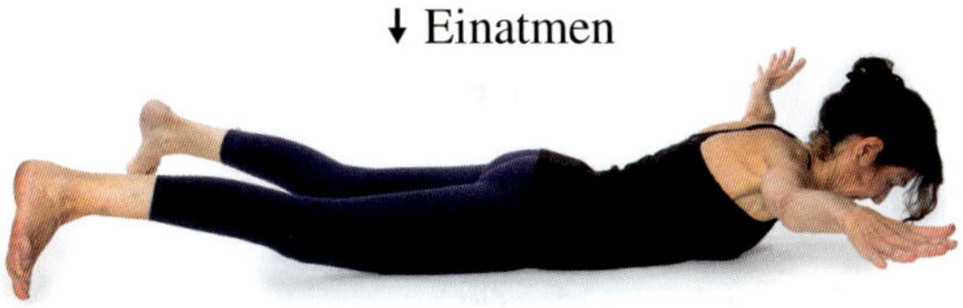

Wirkung:
Kräftigung der Oberschenkelrückseite, der großen und tiefliegenden Gesäß- und unteren Rückenmuskulatur

Ausführung:
Beuge in der Bauchlage die Unterschenkel ein. Die Hände sind seitlich neben den Schultern platziert.

Beim Einatmen:
Aktiviere deine Mitte. Hebe den Oberkörper und die Oberschenkel vom Boden, indem du dich aus der Mitte gleichzeitig in die Fersen und den Scheitel atmest. Spreize dabei die Beine. Führe die Arme in leichter V-Haltung weit nach außen. Aktiviere den Beckenboden.

Beim Ausatmen:
Ziehe die Fersen wieder zum Gesäß, lege den Oberkörper und die Oberschenkel wieder auf die Matte. Senke die Arme und lege die Hände wieder in die Ausgangsposition auf die Matte.

Wiederholung: 8-10x

Hinweis:
Falls sich diese Übung für deinen unteren Rücken zu anstrengend anfühlt, führe sie nur mit einem Bein durch. Bei dieser Übung ist es wichtig, den Rumpf mehr anzuheben als die Beine. Falls die Auflage des Unterleibs auf der Matte unangenehm ist, kannst du eine gefaltete Decke unterlegen.

10. HALTUNG: VAJRASANA

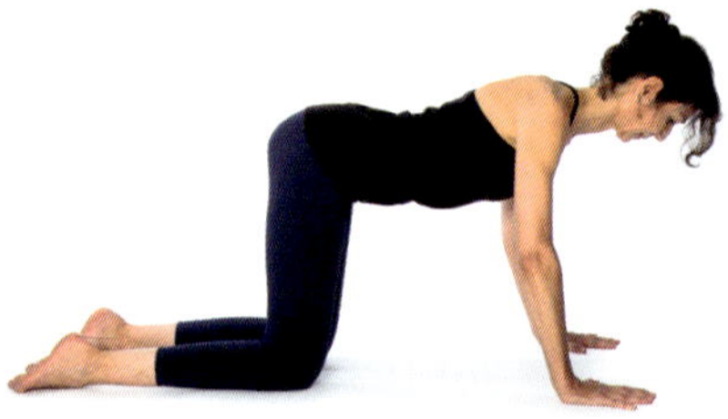

↑ Einatmen

↓ Ausatmen

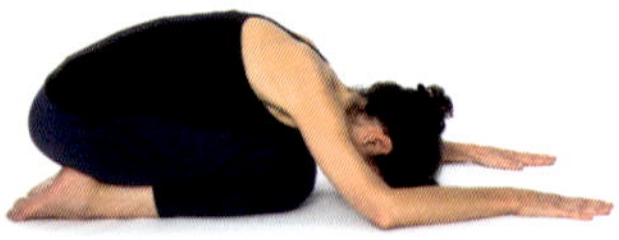

Wirkung:
Ausgleich und Dehnung für den unteren Rücken

Ausführung:
Komme in eine aktive, gut ausgerichtete Vierfüßlerhaltung.

Beim Einatmen:
Verlängere die Wirbelsäule und weite Brustkorb und Schultergürtel.

Beim Ausatmen:
Runde den unteren Rücken und schiebe dein Gesäß möglichst auf die Fersen.

Wiederholung: 8-10x

11. HALTUNG: VARIANTE BADDHA KONASANA

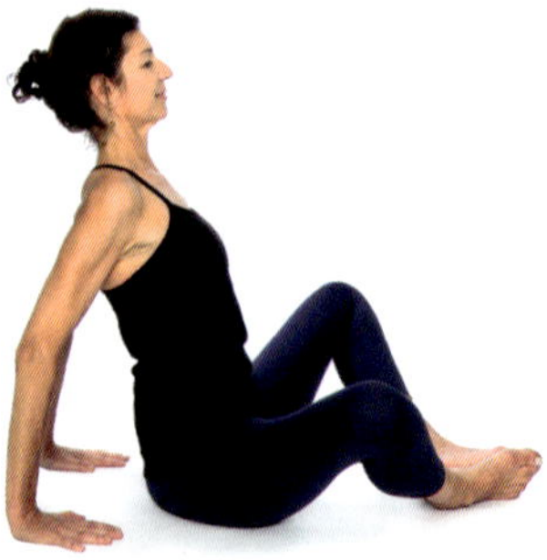

↑ Einatmen

↓ Ausatmen

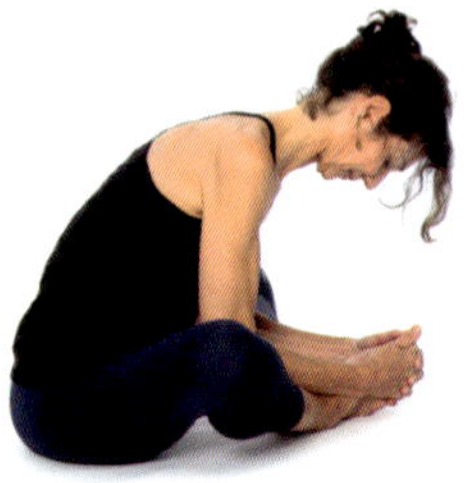

Wirkung:
Kräftigung und Dehnung von Rücken-, Brust- und Schultermuskulatur, Dehnung der Adduktoren

Ausführung:
Lege in einer aufrechten Sitzhaltung die Fußsohlen aneinander. Führe die Hände hinter das Gesäß, die Finger zeigen zum Becken.

Beim Einatmen:
Atme tief in deinen Brustkorb und in die oberen Flanken. Dein Brustbein ist prominent. Deine Schlüsselbeine und Schulterblätter sind weit. Führe dabei den Rumpf in eine sanfte Rückbeuge.

Beim Ausatmen:
Beuge dich aus dem Hüftgelenk und im Rumpf vor und fasse mit den Händen die Füße.

Wiederholung: 8-10x
Dann bleibe noch 6 Atemzüge in der Vorbeuge.

12. HALTUNG: SIDDHASANA

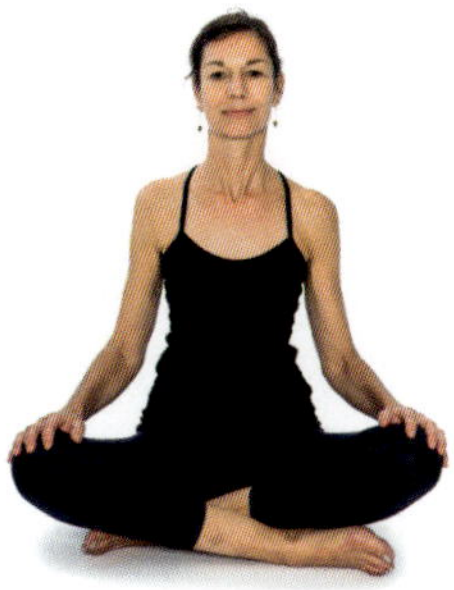

Wirkung:
Nachspüren in den Hüften und Wahrnehmung der neuen Sitzhaltung

Ausführung:
Finde eine bequeme Sitzhaltung. Wenn du möchtest, unterstütze dich mit einem Sitzkissen.

Wiederholung: Verweile 1-2 Minuten in der Sitzhaltung.

13. HALTUNG: SHAVASANA

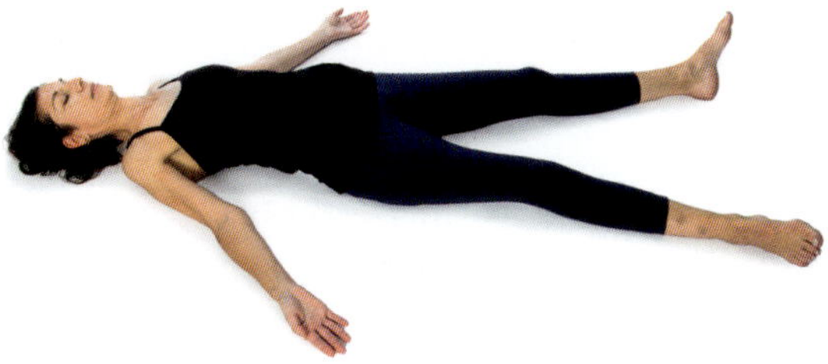

Wirkung:
Entspannung in Hüften, Gesäß und Rückenbereich, Wahrnehmung der Wirkung auf die Atmung und den Geist

Ausführung:
Strecke in der Rückenlage beide Beine aus. Die Fersen liegen mattenbreit. Gerne kannst du den Kopf mit einer Decke unterstützen. Bei Spannungen im Rücken kannst du eine Rolle unter die Knie legen.

Wiederholung: Verweile 1-2 Minuten in der Haltung.

Gesundes Becken und eine natürliche, aufrechte Haltung (Anatomie/Theorie)

Das Becken ist das Zentrum unseres Körpers. Unsere Aufrichtung und damit unser ganzes körperlich-seelisches Wohlbefinden stehen und fallen mit der Zentrierung des Beckens. Seine Stellung wirkt sich im positiven wie negativen Sinne nach unten über die Knie bis in unsere Füße und nach oben über den Rumpf und Hals auf die Stellung unseres Kopfes aus. Ebenfalls ist der freie Atem von einem zentrierten Becken abhängig.

Unser Becken (*Pelvis*) besteht aus den beiden *Ossa coxae* (Hüftbeinen), dem *Os sacrum* (Kreuzbein) und dem *Os coccygis* (Steißbein). Das Hüftbein (*Os coxae*) besteht aus drei miteinander verschmolzenen Knochen: dem Schambein (*Os pubis*), dem Darmbein (*Os ilium*) und dem Sitzbein (*Os ischii*). Von vorn wird der Beckenring von der Schambeinfuge (*Symphysis pubica*) geschlossen. Von hinten verbindet das Kreuzbein (*Os sacrum* = heiliger Knochen) mit seinen starken Bändern die beiden Hüftbeine. Von oben kommend wird die Last des aufgerichteten Oberkörpers mittels des Kreuzbeins gleichmäßig auf das Becken übertragen. Das Kreuzbein „hängt" mit seinen beiden Gelenkflächen in der Zange der beiden Hüftbeine.

Das Kreuzbein-Darmbein-Gelenk (Iliosakralgelenk) ist ein von sehr starken Bändern fixiertes Gelenk, das einen minimalen Bewegungsspielraum zulässt. Stabilität und gleichzeitige minimale Flexibilität sind wichtig auf Schritt und Tritt für ein gesundes Iliosakralgelenk.

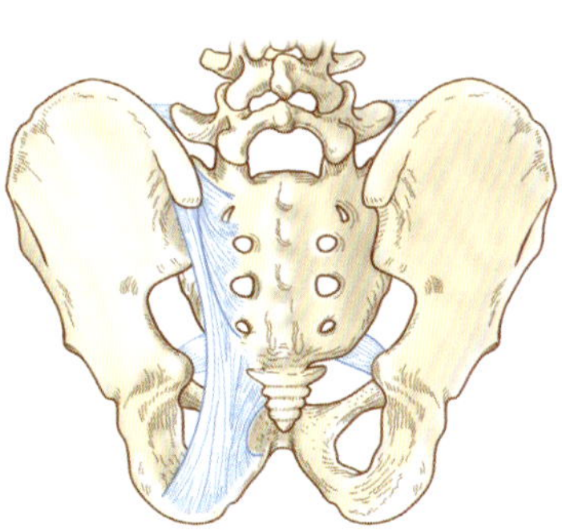

Abb. 21: Beckenansicht von hinten: gut sichtbar der starke Bandapparat über das Iliosakralgelenk

Bei Instabilität des Bandapparates oder zu verspannter Muskulatur kommt es hier oft zu Blockaden. Eine Blockierung des Iliosakralgelenks ist eine häufige Ursache des im Volksmund bekannten „Hexenschusses". Im Wesentlichen werden Körperlast und Bewegungen mehr durch Zug über die Bänder als durch Druck auf die beiden Hüftbeine übertragen. Daraus resultiert eine Art von Federungssystem. Nach unten wird die Last im Stehen und Gehen gleichmäßig über die beiden Hüftgelenke auf die Beine übertragen. Im Sitzen ruht die Last des Oberkörpers auf den beiden Sitzbeinhöckern (*Tuber ischiadicum*).

Das Zusammenspiel der Schambeinfuge und der beiden Iliosakralgelenke ermöglicht im Becken eine optimale Flexibilität in der Stabilität. Ohne sie wäre ein „Feintuning" in der Bewegungsübertragung nicht möglich.

Wirbelsäule, Becken und Beine sind durch kräftige Muskeln miteinander verbunden. Die Position unseres Beckens beeinflusst im Wesentlichen die Aufrichtung der Wirbelsäule, unser Gleichgewicht und damit unsere gesamte Haltung im Gehen und Stehen, im Sitzen und in unserem Alltag. Das Zusammenspiel dieser Muskeln ist dafür verantwortlich, dass wir aufrecht gehen und stehen können, auch wenn sich der Körperschwerpunkt verschiebt. Gleichzeitige Mobilität und Stabilität sind dabei die wichtigsten Eigenschaften. So kippt der Mensch z. B. beim Gehen in der Standbeinphase und bei gleichzeitigem Anheben des Spielbeins nicht einfach zur Seite. Auch in einer vermeintlich ruhigen, aufrechten Haltung werden ständig kleine Impulse von den Füßen an das Becken, vom Becken an die Hüftgelenke, die Lendenwirbelsäule und umgekehrt weitergeleitet, die dem Körper das Signal zur Auf- und Ausrichtung geben.

Das Becken in seiner Schalenform dient den Baucheingeweiden (Gebärmutter, Blase, Eierstöcke, Darm etc.) als Schutz und Stütze. Nach unten schließen die Beckenbodenmuskeln das Becken ab und tragen so die Unterleibsorgane und die Last der Bauchorgane. Somit gehören die Beckenbodenmuskeln zum Teil eines Muskelsystems, das den Bauchinhalt umschließt. Sie arbeiten sowohl als Mitspieler wie auch als Gegenspieler (Synergisten und Antagonisten) der Bauchmuskeln und des Zwerchfells.

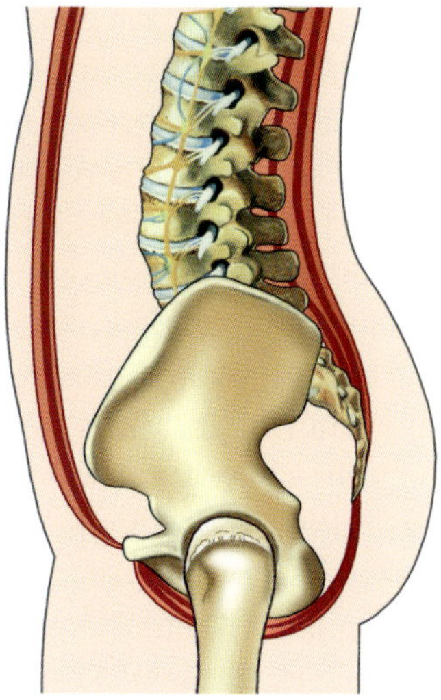

Abb. 22: Die Beckenaufrichtung wird möglich durch ein funktionelles Zusammenspiel von Bauch-, Beckenboden- und Rückenmuskulatur

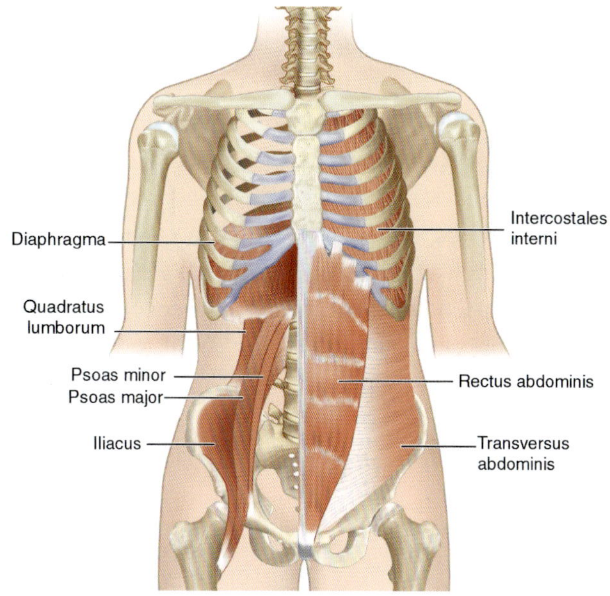

Abb. 23: Bauch- und Bauchwandmuskulatur

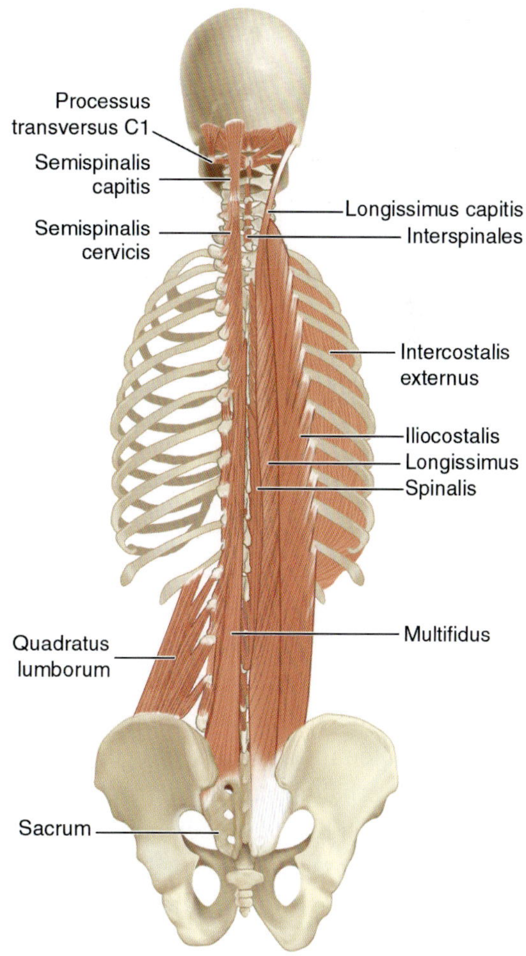

Abb. 24: Muskulatur, die auf der Rückseite Becken und Rumpf verbindet

Wichtige Muskeln, die die Stellung des Beckens beeinflussen:

- vom Rumpf kommend: seitliche (*M. transversus abdominis*) und schräge (*M. obliquus externus abdominis, M. obliquus internus abdominis*) Bauchwandmuskulatur, vordere gerade Bauchwandmuskulatur (*M. rectus abdominis*), hintere tiefe Bauchwandmuskulatur (*M. quadratus lumborum, M. psoas major* und *M. psoas minor*), auf der Rückseite der lange Rückenmuskel (M. *erector spinae*)
- Muskeln, die Becken und Beine verbinden: die Gesäßmuskulatur (*M. glutei*), der Darmbeinmuskel (*M. iliopsoas*) oder auch Lendendarmbeinmuskel, der lange vordere Oberschenkelmuskel (*M. rectus femoris*), die Abduktoren (*M. gluteus medius, M. gluteus minimus, M. tensor fasciae latae*) und Adduktoren der Oberschenkel sowie die hintere ischiokrurale Muskulatur
- die Beckenbodenmuskulatur

Das Becken ist das Bindeglied zwischen Beinen und Rumpf. „Ein Rückgrat haben" bedeutet auch, Halt und Stabilität zu besitzen. Die Themen, die hier angesiedelt sind, heißen unter anderem Erdung und Verwurzelung, Urvertrauen und Lebensfreude, Entwicklung von Mut und Kraft in der Auseinandersetzung mit Stress und bedrohlichen Situationen. Auch mentale Kraft, Durchsetzungsvermögen und Fokussierung sind Eigenschaften, die mit dem Beckenboden in Verbindung stehen.

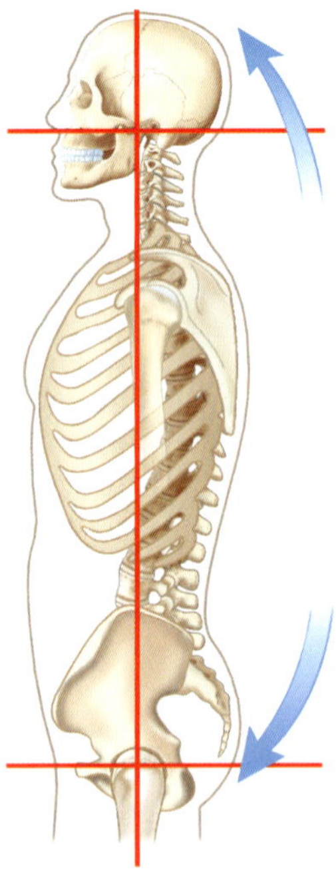

Abb. 25: Funktionelle Wirbelsäulenlänge im Kontext mit Becken- und Kopfpol

Die Voraussetzung für ein vitales Becken und gesunde Iliosakralgelenke ist ein ausgewogenes Kräfteverhältnis der gesamten beckenumgebenden Muskulatur. Muskeln, die vom Oberkörper kommen, Muskeln, die vom Becken zu den Beinen ziehen, die innere Beckenbodenmuskulatur und die tiefen Gesäßmuskeln sollten in einem ausgewogenen Kräfte- und Mobilitätsverhältnis zueinander stehen. Dieses Zusammenspiel von Kraft und Flexibilität ermöglicht es dem „Zentrum unseres Körpers", dem Becken, das notwendige Gleichgewicht zu finden.

Die Stellung des Beckens ist im Yoga genauso wichtig wie im Alltag und in allen Bewegungs- und Sportarten. Sie ist Grundlage für einen gesunden Beckenboden und damit für eine kraftvoll aufgerichtete Wirbelsäule. Ebenso wirken sich die Beckenstellung und die Kraft und Flexibilität des Beckenbodens auf die Ausrichtung unserer Beinachsen aus.

Wenn wir Yoga mit einem „schiefen Fundament" üben, nämlich einem Beckenschiefstand, dann verfestigen wir die schon einseitigen Strukturen. Bevor wir ein Training, gleich welcher Art, planen, sollten wir auf jeden Fall einen vorhandenen Beckenschiefstand beachten und mit gezielten Yogaübungen, Nadi-Muskeltherapie (Faszien-Releasetechnik), osteopathisch oder energetisch korrigieren. Schon kleine Unterschiede können langfristig große Beschwerden wie eine Blockade des Iliosakralgelenks, Bewegungseinschränkungen im Hüftgelenk, Knie- und Fußbeschwerden, Ischiasbeschwerden, Bandscheibenvorfälle oder Rückenschmerzen verursachen.

Wir sollten Asanas also nicht nur symmetrisch, sondern auch asymmetrisch üben. Dabei sollten wir Seitenunterschiede in Kraft, Dehnung und Stabilität beachten. Die daraus gewonnenen Erkenntnisse können wir gleich umsetzen, indem wir, wenn möglich mit einem erfahrenen Ayur-Yogatherapeuten oder einer erfahrenen Ayur-Yogatherapeutin, entsprechende Asanas auswählen, die diese wieder ausgleichen. Yogaübungen, die die vorderen, hinteren und seitlichen Muskelketten, die über das Becken und die Hüften ziehen, in Kraft, Dehnung und Stabilität ausgleichen, sind hierbei zentral.

Schlüsselmuskeln sind der *M. iliopsoas*, *M. rectus femoris*, *M. rectus abdominis*, *M. gluteus maximus*, *M. gluteus medius*, *M. gluteus minimus*, *M. piriformis*, *M. tensor fasciae latae*, *M. pectineus* und alle Adduktoren, die ischiokrurale Muskulatur, der *M. quadratus lumborum* und die *Mm. erector spinae*.

Der *M. iliopsoas* ist der zentralste und kräftigste Muskel in unserer Mitte. Er ist in vieler Hinsicht ein Schlüsselmuskel. Seine oft unerkannten Beschwerdegebiete sind groß. Anatomisch verbindet er Beine und Rumpf vom Oberschenkel bis zum 12. Brustwirbel. In seinem Verlauf durch das Becken hat er über fasziale Verbindungen Einfluss auf die Beckenorgane und damit auf sexuelle Funktionsstörungen, PMS, die Verdauung und andere Funktionen. Er kann für unspezifische Rückenschmerzen, Schmerzen in Hüft-, Knie- und Fußgelenken sowie Durchblutungsstörungen in den Beinen verantwortlich sein. Man nennt ihn auch den „Fight-or-Flight"-Muskel. Er reagiert sofort auf Stress und wirkt durch seine Verbindung mit dem Zwerchfell auf unsere Atmung. Auch umgekehrt wirken Emotionen über das Zwerchfell auf den *M. iliopsoas*. Das Zwerchfell, unser Hauptatemmuskel, wird in seiner Bewegung gehemmt. Aus- und Einatmung werden reduziert, was weitreichende Folgen für unser ganzes Versorgungssystem hat. Der *M. iliopsoas* ist ein psychoemotionaler Muskel und damit liegen auch tiefliegende Traumata wie beispielsweise verschiedene Angststörungen in seinem Einflussbereich.

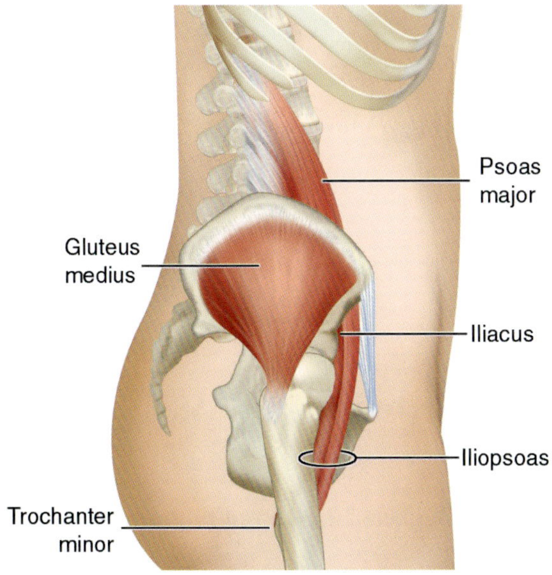

Abb. 26: M. iliopsoas

Ein „gesunder" *M. iliopsoas* und damit ein weites, offenes Becken mit mobilen Hüften, einem aktiven Beckenboden und kraftvollem Zwerchfell ebnet uns den Weg für ein freudvolles, entschlossenes, mutiges Voranschreiten, ein Leben in Urvertrauen, Selbstbewusstsein und Lebensfreude.

Sei liebevoll und achtsam in deinen Hüftöffnungen. Wie bereits erwähnt ist nicht jede Hüfte anatomisch zum gleichen Bewegungsradius fähig. Ein sanftes „Ziehen" in der Dehnung ist gewollt, unangenehme, „giftige" Schmerzen sind zu vermeiden. Achte in der Dehnung des *M. iliopsoas* besonders auf eine neutrale Beckenaufrichtung. Sie unterstützt die Länge in deinem unteren Rücken und optimiert seine Dehnung. Ein aktiver, kräftiger tiefer und gerader Bauchmuskel *(M. transversus abdominis, M. rectus abdominis)* schützt deine Lendenwirbelsäule vor Stauchung.

Zielsetzungen für die Yogapraxis:

- Wahrnehmung und Bewusstsein für den Beckenboden
- ein vitaler Beckenboden, d. h. entspannte und kräftige Beckenbodenmuskeln
- flexible und kräftige Adduktoren
- flexible und gleichzeitig kräftige Hüftbeugemuskeln
- stabile *und* mobile Iliosakralgelenke
- bewegliche *und* stabile Hüftgelenke mit allen umgebenden Hüftmuskeln
- eine kräftige *und* gedehnte Gesäßmuskulatur
- kraftvolle Rumpfmuskeln (Bauch und unterer Rücken)
- ein physiologisch optimal aufgerichtetes Becken und damit eine natürliche, gesunde Lordose
- stabile, funktionell gut ausgerichtete Beinachsen

Yogaprogramm für ein vitales Becken und gesunde Iliosakralgelenke

Wirkungen:

- Mobilisierung des unteren Rückens, des Beckens und der Iliosakralgelenke
- Dehnung und Kräftigung der Beckenbodenmuskeln
- Stärkung und Dehnung der tiefliegenden und äußeren Gesäßmuskulatur
- Dehnung der Muskeln an den Innen- und Außenseiten der Oberschenkel
- Dehnung und Kräftigung der Rückseite der Oberschenkelmuskeln
- verbesserte Beweglichkeit der Hüftgelenke in verschiedenen Bewegungsrichtungen
- Kräftigung und Dehnung der unteren Rückenmuskulatur
- Lösen von muskulären und emotionalen Spannungen

1. HALTUNG: VARIANTE SUPTA BADDHA KONASANA

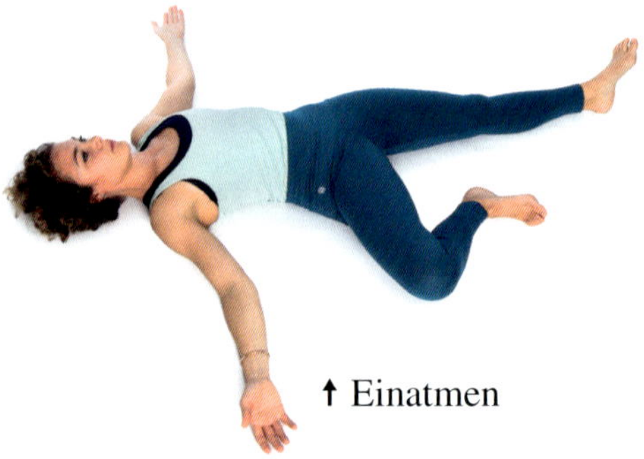

↑ Einatmen

↓ Ausatmen

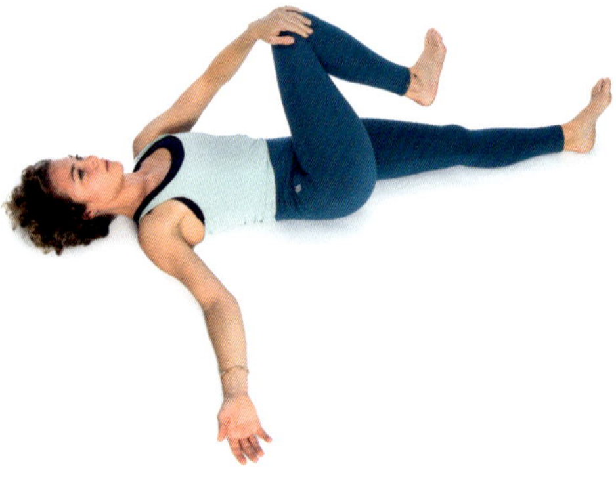

Wirkung:
Mobilisation des Beckens, der Iliosakralgelenke und der Hüftgelenke

Ausführung:
Stelle in der Rückenlage die Füße in einem angenehmen Abstand zum Gesäß auf.

Beim Einatmen:
Strecke beide Arme seitlich aus und lege beide Hände etwas unterhalb der Schultergelenke auf den Boden. Bewege gleichzeitig das rechte Knie nach rechts außen. Die Mitte ist aktiv, das Becken bleibt dabei stabil.

Beim Ausatmen:
Ziehe das rechte Knie mit der linken Hand über die Mitte zur linken Seite. Die Mitte ist aktiv, das Becken bleibt dabei ebenfalls stabil.

Wiederholung: 8-10x pro Seite

2. HALTUNG: JATHARA PARIVRITTI

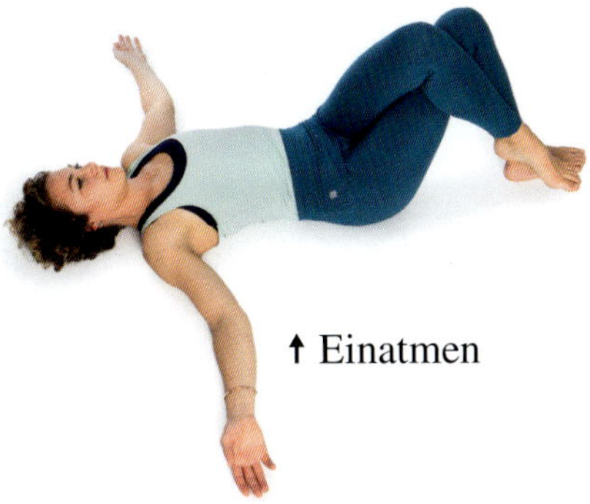

↑ Einatmen

↓ Ausatmen

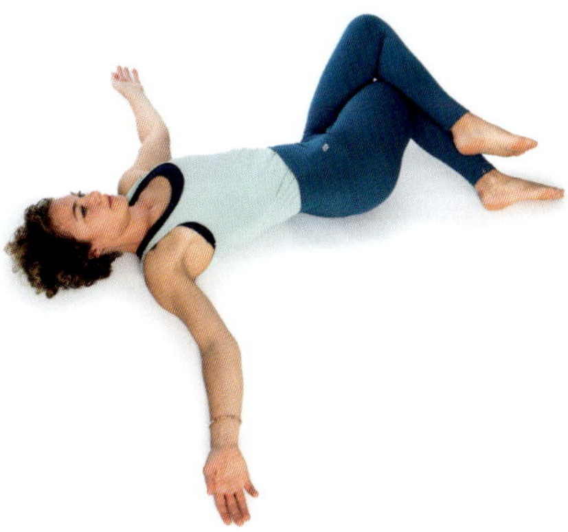

Wirkung:
Dehnung im Hüft-, Brust- und Nackenbereich, Mobilisation der Halswirbelsäule und der Iliosakralgelenke

Ausführung:
Beuge in der Rückenlage beide Beine ein, stelle die Füße hüftbreit auf die Matte. Schlage jetzt das linke Bein über das rechte Bein. Hebe dein Becken an, versetze es 15 cm nach rechts und setze es wieder ab. Die Arme fließen auf Schulterhöhe nach außen.

Beim Einatmen:
Atme in deinen Bauch und deinen unteren Rücken. Aktiviere deine Mitte. Presse das rechte Knie nach oben in das linke Knie (Gegendruck).

Beim Ausatmen:
Führe das rechte Knie zur linken Seite, während du es gleichzeitig mit dem linken Knie zum unteren Mattenrand schiebst. Verlängere die Flanke und spüre die Dehnung über die vordere Hüfte und Beinaußenseite. Achte dabei auf eine aktive Mitte.

Wiederholung: 8-10x pro Seite
Bleibe dann 6 Atemzüge in der Drehung.

3. HALTUNG: SUPTA BADDHA KONASANA

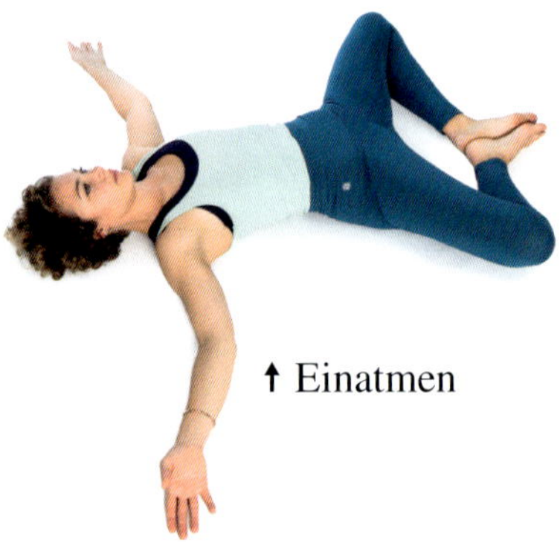

↑ Einatmen

↓ Ausatmen

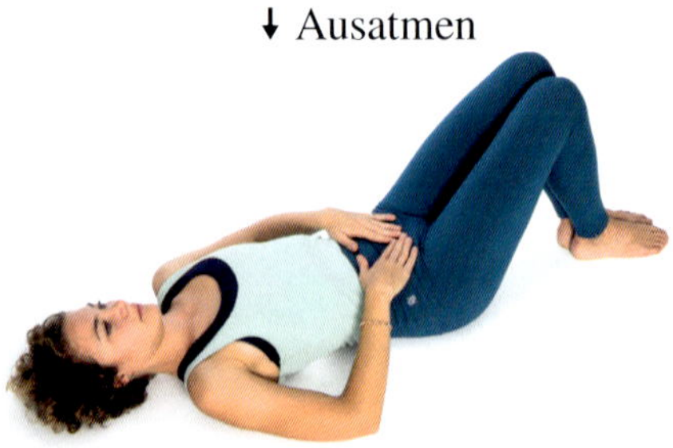

Wirkung:
Mobilisierung des Beckens, der Hüften und der Iliosakralgelenke, Aktivierung der Beckenbodenmuskulatur

Ausführung:
Bleibe in der Rückenlage und stelle die Füße in einem angenehmen Abstand zum Gesäß auf.

Beim Einatmen:
Lege die Fußsohlen aneinander und lasse die Knie nach außen sinken. Führe deine Arme seitlich auf Schulterhöhe.

Beim Ausatmen:
Führe die Knie wieder zueinander und lege die Hände auf den Unterbauch. Sauge jetzt deine Bauchdecke tief nach innen und aktiviere den Beckenboden.

Wiederholung: 8-10x
Bleibe dann 6 Atemzüge in der geöffneten Haltung und aktiviere den Beckenboden mit jeder Einatmung.

4. HALTUNG: VARIANTE SUKHASANA

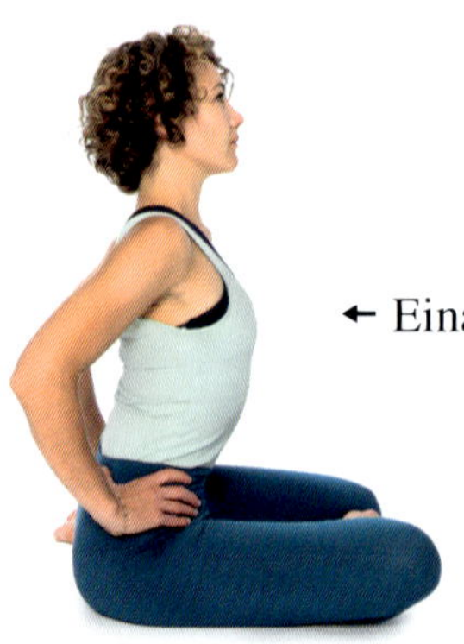

← Einatmen

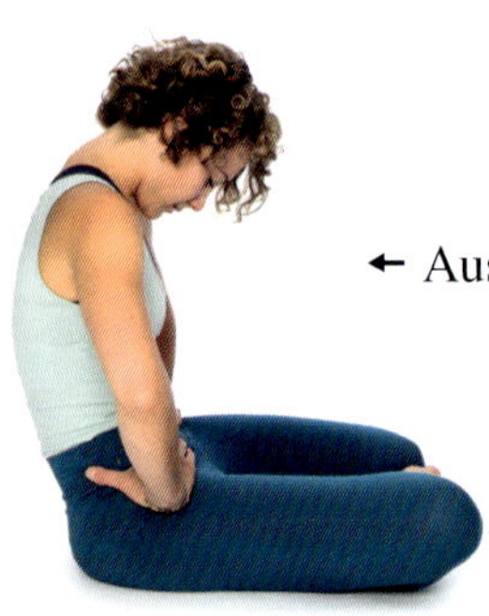

← Ausatmen

Wirkung:
Mobilisation des Beckens, der Hüftgelenke und der Iliosakralgelenke

Ausführung:
Beuge in einem aufrechten Sitz das linke Bein. Die rechte Fußsohle liegt an der Innenseite des linken Oberschenkels.

Beim Einatmen:
Fasse mit beiden Händen den Beckenkamm und bewege das Becken leicht nach vorne in Richtung Hohlkreuz.

Beim Ausatmen:
Kippe das Becken wieder nach hinten und runde den unteren Rücken.

Wiederholung: 8-10x pro Seite

5. HALTUNG: VARIANTE SUKHASANA

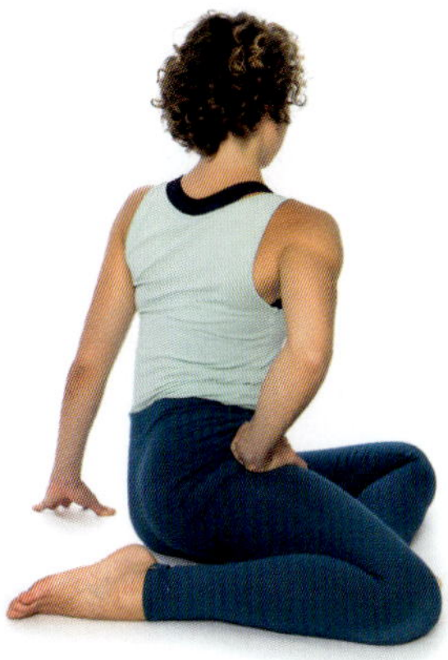

↑ Einatmen

↓ Ausatmen

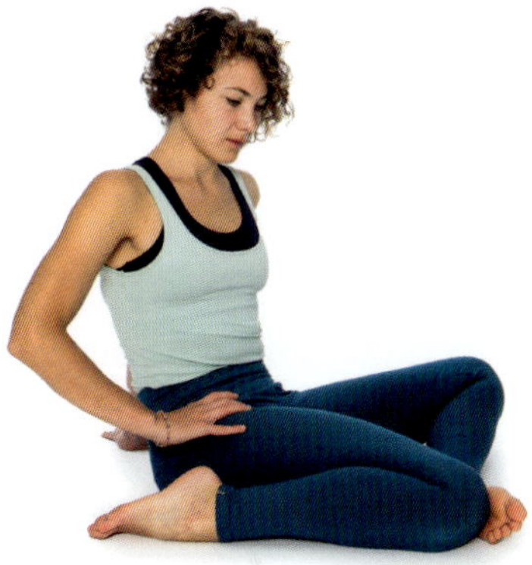

Wirkung:
Mobilisation im Hüft- und Iliosakralgelenk

Ausführung:
Bleibe im aufrechten Sitz. Beuge den rechten Unterschenkel nach außen und strecke den Fuß. Beuge den linken Unterschenkel nach innen ein und lege die Fußsohle an die Innenseite des rechten Oberschenkels. Fasse mit der rechten Hand das rechte Hüftbein.

Beim Einatmen:
Rolle das rechte Hüftbein nach vorne, innen und unten, ohne dass du mit dem rechten Gesäß nennenswert von der Matte abhebst. Drehe den Oberkörper nur ganz sanft mit.

Beim Ausatmen:
Rolle das Hüftbein jetzt weit nach hinten, außen und unten, runde dabei den unteren Rücken.

Wiederholung: 8-10x pro Seite

Hinweis:
Finde eine angepasste Sitzposition, in der deine Knie nicht schmerzen! Um in diese Ausgangsposition zu kommen, hilft es oft, auf einer gefalteten Decke oder auf Blöcken zu sitzen und eventuell auch die Knie zu unterstützen.

6. HALTUNG: VARIANTE EKAPADA RAJAKAPOTASANA

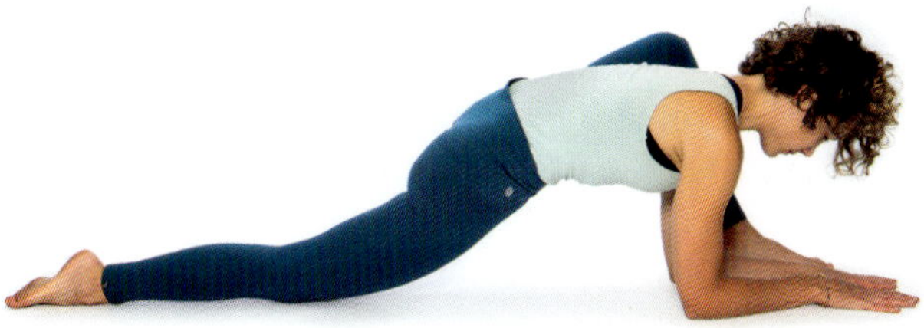

Wirkung:
Dehnung der Adduktoren und Hüftbeugermuskulatur

Ausführung:
Setze im Kniestand den linken Fuß mit einem weiten Schritt nach vorne. Platziere die Hände und wenn möglich auch die Unterarme nahe am linken Fuß auf dem Boden.

Beim Ausatmen:
Fließe tiefer in die Dehnung der Adduktoren, Hamstrings und Hüftbeuger, indem du die Hüften und den Oberkörper in Richtung Boden sinken lässt.

Wiederholung: Bleibe auf jeder Seite 8-10 Atemzüge in der Haltung.

7. HALTUNG: VARIANTE PRASARITA PADOTTANASANA

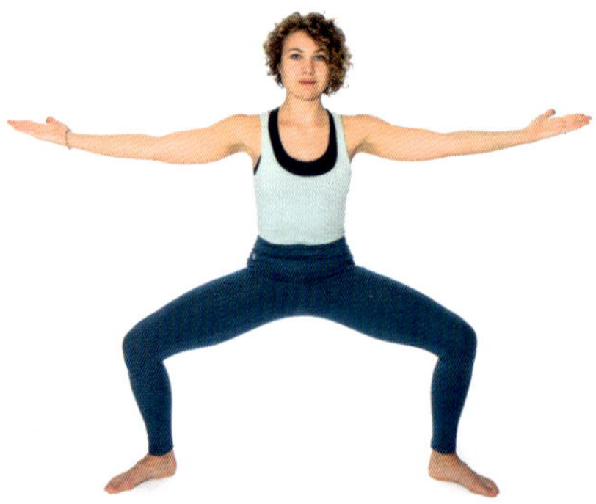

↑ Einatmen

↓ Ausatmen

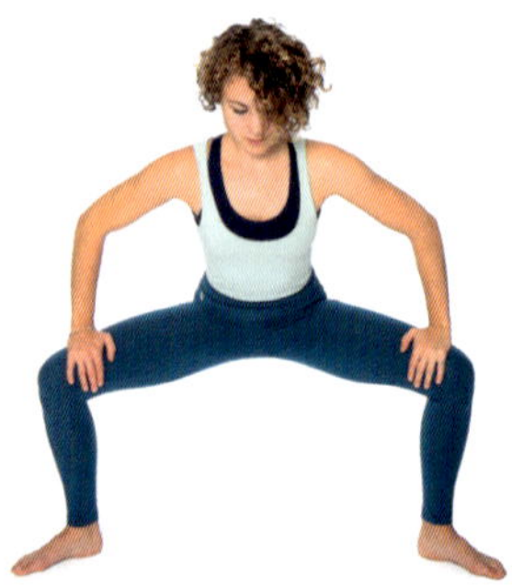

Wirkung:
Kräftigung der großen und tiefen Gesäßmuskeln sowie der Rückenstrecker-, Beckenboden- und Oberschenkelmuskulatur

Ausführung:
Bringe aus dem aufrechten Stand die Füße in eine Seitgrätsche. Stelle die Füße nur so weit auseinander, dass deine Knie senkrecht über den Fußknöcheln stehen.

Beim Einatmen:
Werde aktiv im Beckenboden und in deiner Mitte. Schiebe dein Gesäß nach hinten und unten in eine halbe Hocke. Die Wirbelsäule ist lang. Breite die Arme zur Seite aus.

Beim Ausatmen:
Beuge den Oberkörper leicht vor und lege die Hände auf die Oberschenkel. Drehe sie sanft nach außen und schiebe dein Gesäß noch etwas weiter nach hinten und unten.

Wiederholung: 8-10x
Bleibe dann 6 Atemzüge in der Haltung mit ausgestreckten Armen.

8. HALTUNG: VIRABHADRASANA

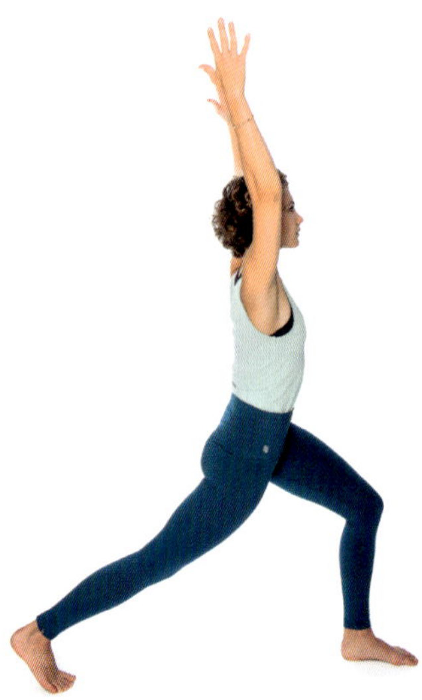

↑ Einatmen

Wirkung:
Wirbelsäulenstreckung, Bauchkraft, Dehnung und Kräftigung der Hüftbeugemuskulatur der Spielbeinseite, Kräftigung der gesamten Gesäßmuskulatur der Standbeinseite

Ausführung:
Begib dich in die erste Heldenhaltung. Das rechte Bein macht den Ausfallschritt nach hinten. Das linke Bein ist eingebeugt. Das Knie steht senkrecht über dem Fußgelenk. Erde deine Füße. Die hintere Fersenaußenkante fließt in den Boden.

Beim Einatmen:
Führe beide Arme gestreckt über den Kopf und weite den Brustkorb und den Schultergürtel. Schiebe die rechte Ferse in Richtung Matte. Deine Mitte ist sehr aktiv, dein Becken gut neutral aufgerichtet. Spüre dabei die Dehnung in Leiste und Oberschenkel.

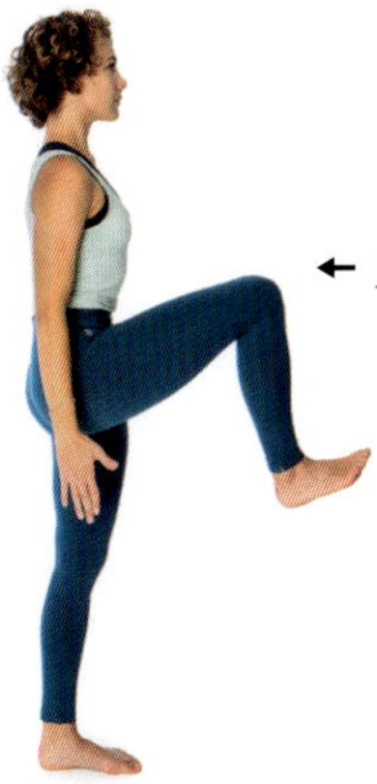

Beim Ausatmen:
Erde dich gut im linken Fuß und aktiviere deine ganze Standbeinseite. Hebe jetzt den Oberschenkel mit der Kraft der Hüftbeuger über die Horizontale. Bleibe in den linken Hüftstreckern aktiv und in der Wirbelsäule aufgerichtet.

Wiederholung: 8-10x pro Seite
Verweile dann 6 Atemzüge in der Heldenhaltung.

9. HALTUNG: PRASARITA PADOTTANASANA

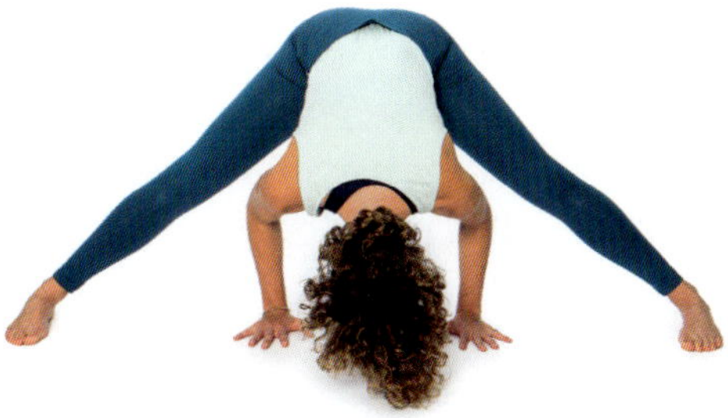

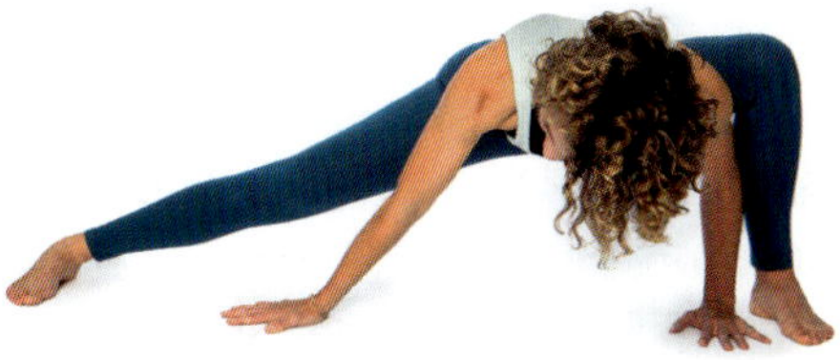

Wirkung:
Dehnung von Gesäß, Beinrückseite und Adduktoren

Ausführung:
Komme im aufrechten Stand mit weit auseinander gestellten Füßen in eine Seitgrätsche. Achte darauf, dass du dabei deine Knie nicht überstreckst, falls das bei dir möglich ist. Fuß- und Fersenaußenkanten fließen kraftvoll in die Matte.

Beim Ausatmen:
Beuge dich aus dem Hüftgelenk tief vor und lege die Hände mit den Handflächen auf die Matte. Stütze mit dem linken Oberarm das linke Knie. Schiebe dich mit der rechten Hand nach links und dehne die rechten Adduktoren.

Wiederholung: Bleibe 6-8 Atemzüge in der Haltung.

Anschließend beuge das rechte Knie und stütze es mit dem rechten Oberarm. Schiebe dich mit der linken Hand nach rechts, um die linken Adduktoren zu dehnen.

10. HALTUNG: EKAPADA RAJAKAPOTASANA

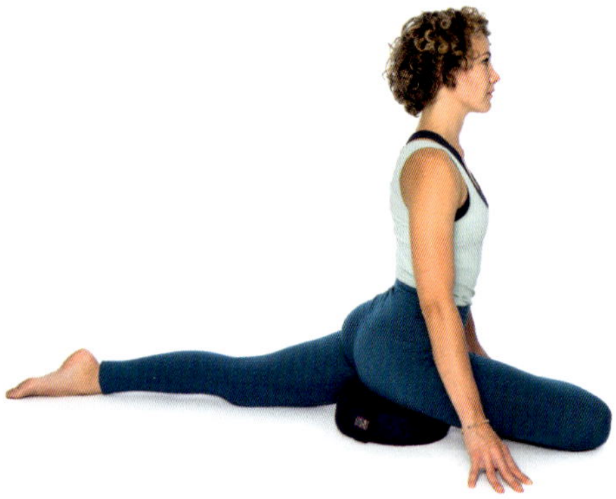

↑ Einatmen

↓ Ausatmen

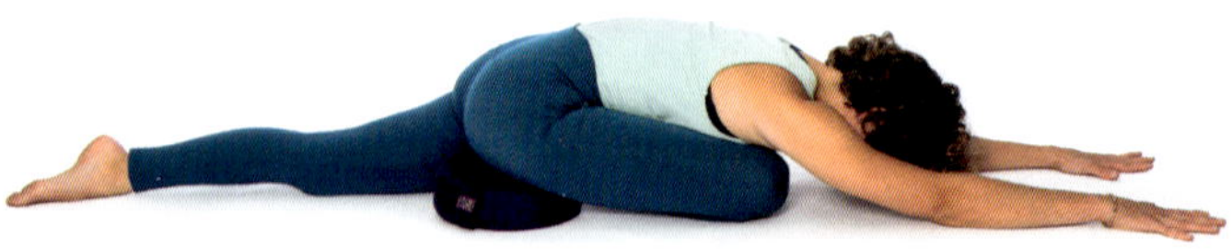

Wirkung:
Dehnung der Hüftbeuger, tiefliegenden Gesäßmuskeln und Adduktoren, Dehnung der Außenrotatoren (kann Irritationen im Ischiasnerv lösen)

Ausführung:
Beuge aus dem Vierfüßlerstand das rechte Bein und schiebe das Knie gerade nach vorne. Strecke dabei das linke Bein weit nach hinten aus. Lege zur Anpassung ein Sitzkissen unter das rechte Gesäß. Öffne den Winkel des vorderen rechten Unterschenkels so weit, bis du eine angenehme Dehnung in den tiefen Gesäßmuskeln verspürst. Die Fingerkuppen liegen auf dem Boden.

Beim Einatmen:
Atme dich aus der Kraft des Beckenbodens durch die Wirbelsäule in den Scheitel. Hebe das Brustbein.

Beim Ausatmen:
Beuge dich weit nach vorne. Lege die Stirn auf dem Boden ab und strecke die Arme dabei nach vorne aus.

Wiederholung: 6x pro Seite
Bleibe dann 8 Atemzüge in der Vorbeuge.

Hinweis:
Bei Knieschmerzen ist es wichtig, diese Übung anzupassen. Der Winkel von Unterschenkel zu Oberschenkel sollte dann möglichst offen sein. Das Gesäß und das vordere Knie sollten entsprechend gut unterstützt werden, um eine ungünstige Belastung zu vermeiden.

11. HALTUNG: VARIANTE BHUJANGASANA

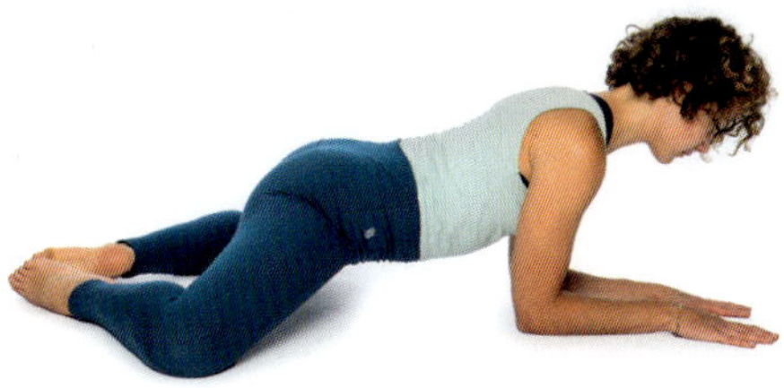

↑ Einatmen

↓ Ausatmen

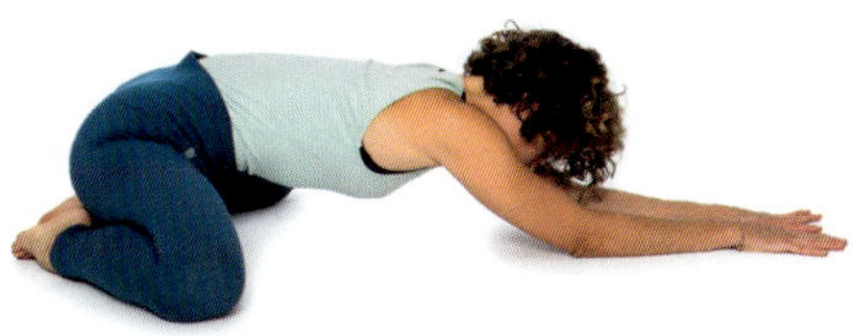

Wirkung:
Dehnung der Leisten, Adduktoren und tiefen Gesäßmuskulatur sowie Kräftigung der Bauch- und Gesäßmuskulatur

Ausführung:
Komme in den Vierfüßlerstand und stütze dich auf den Unterarmen ab. Lege eine Decke unter die Knie. Lasse deine Knie auf der Decke nach außen gleiten, bis du die maximale Dehnung in den Adduktoren erreicht hast.

Beim Einatmen:
Schiebe deine Leisten in Richtung deiner Ellenbogen in eine tiefe Adduktoren- und Leistendehnung. Die Mitte ist aktiv!

Beim Ausatmen:
Schiebe dein Gesäß so weit wie möglich in Richtung der Fersen.

Wiederholung: 8-10x
Bleibe dann 6 Atemzüge in der zweiten Haltung.

12. HALTUNG: VARIANTE CHAKRAVAKASANA

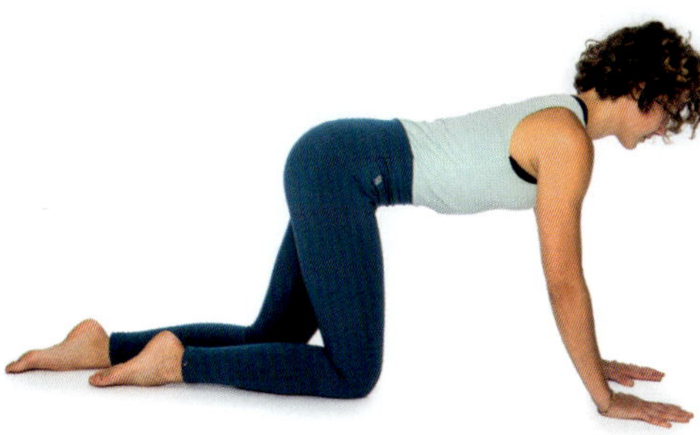

↑ Einatmen

↓ Ausatmen

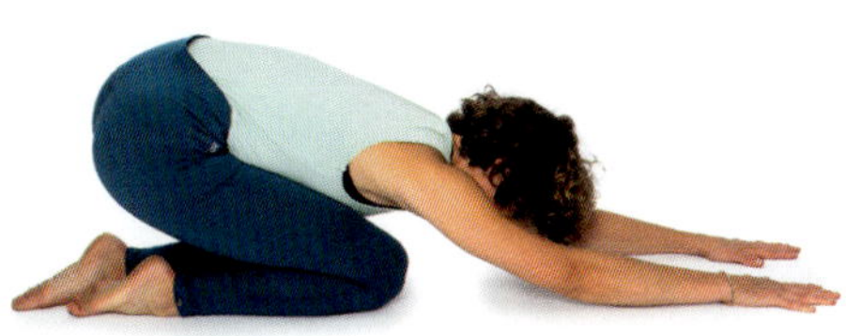

Wirkung:
Dehnung im Gesäßbereich und Mobilisation der Iliosakralgelenke

Ausführung:
Komme in den Vierfüßlerstand und versetze das rechte Knie etwas vor das linke Knie.

Beim Einatmen:
Atme in die Länge der Wirbelsäule und in die Weite im Brustkorb.

Beim Ausatmen:
Bewege das Becken in Richtung deiner Fersen, möglichst ohne mit dem Becken seitlich auszuweichen.

Wiederholung: 8-10x pro Seite
Verweile dann 6 Atemzüge in der zweiten Haltung.

13. HALTUNG: BADDHA KONASANA

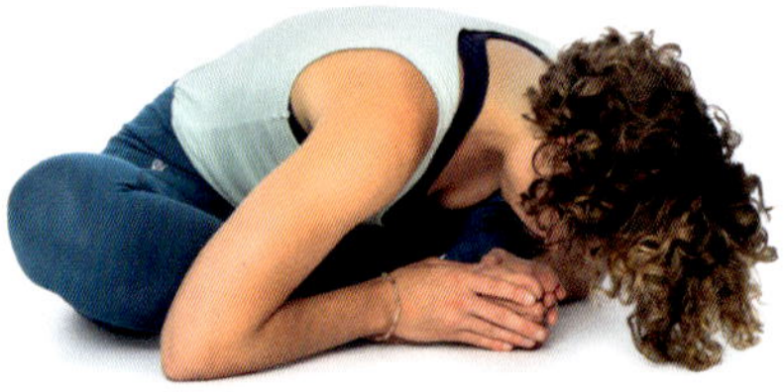

Wirkung:
Dehnung der Adduktoren, Kräftigung des Beckenbodens, Dehnung in Gesäß- und Rückenmuskulatur

Ausführung:
Komme in eine sitzende Position und lege deine Fußsohlen aneinander. Umfasse mit beiden Händen deinen Vorfuß.

Beim Ausatmen:
Beuge dich aus den Hüftgelenken nach vorne und fließe dabei im unteren Rücken in die Länge.

Beim Einatmen:
Presse sanft die Fußsohlen ineinander, spüre dabei die Verbindung und die Aktivität im Beckenboden.

Wiederholung: Bleibe 10-12 Atemzüge in der Haltung.

Hinweis:
Falls es dir Erleichterung verschafft, kannst du deine Stirn mit einem Block oder einem Sitzkissen unterstützen.

14. HALTUNG: SHAVASANA

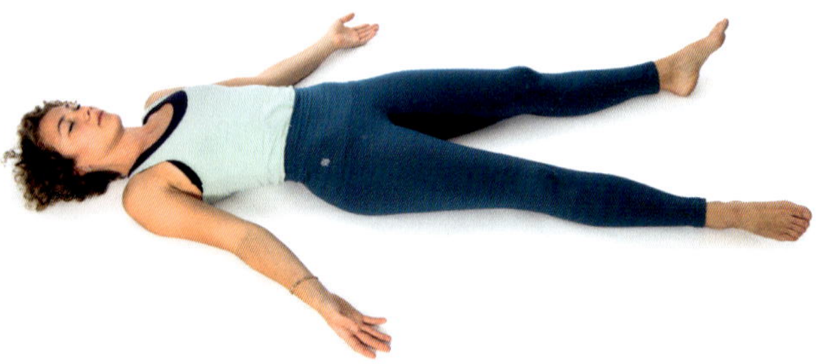

Wirkung:
Entspannung im Gesäß, im Kreuzbein und im unteren Rücken

Ausführung:
Komme in die Rückenlage und strecke beide Beine aus. Beim Ausatmen lasse den unteren Rücken, den Beckenboden und den Bereich der Iliosakralgelenke in den Boden fließen. Die Einatmung bleibt frei und die Ausatmung wird bewusst verlängert.

Wiederholung: Bleibe 3-5 Minuten in der Haltung.

Unterer Rücken und Aufrichtung der Wirbelsäule (Anatomie/Theorie)

Die Wirbelsäule ist der Zauberstab in unserem Körper. Vom Schöpfer genial konstruiert, steht unsere Wirbelsäule im Zentrum des Rumpfes. Sie wird funktions- und bewegungsbedingt in drei Bereiche unterteilt, von unten nach oben: Lenden-, Brust- und Halswirbelsäule. Mit ihrer Doppel-S-Form hat sie eine statische, eine dynamische und eine Schutzfunktion. Was die Statik anbelangt, ist die Wirbelsäule so geschaffen, dass sich im Lendenwirbelsäulenbereich, dem „Fundament" der Wirbelsäule, große, stabile Wirbelkörper aufeinanderreihen. Sie sind ideal für starke Belastungen durch den Rumpf angelegt. Der Bewegungsradius der Lendenwirbel liegt hauptsächlich im Bereich der Vor-, Rück- und Seitbeugen. Drehungen sind nur minimal möglich und werden durch die Stellung der Facettengelenke eingeschränkt. Die Herausforderung an die Lendenwirbelsäule liegt aber im lumbosakralen Übergang (Kreuzbein/L5). Der bewegliche Teil der Lendenwirbelsäule trifft auf einen wenig beweglichen Teil – das Kreuzbein. Hier treffen wir häufig auf Überlastungssymptome. Vor allem wenn das Iliosakralgelenk auch noch einseitig blockiert ist, werden die Bandscheiben, die als Stoßdämpfer der Wirbelsäule wirken, stark einseitig belastet. In diesem untersten Bereich der Lendenwirbelsäule (S1/L5 und L5/L4) treffen wir auch auf die häufigsten Bandscheibenvorfälle in der Wirbelsäule.

Die Ursache hierfür ist, dass die unteren Abschnitte der Wirbelsäule, die Bandscheiben und die dazugehörenden Muskeln und Bänder die Gesamtlast des Oberkörpers tragen. Die Wirbelsäule ist im modernen Alltag hohen Belastungen ausgesetzt und muss sich mit einseitigen und oft lang andauernden Positionen abfinden (beispielsweise langem Sitzen oder Arbeiten in vorgebeugter Haltung). Monotone Bewegungsabläufe oder Haltungen beim Sport (Fahrradfahren, Tennis, Golf etc.) können ohne gezielten Ausgleich sehr belastend sein.

Die stabilisierende Muskulatur der Lendenwirbelsäule können wir in Bauch- und Rückenmuskulatur und diese wiederum in tiefliegende und oberflächliche Muskulatur einteilen.

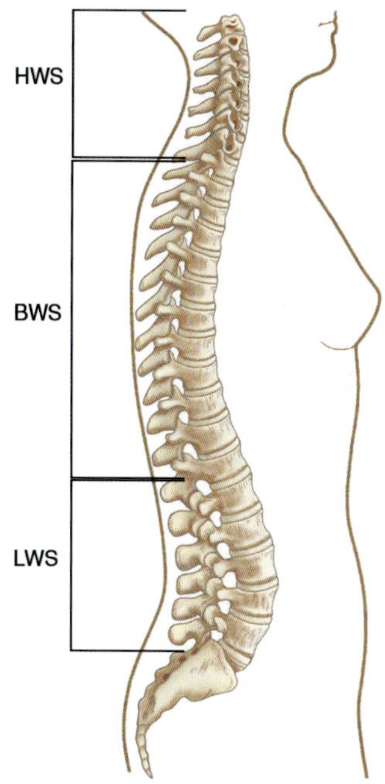

Abb. 27: Aufbau der Wirbelsäule, seitliche Ansicht

Oberflächliche Muskulatur

Zum äußeren, *globalen System* werden der gerade Bauchmuskel (*M. rectus abdominis*), die schräge Bauchmuskulatur (*M. obliquus externus* und *M. obliquus internus*) und der lange Rückenstrecker (*M. erector spinae*) gezählt. Diese Muskeln sind im Allgemeinen lang, kräftig, oberflächlich und verlaufen zwischen Brustkorb und Becken. Die Funktion dieser Muskulatur liegt hauptsächlich darin, die Bewegung und das Gleichgewicht des Rumpfes zu regulieren (siehe Abb. 23).

Tiefliegende Muskulatur

Die Muskeln des inneren *lokalen Systems* sind kurz, tiefliegend und setzen direkt an den einzelnen Wirbeln an. Sie überspannen nur kurze Segmente. Eine Schlüsselfunktion nehmen hier unter anderem der querverlaufende Bauchmuskel (*M. transversus abdominis*) und die gefiederten Muskeln (*Mm. multifidi*) ein. Sie umschließen die Wirbel und Segmente wie Spangen und sichern so einzelne Wirbelsäulenabschnitte gegen zu starke Scherkräfte ab. Diese „lokalen“ Muskeln arbeiten sozusagen als Minikorsett (segmentale Stabilisatoren) und sind hauptverantwortlich für die Stabilität der Wirbelsäule. In der Bewegung sind sie hauptsächlich für das „Feintuning“ zuständig. Bei Menschen mit Schmerzen in der Lendenwirbelsäule wurde festgestellt, dass die *Mm. multifidi* den Haltungsanforderungen nicht mehr gerecht werden. Sie atrophieren relativ schnell, das heißt, sie verlieren an Umfang und ihre Kraft reicht nicht mehr aus, um die Lendenwirbelsäule zu stabilisieren (siehe Abb. 24).

Eine der Hauptursachen für muskuläre und statische Beschwerden in unserer modernen Gesellschaft sind der Mangel an gut koordinierter, vielseitiger Bewegung und das fehlende Training der tiefliegenden Haltemuskulatur. Eine gut durchdachte Übungssequenz im Yoga beinhaltet alle diese Komponenten in einer intelligenten Abfolge (*Vinyasa Krama*) und in der richtigen Intensität.

Neben einer Blockade der Iliosakralgelenke ist das Hohlkreuz, die sogenannte Hyperlordose, eine der häufigsten Ursachen für statische Beschwerden in der Lendenwirbelsäule oder für sogenannte Kreuzbeschwerden. Aus einem „unechten“ Hohlkreuz aus der Kindheit, das durch zu viel Sitzen in der Schule, Schuhe mit Absätzen und zu wenig vielseitige Bewegung nicht „auswachsen“ konnte, entsteht eine **echte Hyperlordose**. Eine weitere Ursache ist die genetische Vererbung.

Die dadurch verkürzte Lenden- (*M. quadratus lumborum*), Rückenstrecker- (*M. erector spinae*), Hüftbeuge- (*M. iliopsoas*) und vordere Oberschenkelmuskulatur (*M. rectus femoris*) hält die Lendenwirbelsäule in ihrer hyperlordierten Position. Sie verursacht damit Engpässe in den unteren Wirbelstrukturen und belastet die Bandscheiben einseitig. Dies kann längerfristig zu Bandscheibenvorfällen führen. Auch drücken die Gelenkfortsätze der oberen Wirbel auf die benachbarten unteren Wirbelbögen. Dies führt mit der Zeit zu Abnutzungen und dann zu Entzündungen, die sehr schmerzhaft sind.

Rückbeugen in Yogapositionen

Schaut man in Yogazeitschriften und im Internet, sieht man oft sehr fortgeschrittene und intensive Rückbeugen. Aus dem Blickwinkel eines anatomischen „Laien“ sehen diese Asanas toll aus und versetzen den Betrachter in ein ehrfürchtiges Staunen. Einem anatomisch geschulten Betrachter sträuben sich die Haare und ein Schmerz durchfährt seinen Körper. Leider werden Rückbeugen oft anatomisch nicht richtig gelehrt und verstanden.

Was wir sehen, sind keine Rückbeugen, sondern oft Rückknicke. Das heißt, die Hauptbeugung geschieht da, wo sie eigentlich nicht geschehen sollte, nämlich im Übergang von der Lendenwirbelsäule zur Brustwirbelsäule und in der Halswirbelsäule.

Die Ursachen sind vielfältig. Zum einen fehlt es oft an Länge in der vorderen Muskelkette und im Hüftbeuger. Dann bleibt dem Körper nur das Knicken in den schwachen, beweglichen Übergängen der Wirbelsäule. Dazu kommen ein schwacher Beckenboden, eine schwache tiefe Bauchmuskulatur und ein schwaches Zwerchfell – wir können keinen „Gegendruck“ auf die Lendenwirbelsäule erzeugen und knicken ein. Zu schwache tiefe Rückenstrecker lassen uns in der Rückbeuge hängen, statt uns in eine kraftvolle Rückbeuge zu „schieben“.

Auch hier stellt sich wieder die **Frage nach dem Sinn**. Möchten wir mit der Übung in erster Linie eine vorgegebene Form erreichen? Oder möchten wir eine gesunde Wirkung erzielen? Im letzteren Fall arbeiten wir uns Schritt für Schritt – immer die Wirkung im Fokus – näher in Richtung der Form. Wenn wir nur nach der Form streben und uns möglicherweise zu schnell in sie hinein „forcieren“, üben wir vielleicht an der tollen Wirkung vorbei. Unser Körper ist sehr tolerant, er kann Fehlhaltungen über längere Zeit ertragen. Wenn uns auf dem Weg kein qualifizierter Yogalehrer oder Yogatherapeut korrigiert, fragen wir uns vielleicht erst beim ersten Ischiasschmerz: Warum? Wieso?

Die Abflachung der natürlichen Lordose

Das Becken ist die Basis für die Wirbelsäule. Der untere Rücken steht, wie bereits erwähnt, in direktem Zusammenhang mit der Stellung des Beckens. Der Grund ist, dass sich die Lendenwirbelsäule aus der sakralen Basis aufrichtet. Die Beckenposition wiederum wird durch Muskelzüge der Fuß-, Bein- und Lendendarmbeinmuskulatur beeinflusst. Auch gehören die inneren und äußeren Beinmuskeln (Abduktoren und Adduktoren) sowie die vorderen und hinteren Muskelzüge der Beine (Quadrizeps und Ischiokruralmuskulatur) dazu. So können z. B. sowohl verkürzte hintere Oberschenkelmuskeln als auch verspannte Bauchmuskeln und ein zu schwacher *M. iliopsoas* zu einer **Entlordosierung** oder einem **Flachrücken** in der Lendenwirbelsäule führen. Auch hier kommt es zu einer erhöhten einseitigen Druckbelastung der Bandscheiben und die hinteren Bänder der Wirbelsäule werden überdehnt. Schmerzen und Instabilitäten können die Folge sein. Oft wird die fehlende Bewegung in der Lendenwirbelsäule dann unglücklich in der Brustwirbelsäule kompensiert.

Auch hier ist **Achtsamkeit in Yogaübungen** geboten. Bei intensiven Vorbeugen in sitzenden oder stehenden Positionen mit verkürzter Ischiokruralmuskulatur und gestreckten Beinen wird der untere Rücken intensiv belastet. Durch die Verkürzung der rückseitigen Beinmuskulatur ist es nicht möglich, das Becken nach vorn zu kippen, um die Vorbeuge aus dem Hüftgelenk zu machen. Die Kompensation geschieht dann im Vorbeugen der Wirbelsäule, besonders der Lendenwirbelsäule, was die Bandscheiben und Bandstrukturen im unteren Rücken auf Dauer zu sehr belastet.

Rückenschonende Vorbeugen werden idealerweise mit gebeugten Beinen ausgeführt, sodass der Bauch die Oberschenkel berührt. In der vorgebeugten Position können die Beine dann Schritt für Schritt gestreckt werden, ohne dass wir den Kontakt zu den Oberschenkeln verlieren.

Wichtig zu erwähnen ist auch noch einmal, dass **die inneren und äußeren Oberschenkelmuskeln** (Abduktoren und Adduktoren), die **Gesäßmuskeln** und der **Beckenboden** einen ebenso großen biomechanischen Einfluss auf die Becken- und Lendenwirbelregion haben wie die oben genannten Beinmuskeln (über Muskelketten und Muskelschlingen).

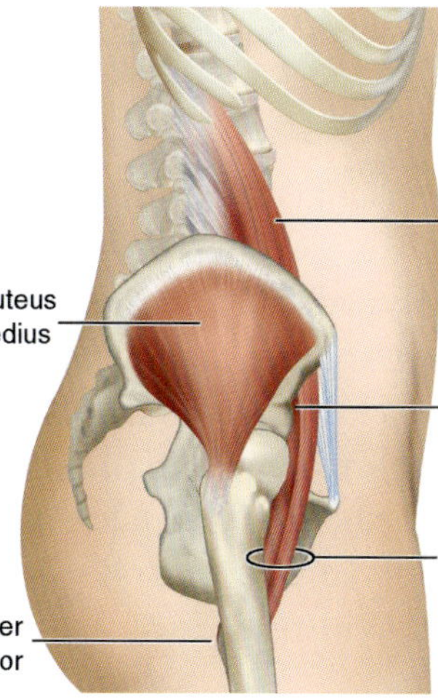

Abb. 28: Verbindung von Rumpf und Beinachsen über den M. iliopsoas

Zwerchfell und **Beckenboden** sind ebenso wichtige Muskelpartner für einen gesunden unteren Rücken. Sie sind funktionell eng mit den Stabilisatoren der Lendenwirbelsäule verkettet. Man spricht von einer sogenannten Koaktivierung.

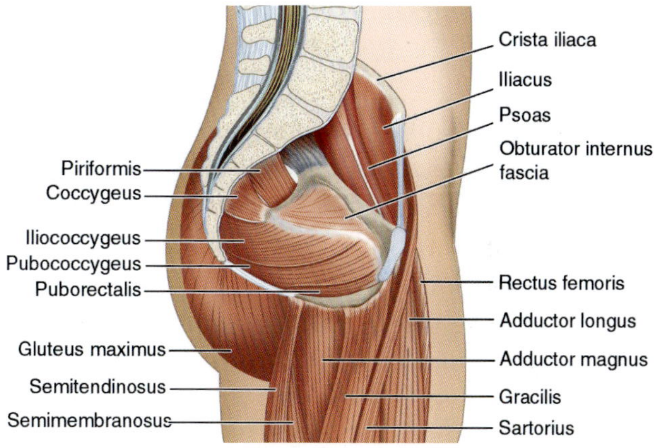

Abb. 29: Beckenbodenmuskulatur mit Iliopsoas

Über eine Koaktivierung von fünf Muskelgruppen, nämlich der Beckenbodenmuskulatur, der *Mm. multifidi*, dem *M. iliopsoas*, dem *M. transversus abdominis* und dem Zwerchfell, wird über die Integration des Atems die Stabilität im unteren Rücken geschult. Diese Muskelgruppen arbeiten synergistisch bei der Stabilisierung der Wirbelsäule zusammen.

Der Begriff „natürliche Lordose" wird häufig mit der Hyperlordose verwechselt. Eine **natürliche Lordose** ist essenziell für einen beschwerdefreien Alltag. Sie ist aber nur dann möglich, wenn wir unser „**System**" **in** der **Balance** halten, indem wir einen Spannungsausgleich der Muskelketten anstreben, die die Stellung des Beckens beeinflussen. Im modernen Alltag ist aber eher die so genannte „Dysbalance" die Regel.

Aus den oben genannten Schwachstellen resultieren muskuläre Dysbalancen und daraus Fehlhaltungen wie z. B. eine Hyperlordose, der Flachrücken oder eine erworbene Skoliose. Sie führen wiederum zu strukturellen Verschleiß- und Abnutzungserscheinungen wie Stauchungen im Bereich der kleinen Wirbelgelenke, Bandscheibenvorfällen oder -vorwölbungen, Gleitwirbeln, Nervenreizungen oder Schmerzen an den Bändern der Wirbelsäule.

Die Wirbelsäule ist der körperliche und seelische Stützpfeiler unseres Körpers. Sie stützt und schützt uns in allen Lebenslagen. Ohne sie würden wir in uns zusammensinken wie eine Nacktschnecke. Probleme im Bereich der Lendenwirbelsäule spiegeln häufig seelische Konflikte wie Sorgen, Unsicherheiten und starke Belastungen wider, egal ob materieller oder emotionaler Art. Im Volksmund sagen wir „jemandem den Rücken stärken", „das war ein Schlag in den Rücken", „unbeugsam sein", „mit dem Rücken zur Wand stehen" oder „Rückgrat haben".

Die Voraussetzung für einen gesunden unteren Rücken ist eine ganzheitliche Sicht: Wir können den Aufbau oder die Struktur des Körpers mit einem Gebäude vergleichen. Sie baut sich von unten nach oben auf: Füße, Beine, Becken, Wirbelsäule, Schultergürtel, Halswirbelsäule, Kopf. In der Yogatherapie gilt als strukturelles Fundament das Becken (unsere Mitte) im Zusammenspiel mit den Füßen.

In der Yogatherapie lernen wir, den Körper als ein Konstrukt zu betrachten, das über ein Netzwerk von Faszien und Muskelketten immer als Ganzes funktioniert und reagiert. Mit dieser ganzheitlichen Sicht können wir verstehen, dass beispielsweise Beschwerden im unteren Rücken auch durch Dysbalancen in Fuß-, Knie-, Hüft- oder Beckenstrukturen begründet sein können. Über die Verbindung von Faszien, Muskelketten oder -schlingen äußert sich der Schmerz unter Umständen an einem ganz anderen Ort, beispielsweise im unteren Rücken. Ebenfalls beziehen wir in die Betrachtung auch unseren emotionalen Körper ein. Die Erfahrung zeigt, dass auch starke emotionale Belastungen im Beruf oder in Beziehungen unspezifische Schmerzen bis hin zu Bandscheibenvorfällen im unteren Rücken hervorrufen können.

Zielsetzungen für die Yogapraxis:
Die **Yogatherapie** strebt nach einem harmonischen Zusammenspiel aller Muskelketten. Das bedeutet Flexibilität, Kraft und Stabilität, um den passiven Strukturen wie der Wirbelsäule, Bandscheiben und Gelenken, aber auch den Nerven und dem ganzen Versorgungssystem Raum für ihre optimale Funktion zu verschaffen. Das Wiedererlernen eines bewussten, tiefen, kraftvollen und gleichzeitig entspannten Atems sowie die Schulung der Atemachtsamkeit sind Grundvoraussetzungen für ein lockeres und entspanntes, gut koordiniertes Bewegen.

- Gefühl für eine „neutrale" Beckenaufrichtung
- Bewusstsein für eine Aufrichtung über zwei Pole (Becken/Kopf: Prinzip der Spiraldynamik®)
- Dehnung und Kräftigung der Hüftbeugemuskulatur
- Dehnung der vorderen Beinmuskelkette
- Dehnung und Kräftigung der Gesäßmuskulatur
- gedehnte, entspannte und gleichzeitig kräftige Bauch- und Rückenmuskulatur
- Bewusstsein für eine natürliche, aufrechte Haltung und Bewegung im unteren Rücken
- Aufrichtung und Länge in der Lendenwirbelsäule
- ein harmonisches Zusammenspiel von Kraft, Beweglichkeit und Stabilität in Bein-, Hüft-, Becken- und Rumpfmuskulatur
- ein bewusster, tiefer und gleichzeitig leicht fließender Atem
- Erlernen einer anatomisch gesunden Bewegungskoordination und Haltung

Yogaprogramm für einen entspannten unteren Rücken

Wirkungen:

- Dehnung der Hüftbeuger und Leistenmuskulatur
- Kräftigung und Entspannung der Muskulatur des Beckenbodens
- Dehnung und Entspannung der Bauchmuskulatur
- Mobilisation und Dehnung des unteren Rückens
- Kräftigung der Gesäß- und Rückenstreckermuskeln
- Streckung und Aufrichtung der Wirbelsäule
- Dehnung der Innen- und Rückseite der Beine
- Kräftigung der Bein- und Bauchmuskulatur
- Dehnung der äußeren Hüft- und der tiefliegenden Gesäßmuskeln
- Bewusstsein für die natürliche Lordose und gesunde Bewegung im unteren Rücken
- verlängerte Ausatmung und tiefe Entspannung

1. HALTUNG: VARIANTE ARDHA APANASANA

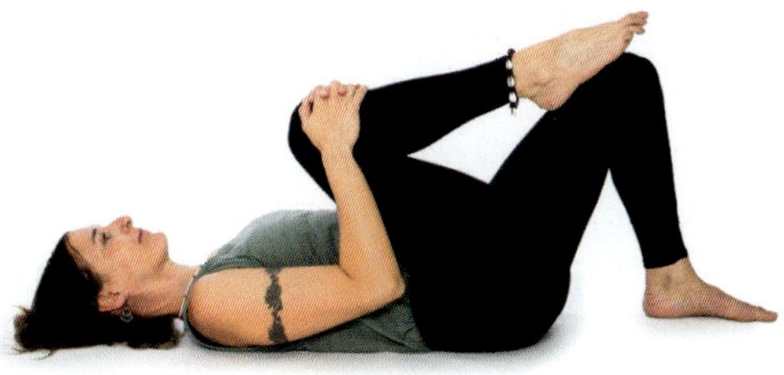

↑ Ausatmen

↓ Einatmen

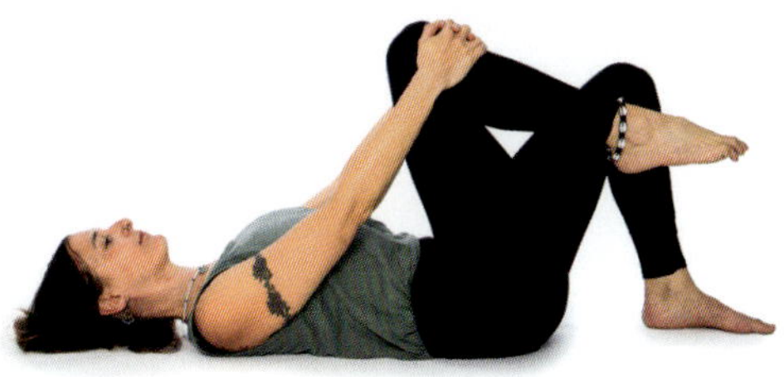

Wirkung:
Sanfte Kräftigung und Dehnung der unteren Rückenmuskulatur, sanfte Kräftigung der tiefen Bauchmuskulatur

Ausführung:
Komme in die Rückenlage und stelle die Füße in einem angenehmen Abstand zum Gesäß auf.

Beim Ausatmen:
Fasse mit beiden Händen das rechte Knie und ziehe es in Richtung Brustkorb.

Beim Einatmen:
Schiebe das rechte Knie wieder nach vorne in die Armstreckung.

Wiederholung: 8-10x pro Seite
Bleibe dann 6 Atemzüge in der zweiten Haltung und schiebe das Knie gegen die Hände, um die Dehnung und Kräftigung im unteren Rücken zu verstärken.

2. HALTUNG: APANASANA

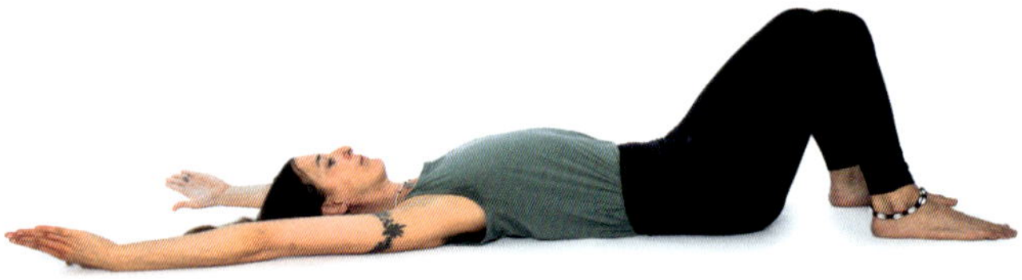

↑ Einatmen

↓ Ausatmen

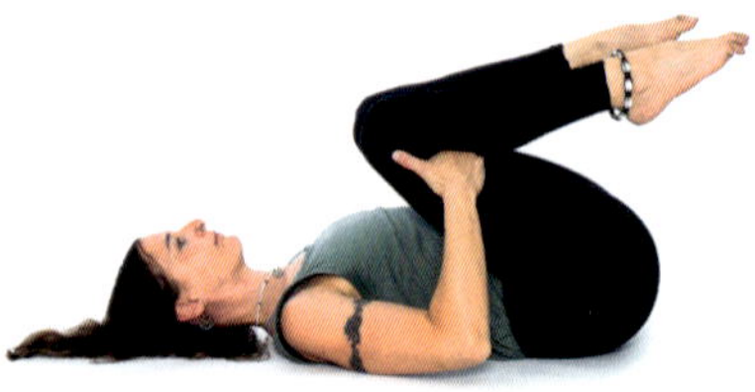

Wirkung:
Dehnung im unteren Rücken und in der Gesäßmuskulatur

Ausführung:
Bleibe in der Rückenlage und stelle die Füße in einem angenehmen Abstand zum Gesäß auf.

Beim Einatmen:
Atme durch die Wirbelsäule in den Brustkorb. Führe dabei beide Arme mit weiten Schultern über den Kopf und spüre die Länge in der Wirbelsäule.

Beim Ausatmen:
Führe die Arme zurück, fasse mit beiden Händen die Rückseite der Oberschenkel und ziehe beide Knie zum Bauch.

Wiederholung: 8-10x
Bleibe dann 6 Atemzüge in der zweiten Haltung und schiebe die Oberschenkelrückseiten in deine Hände, um den unteren Rücken in der Dehnung zu kräftigen.

3. HALTUNG: VARIANTE JATHARA PARIVRITTI

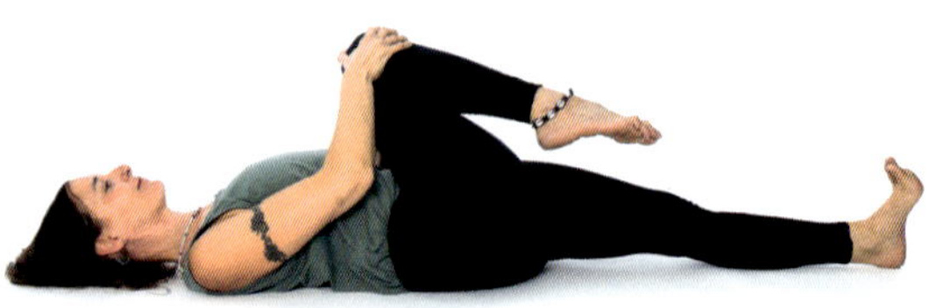

Wirkung:
Dehnung der Leiste, der äußeren Hüft- und der tiefliegenden Gesäßmuskulatur

Ausführung:
Stelle in der Rückenlage die Füße in einem angenehmen Abstand zum Gesäß auf.

Beim Ausatmen:
Ziehe mit beiden Händen das rechte Knie zuerst nach links über die Mitte und dann erst diagonal in Richtung der linken Schulter, während du den rechten Sitzbeinhöcker in den Boden schiebst.

Wiederholung: Verweile auf jeder Seite 8-10 Atemzüge in der Haltung.

4. HALTUNG: VARIANTE DVIPADA PITHAM

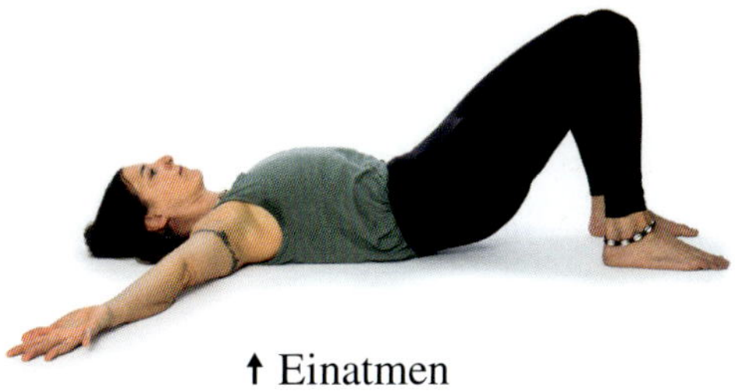

↑ Einatmen

↓ Ausatmen

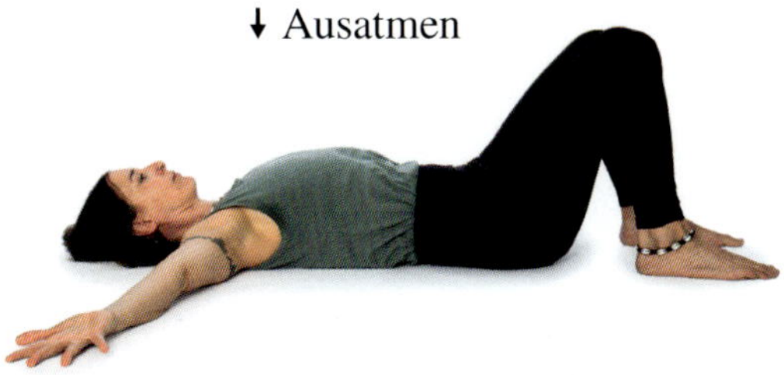

Wirkung:
Mobilisation der Hüftgelenke und der Lendenwirbelsäule, Dehnung im unteren Rücken und Aktivierung der Bauch- und Beckenbodenmuskulatur

Ausführung:
Bleibe in der Rückenlage und stelle die Füße in einem angenehmen Abstand zum Gesäß auf.

Beim Einatmen:
Führe beide Arme auf Schulterhöhe und rolle das Becken in ein leichtes Hohlkreuz. Halte dabei einen sanften Tonus im tiefen Bauchmuskel, um eine Stauchung in der Lendenwirbelsäule zu vermeiden.

Beim Ausatmen:
Rolle das Becken über das Kreuzbein und die Lendenwirbelsäule wieder zurück und ziehe dabei das Schambein zum Nabel und den Nabel zur Lendenwirbelsäule. Aktiviere die tiefe Beckenbodenmuskulatur. Achte darauf, dass du die Pobacken nicht zusammenpresst, um eine Stauchung im Iliosakralgelenk zu vermeiden.

Wiederholung: 8-10x

5. HALTUNG: SUPTA BADDHA KONASANA

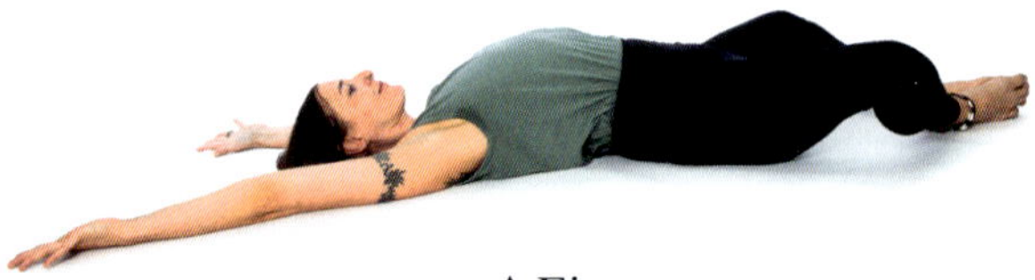

↑ Einatmen

↓ Ausatmen

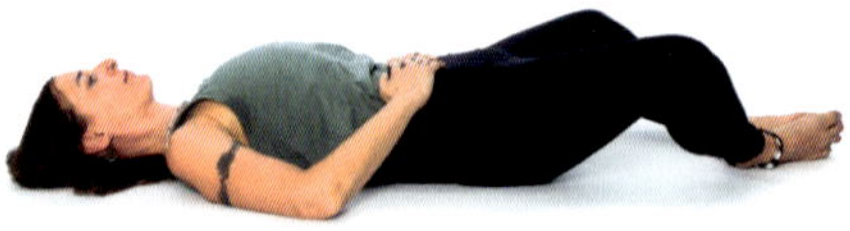

Wirkung:
Streckung der Wirbelsäule und Kräftigung der unteren Rücken- und Beckenbodenmuskulatur

Ausführung:
Bewege in der Rückenlage beide Knie nach außen und lege die Fußsohlen aneinander.

Beim Einatmen:
Führe beide Arme über den Kopf und presse die Fußsohlen sanft aneinander. Bewege dabei das Becken sanft in Richtung Hohlkreuz, ohne in der Lendenwirbelsäule zu stauchen (aktive Mitte).

Beim Ausatmen:
Führe die Hände zurück, lege sie auf deine Leisten, rolle das Becken über das Kreuzbein und die Lendenwirbelsäule wieder zurück, ziehe dabei das Schambein zum Nabel und den Nabel zur Lendenwirbelsäule. Aktiviere die tiefe Beckenbodenmuskulatur. Achte darauf, dass du die Pobacken nicht zusammenpresst, um eine Stauchung im Iliosakralgelenk zu vermeiden.

Hinweis:
Um eine andere Wirkung auf den unteren Rücken zu erzielen und das Zwerchfell zu kräftigen, kann der zweite Teil der Übung auch mit der Einatmung erfolgen.

Wiederholung: 8-10x

6. HALTUNG: EKAPADA USHTRASANA

Einatmen →

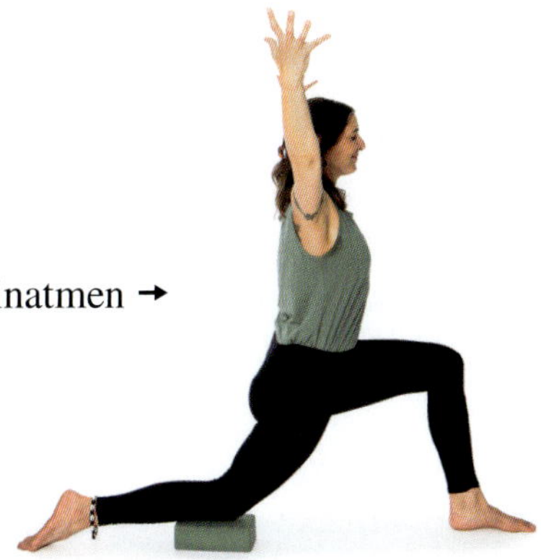

Ausatmen →

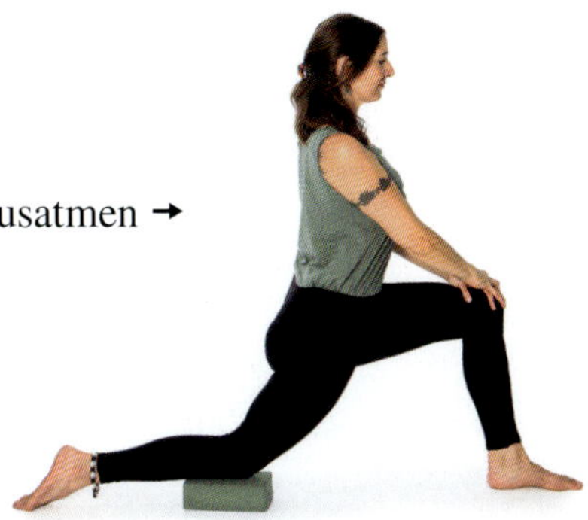

Wirkung:
Dehnung der Hüftbeugemuskulatur und Kräftigung der Rückenstrecker- und Bauchmuskulatur

Ausführung:
Mache aus dem Kniestand mit dem linken Fuß einen Schritt nach vorne. Lege einen Block unter das rechte Knie. Achte auf eine parallele Beckenausrichtung und die neutrale Beckenaufrichtung.

Beim Einatmen:
Ziehe beide Arme zuerst nach vorne, um die Leistendehnung etwas zu intensivieren, und dann erst mit lockeren und weiten Schultern über den Kopf.

Beim Ausatmen:
Senke die Arme, lege beide Hände auf das linke Knie. Halte deine Mitte aktiv aufgerichtet, während du gleichzeitig die rechte Hüfte über den großen Gesäßmuskel nach vorne schiebst.

Wiederholung: 8x pro Seite
Bleibe am Schluss 4 Atemzüge in der zweiten Haltung und vertiefe die Dehnung der Hüftbeuger.

7. HALTUNG: CHAKRAVAKASANA

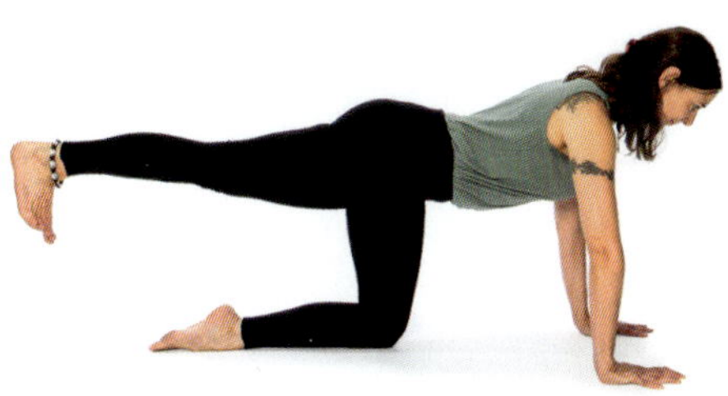

↑ Einatmen

↓ Ausatmen

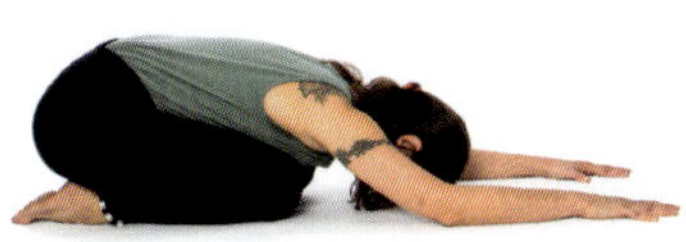

Wirkung:
Kräftigung und Dehnung der Rückenstrecker-, Hüft- und Gesäßmuskulatur

Ausführung:
Komme in den Vierfüßlerstand. Achte auf weite Schultern und aktive Hände. Vermeide das Überstrecken der Ellenbogen.

Beim Einatmen:
Strecke das rechte Bein mit der Ferse horizontal nach hinten. Das Becken ist neutral aufgerichtet, der tiefe Bauchmuskel aktiv. Spüre, wie die Kraft aus der Mitte in die Ferse und in den Scheitel fließt.

Beim Ausatmen:
Beuge das rechte Bein, runde den Rücken und führe das Gesäß auf die Fersen in eine entspannte Balasana-Haltung.

Wiederholung: 8x pro Seite
Bleibe dann 6 Atemzüge in der zweiten Haltung.

8. HALTUNG: VARIANTE UTTANASANA

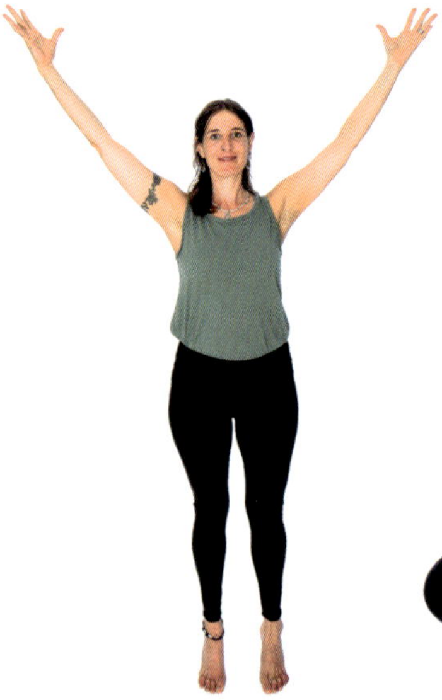

↑ Einatmen

↓ Ausatmen

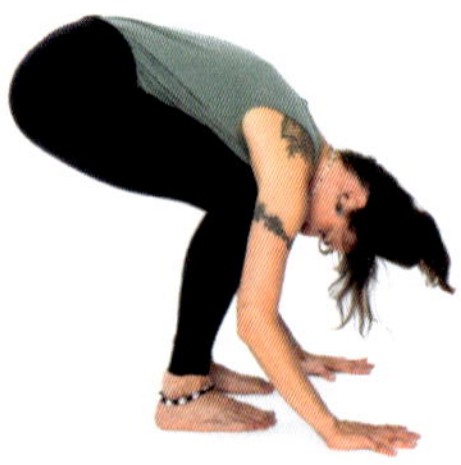

Wirkung:
Streckung und Dehnung der Rücken- und Gesäßmuskulatur

Ausführung:
In der aufrechten Standhaltung stehen die Füße parallel und hüftbreit auseinander.

Beim Einatmen:
Hebe die Fersen vom Boden auf den Vorfuß. Ziehe die Fußknöchel zueinander. Strecke beide Arme in einer V-Haltung über den Kopf.

Beim Ausatmen:
Beuge dich aus dem Hüftgelenk mit eingebeugten Knien, lege den Bauch in deine Oberschenkel, um mehr Entlastung und Entspannung im unteren Rücken zu finden.

Wiederholung: 8-10x
Bleibe dann 6 Atemzüge in der zweiten Haltung.

9. HALTUNG: ARDHA PARSHVA UTTANASANA

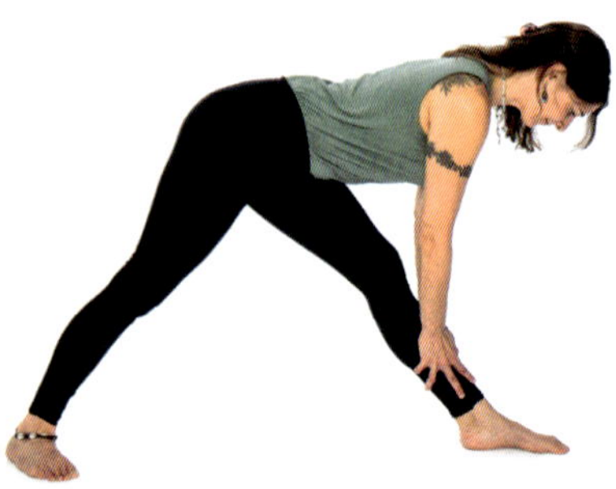

↑ Ausatmen

Einatmen →

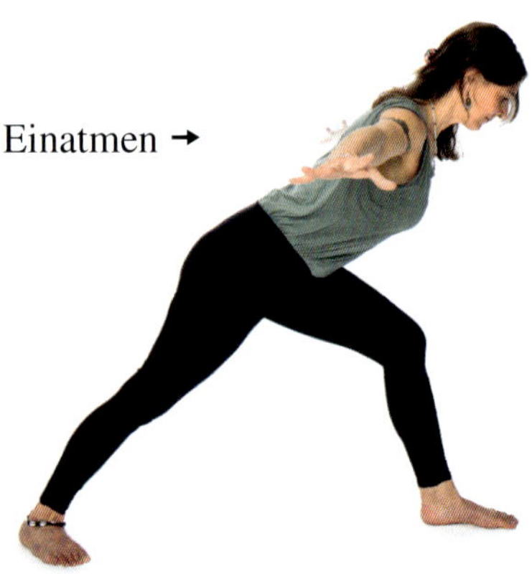

Wirkung:
Einseitige Kräftigung des unteren Rückens und der vorderen Oberschenkelmuskulatur

Ausführung:
Mache im aufrechten Stand einen Ausfallschritt mit dem rechten Bein, drehe dabei den rechten Fuß 45 Grad nach außen. Achte auf eine möglichst parallele Beckenausrichtung, um Scherkräfte im Iliosakralgelenk zu vermeiden.

Beim Ausatmen:
Komme aus dem Hüftgelenk beugend mit langer Wirbelsäule in eine halbe Vorbeuge. Lege die Hände auf das linke Schienbein.

Beim Einatmen:
Bleibe geerdet in den Füßen und aktiv in der Mitte, während du den Oberkörper etwas anhebst. Strecke beide Arme seitlich aus. Beuge dabei leicht das linke Bein.

Wiederholung: 8-10x pro Seite
Bleibe dann 4 Atemzüge in der ersten Haltung.

10. HALTUNG: VARIANTE PRASARITA PADOTTANASANA

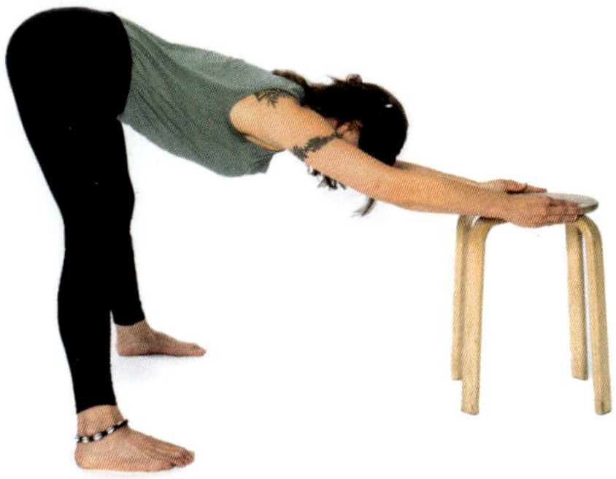

Wirkung:
Streckung der Wirbelsäule und Dehnung der Rücken- und Gesäßmuskulatur

Ausführung:
Stelle einen Hocker oder Stuhl vor dir auf. Bringe jetzt deine Beine in eine angenehme Seitgrätsche.

Beim Ausatmen:
Beuge dich aus der Hüfte vor, lege beide Hände auf den Hocker oder Stuhl und strecke den Rücken vom Kreuzbein bis zum Scheitel.

Wiederholung: Bleibe 8-10 Atemzüge in der Haltung.

11. HALTUNG: VAJRASANA

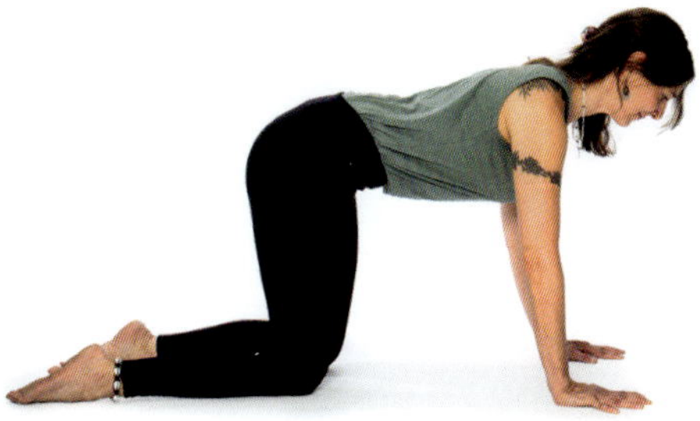

↑ Einatmen

↓ Ausatmen

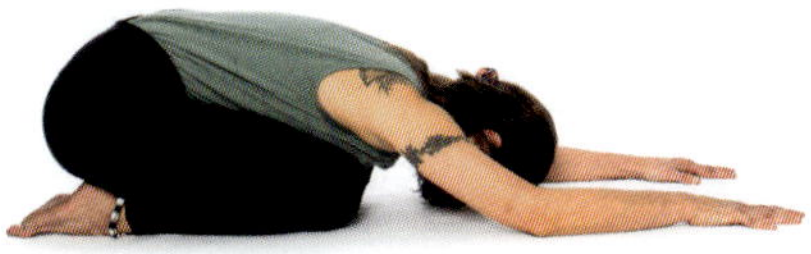

Wirkung:
Ausgleich und Dehnung für den unteren Rücken

Ausführung:
Komme in eine aktive, gut ausgerichtete Vierfüßlerhaltung.

Beim Einatmen:
Atme durch die Wirbelsäule und in die Weite im Brustkorb und Schultergürtel.

Beim Ausatmen:
Schiebe dein Gesäß in Richtung Fersen und runde dabei den unteren Rücken.

Wiederholung: 8-10x
Verweile dann 6 Atemzüge in der zweiten Haltung.

12. HALTUNG: DVIPADA PITHAM / APANASANA

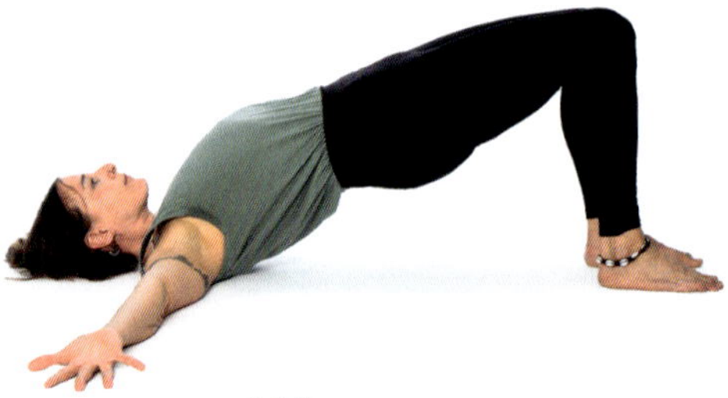

↑ Einatmen

↓ Ausatmen

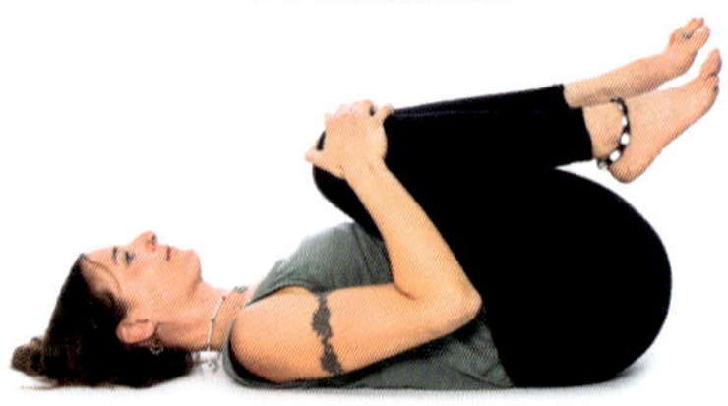

Wirkung:
Dehnung der vorderen Muskelkette mit Kräftigung der Bauchmuskulatur, Kräftigung und Dehnung der Gesäß- und Rückenmuskulatur

Ausführung:
Komme in die Rückenlage und stelle die Füße hüftbreit und in einem angenehmen Abstand zum Gesäß auf.

Beim Einatmen:
Beginne die Wirbelsäule vom Becken/Kreuzbein aus Wirbel für Wirbel aufzurollen. Das Becken führt die Bewegung, bis das Gewicht des Oberkörpers auf den Schulterblättern liegt. Führe die Arme, wenn möglich, gleichzeitig auf Schulterhöhe nach außen.

Beim Ausatmen:
Rolle die Wirbelsäule langsam wieder ab. Das Becken führt die Bewegung, bis das Kreuzbein den Boden berührt. Ziehe jetzt mit beiden Händen die Knie zum Bauch.

Wiederholung: 8-10x

13. HALTUNG: SHAVASANA

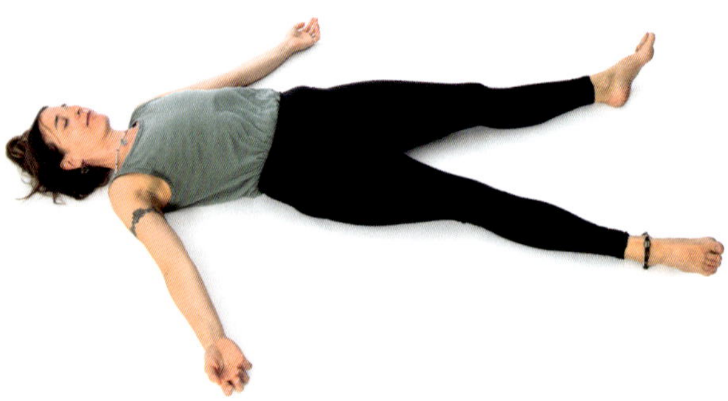

Wirkung:
Entspannung im unteren Rücken, verlängerte Atmung und Beruhigung des Nervensystems, Achtsamkeit durch Atembeobachtung

Ausführung:
Lege in der Rückenlage die Arme neben den Körper. Nimm dir eine Minute Zeit, um den unteren Rücken wahrzunehmen. Anschließend beobachte die Bewegung der Bauchdecke 3 Minuten lang.

Hinweis:
Bei Rückenschmerzen stelle die Füße nahe ans Gesäß, damit der untere Rücken flach auf dem Boden liegt. Falls es dir im unteren Rücken angenehmer ist, lege eine gerollte Decke unter die Knie und strecke die Beine nach vorne aus.

Yogaprogramm für einen kräftigen unteren Rücken

Wirkungen:

- mehr Beweglichkeit für den unteren Rücken
- Stabilisierung im unteren Rücken und natürliche Beckenaufrichtung
- Dehnung der Oberschenkelmuskulatur und Hüftbeuger
- Kräftigung der Gesäß- und der tiefliegenden Rückenstreckermuskulatur
- Kräftigung der geraden, schrägen und tiefliegenden Bauchmuskulatur
- Kräftigung des Beckenbodens
- Verbesserung der Einatmungskapazität und der Sauerstoffaufnahme
- energetisierende und stärkende Wirkung für Körper, Atem und Geist

1. HALTUNG: URDHVA PRASARITA PADASANA

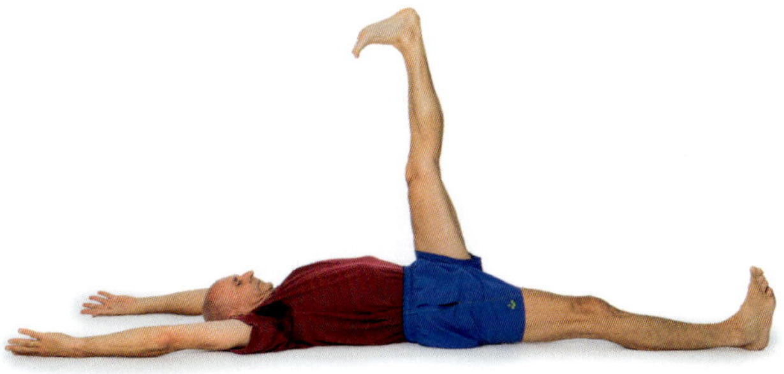

↑ Einatmen

↓ Ausatmen

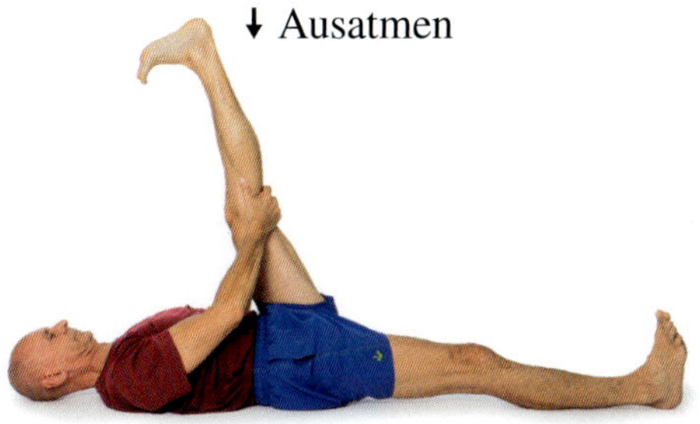

Wirkung:
Streckung und Dehnung des Rückens und der hinteren Oberschenkelmuskulatur

Ausführung:
Komme in die Rückenlage. Die Arme liegen seitlich am Körper, die Handinnenflächen weisen zur Decke.

Beim Einatmen:
Führe die Arme über den Kopf und strecke gleichzeitig das linke Bein senkrecht zur Decke. Du kannst das rechte Bein dabei auch gerne einbeugen.

Beim Ausatmen:
Halte das linke Bein mit beiden Händen und ziehe es mit der Kraft der Hüftbeuger zum Körper hin, ohne in der rechten Oberschenkelrückseite vom Boden abzuheben.

Wiederholung: 8-10x pro Seite

2. HALTUNG: APANASANA

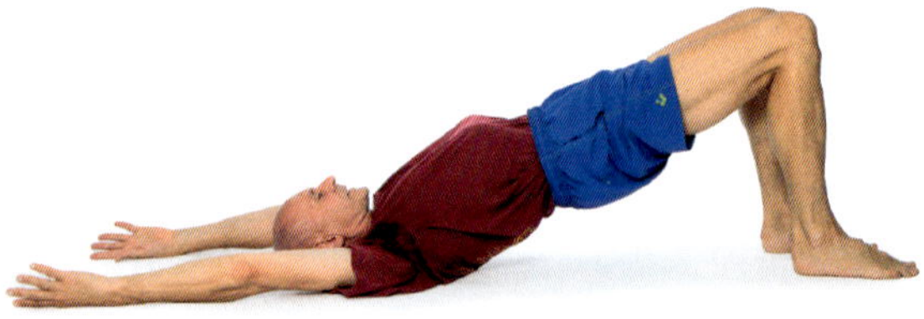

↑ Einatmen

↓ Ausatmen

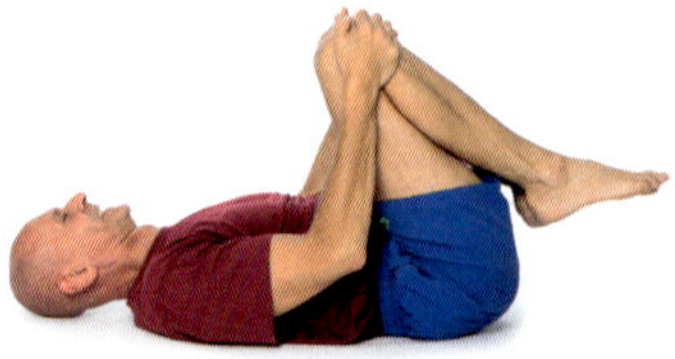

Wirkung:
Dehnung und Kräftigung des unteren Rückens und der Gesäßmuskulatur

Ausführung:
Komme in die Rückenlage und stelle die Füße hüftbreit und in einem angenehmen Abstand zum Gesäß auf.

Beim Einatmen:
Beginne die Wirbelsäule vom Becken/Kreuzbein aus Wirbel für Wirbel aufzurollen. Das Becken führt die Bewegung, bis das Gewicht des Oberkörpers auf den Schulterblättern liegt. Führe die Arme, wenn möglich, gleichzeitig auf Schulterhöhe nach außen.

Beim Ausatmen:
Rolle deine Wirbelsäule langsam wieder ab, bis das Kreuzbein den Boden berührt. Ziehe jetzt mit beiden Händen die Knie zum Bauch.

Wiederholung: 8-10x
Verweile anschließend 6 Atemzüge in der zweiten Haltung.

3. HALTUNG: VARIANTE URDHVA PRASARITA PADASANA

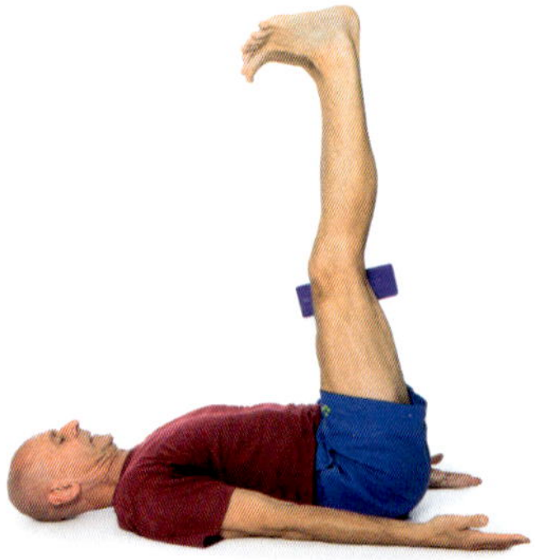

↓ Einatmen

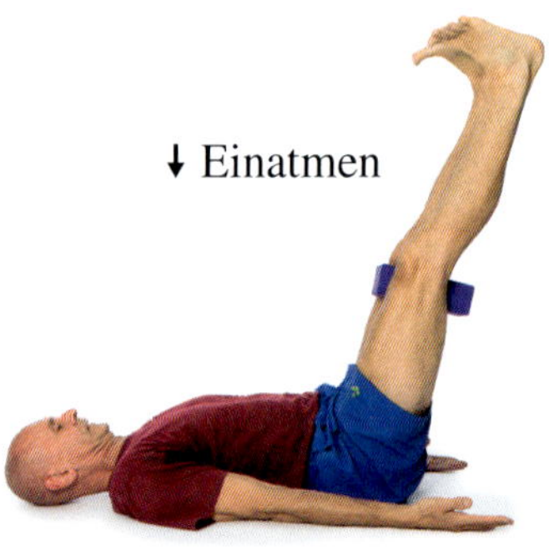

Wirkung:
Kräftigung der unteren Rückenmuskulatur und verschiedener Bauchmuskeln, des Beckenbodens und der Adduktoren

Ausführung:
Komme in die Rückenlage. Nimm einen Yogablock zwischen deine Oberschenkelinnenseiten und strecke beide Beine senkrecht nach oben.

Beim Einatmen:
Aktiviere deine Mitte. Senke jetzt beide Beine etwa 30 cm nach vorne und presse dabei den Block zusammen.

Beim Ausatmen:
Bleibe einen Atemzug in der Haltung.

↓ Einatmen

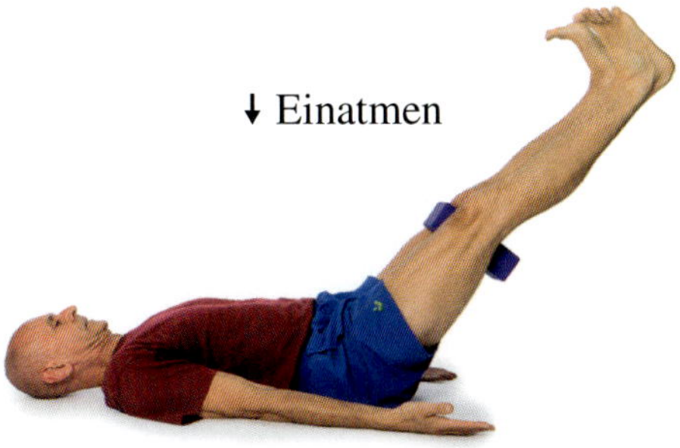

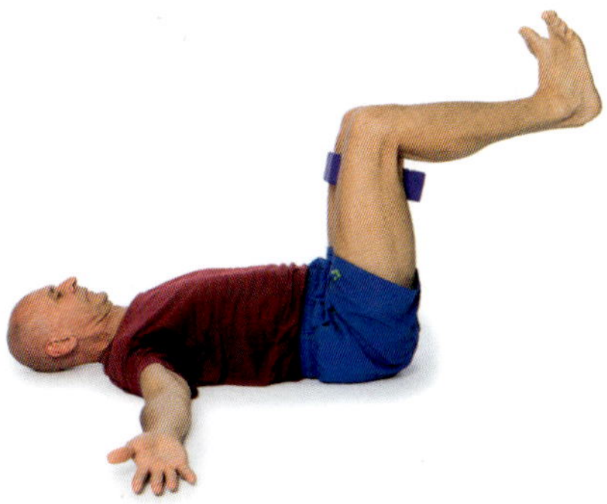

Beim Einatmen:
Senke die Beine noch weiter nach vorne, ohne dabei mit dem unteren Rücken abzuheben. Gehe nur dann tiefer, wenn du deine Mitte halten kannst!

Beim Ausatmen:
Ziehe die Beine über die Kraft der Hüftbeuger wieder in die Ausgangsposition und beginne mit dem Ablauf von vorne.

Wiederholung: 6-8x

Beuge anschließend die Beine, sodass sie zweimal einen rechten Winkel bilden. Atme tief in den Bauch, halte eine Bauchpresse und schiebe deine Knie zur Decke, sodass dein Kreuzbein leicht vom Boden abhebt. Mit der Ausatmung senke das Kreuzbein wieder auf die Matte.

Wiederholung: 12-15x, um die tiefliegenden Bauchmuskeln zu kräftigen

4. HALTUNG: CHAKRAVAKASANA

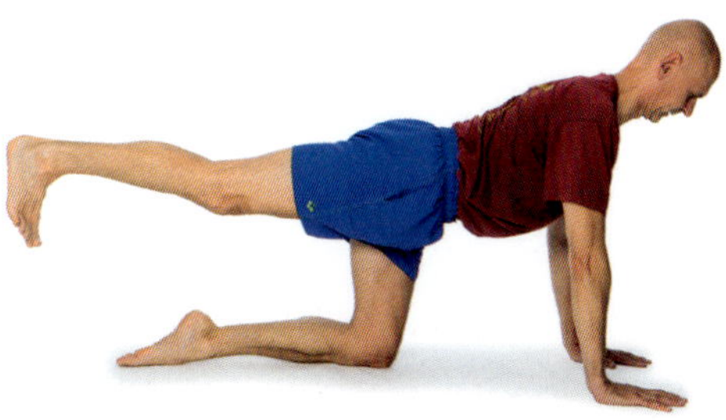

↑ Einatmen

↓ Ausatmen

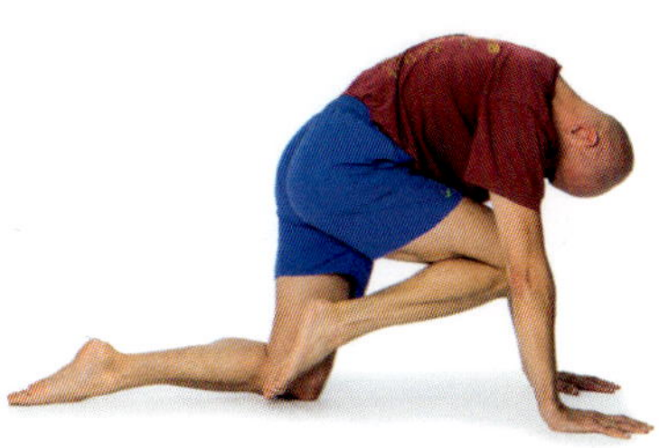

Wirkung:
Kräftigung der Rückenstrecker, der Gesäß-, Schulter-, geraden und tiefen Bauchmuskulatur sowie der Hüftbeuger

Ausführung:
Komme in eine aktive, gut ausgerichtete Vierfüßlerhaltung.

Beim Einatmen:
Strecke das rechte Bein kraftvoll, horizontal und mit der Ferse nach hinten aus.

Beim Ausatmen:
Ziehe das rechte Knie und die Stirn möglichst nahe zueinander, runde dabei den Rücken. Die Schultern bleiben weit und ziehen nicht zum Ohr!

Wiederholung: 8-10x pro Seite
Bleibe dann 4 Atemzüge in der ersten Haltung.

5. HALTUNG: EKAPADA USHTRASANA

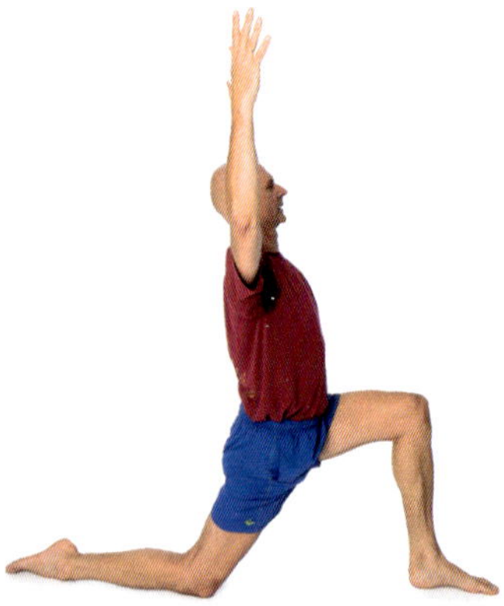

↑ Einatmen

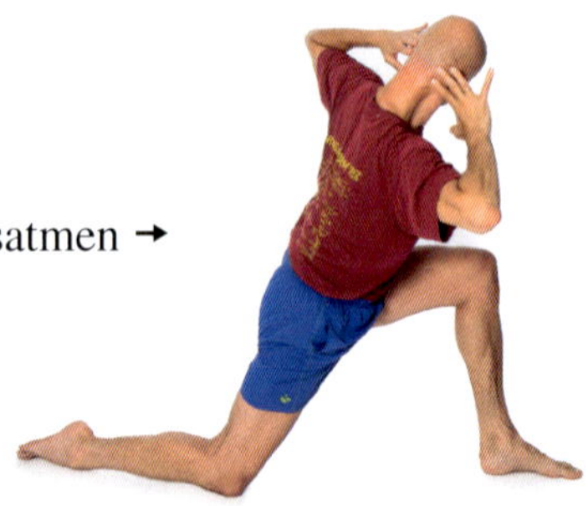

Ausatmen →

Wirkung:
Dehnung der vorderen Oberschenkel-, Hüftbeuger- und Brustmuskeln, Kräftigung der Rückenstrecker- und Bauchmuskulatur, Öffnung des Brustkorbs und der Rippen

Ausführung:
Stelle aus dem Kniestand den linken Fuß mit einem Schritt nach vorne auf die Matte. Achte auf eine parallele Beckenausrichtung und die neutrale Beckenaufrichtung. Knie und Knöchel bilden eine senkrechte Linie.

Beim Einatmen:
Führe beide Arme über den Kopf.

Beim Ausatmen:
Beuge dich mit langem Rücken nach vorne. Bleibe aktiv in deiner Mitte und drehe den Oberkörper oberhalb des Nabels zur linken Seite. Die Ellenbogen bleiben dabei weit und die Finger berühren den Hinterkopf.

Wiederholung: 8x pro Seite
Verweile dann 4 Atemzüge in der zweiten Haltung.

6. HALTUNG: ARDHA UTKATASANA

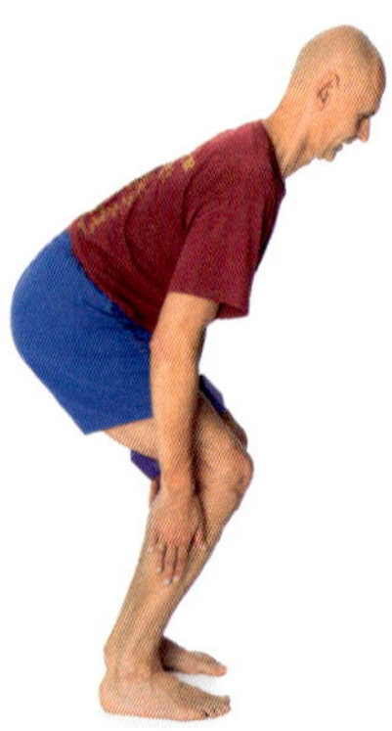

↑ Ausatmen

↓ Einatmen

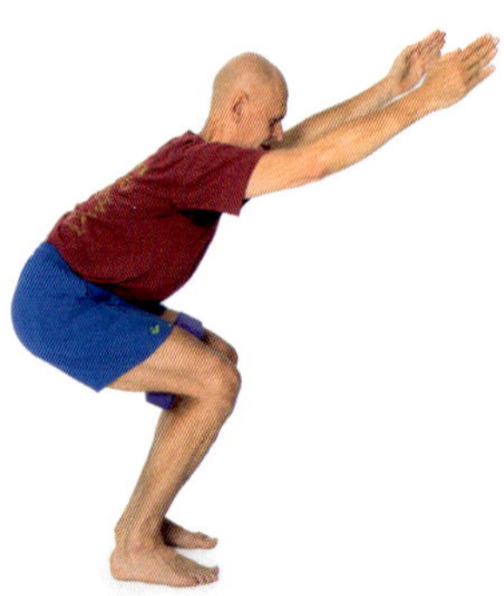

Wirkung:
Kräftigung der Gesäß-, Oberschenkel- und Rückenstreckermuskulatur

Ausführung:
Komme in die Standhaltung. Die Füße stehen parallel und hüftbreit auseinander. Verbinde dich über deine Füße mit der Erde.

Beim Ausatmen:
Schiebe dein Gesäß nach hinten und unten in die halbe Hocke. Die Knie gehen dabei nicht über die Zehenspitzen hinaus und bleiben parallel ausgerichtet. Die Hände berühren seitlich die Unterschenkel.

Beim Einatmen:
Führe die Arme nach vorne und oben. Die Schultern bleiben weit! Wirbelsäule und Nacken bleiben lang. Achte auf die Ausrichtung der Knie und die Erdung über die Füße.

Wiederholung: 8-10x
Bleibe dann 4 Atemzüge in der zweiten Haltung.

7. HALTUNG: ARDHA PARSHVA UTTANASANA

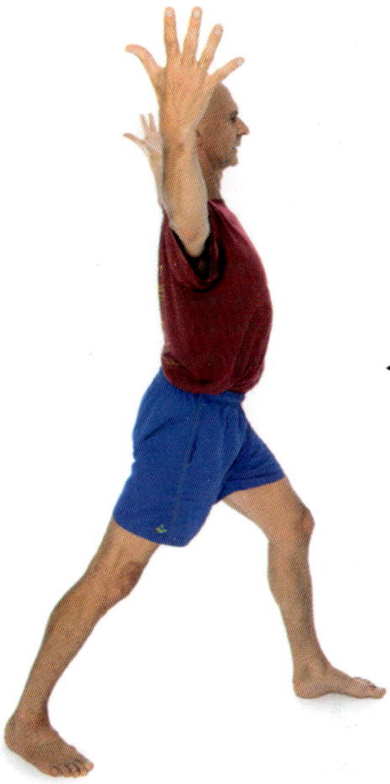

← Einatmen

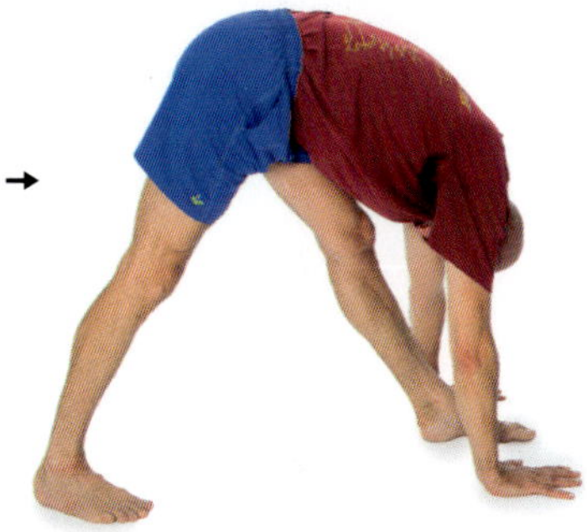

Ausatmen →

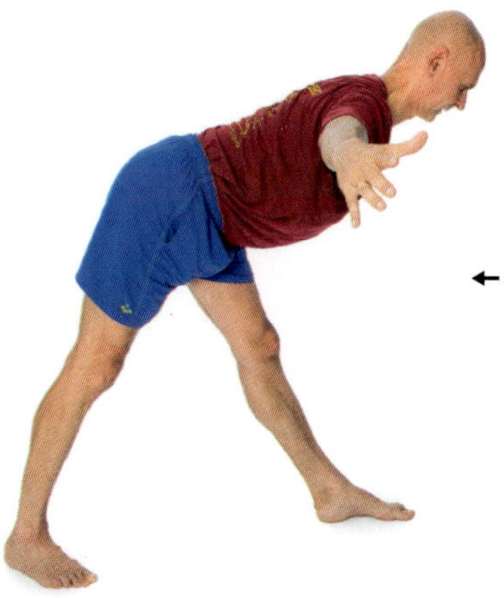

← Einatmen

Wirkung:
Kräftigung der Rückenstrecker- und Gesäßmuskulatur, Dehnung der Gesäß-, Hüftbeuge- und Rückenmuskulatur

Ausführung:
Mache aus der Standhaltung einen Ausfallschritt mit dem rechten Bein und drehe dabei den rechten Fuß 45 Grad nach außen. Achte auf eine möglichst parallele Beckenausrichtung, um Scherkräfte im Iliosakralgelenk zu vermeiden. Beuge das linke Bein. Das Knie steht senkrecht über dem Fußgelenk.

Beim Einatmen:
Strecke beide Arme in einer V-Haltung nach oben. Die Füße sind geerdet, das Becken ist gut aus- und aufgerichtet. Atme kraftvoll durch die Wirbelsäule in den Scheitel. Brustkorb und Schultern fließen in die Weite.

Beim Ausatmen:
Beuge dich aus der Hüfte vorwärts und lege die Hände auf einen Block oder den Boden. Gerne kannst du dein linkes Knie etwas einbeugen, um die Dehnung anzupassen.

Beim Einatmen:
Aktiviere jetzt deine Mitte und hebe den Oberkörper in eine halbe Vorbeuge an. Lasse beide Arme auf Schulterhöhe weit nach außen fließen. Spreize dabei deine Finger.

Wiederholung: 6-8x pro Seite
Bleibe dann 4 Atemzüge in der letzten Haltung.

8. HALTUNG: UTTANASANA

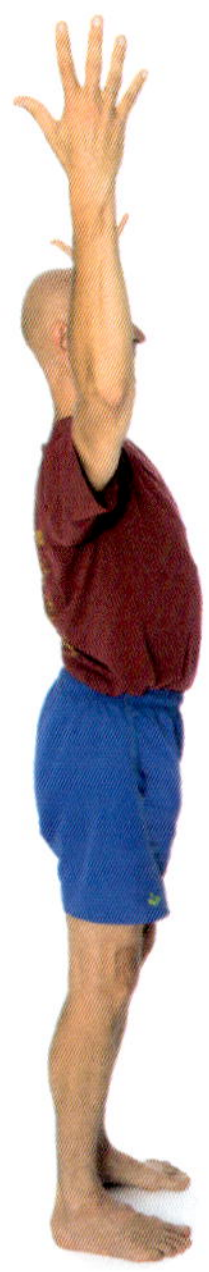

↑ Einatmen

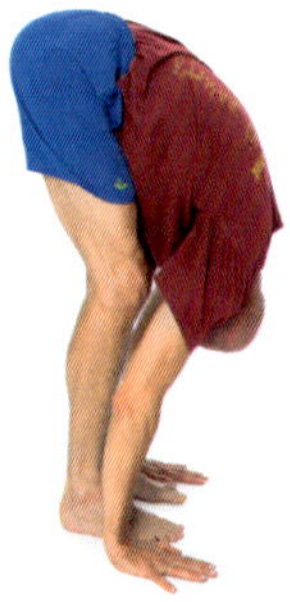

↑ Ausatmen

Wirkung:
Dehnung des unteren Rückens und der Gesäßmuskeln, Ausgleich für den unteren Rücken, Schultern und Nacken

Ausführung:
Komme in die Standhaltung. Die Füße stehen parallel und hüftbreit auseinander. Verbinde dich über deine Füße mit der Erde.

Beim Einatmen:
Richte dich auf und strecke beide Arme mit lockeren Schultern sanft über den Kopf.

Beim Ausatmen:
Beuge dich aus der Hüfte vorwärts und lege die Hände auf einen Block oder den Boden. Gerne kannst du dein linkes Knie etwas einbeugen, um die Dehnung anzupassen.

Wiederholung: 8-10x
Bleibe dann 4 Atemzüge in der zweiten Haltung.

9. HALTUNG: UTKATASANA

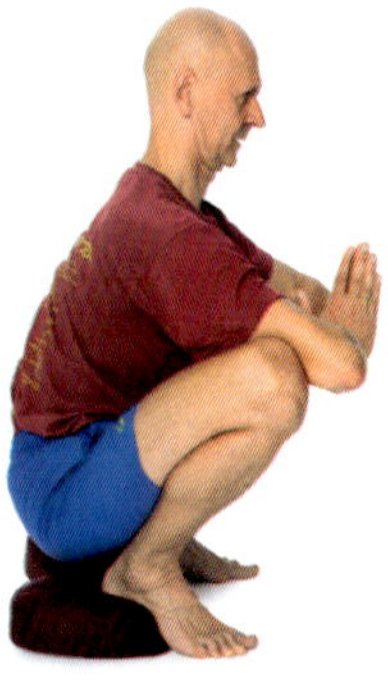

Wirkung:
Länge und Kraft im unteren Rücken, Kraft im Beckenboden, in den Adduktoren, den tiefen Rückenstreckern, der Bauch- und Schienbeinmuskulatur

Ausführung:
Komme in die Standhaltung. Die Füße stehen ca. 50-60 cm auseinander. Falls es dir in der Hocke nicht möglich ist, mit den Fersen den Boden zu berühren, unterlege die Fersen mit einem Block, einer Matte oder einem Kissen.

Beim Ausatmen:
Komme in eine tiefe Hocke und bringe Oberarme bzw. Ellenbogen an die Innenseiten der Knie. Die Unterarme sind horizontal ausgerichtet und die Handflächen liegen aneinander.

Beim Einatmen:
Atme dich aus dem aktiven Beckenboden durch die Wirbelsäule bis in den Scheitel, während die Oberschenkelinnenseiten gleichzeitig gegen die Oberarme pressen.

Hinweis:
Halte mit dem Ausatmen die Aufrichtung der Wirbelsäule und den Tonus im Beckenboden.

Wiederholung: Bleibe 10 Atemzüge in der Haltung.

10. HALTUNG: VARIANTE DANDASANA

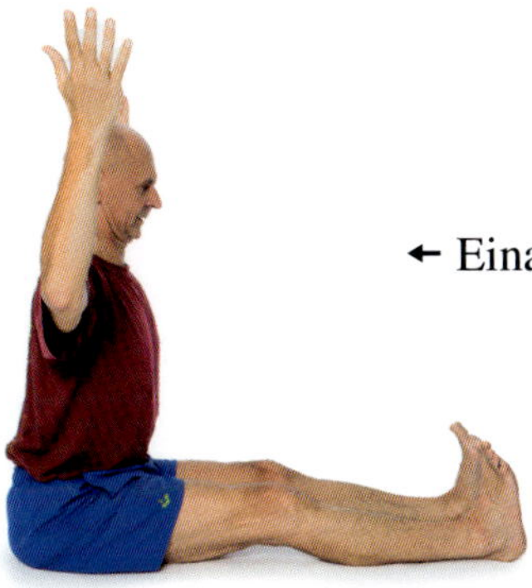

← Einatmen

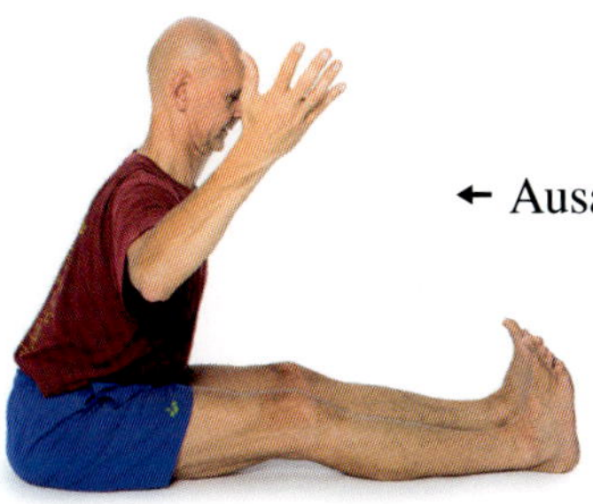

← Ausatmen

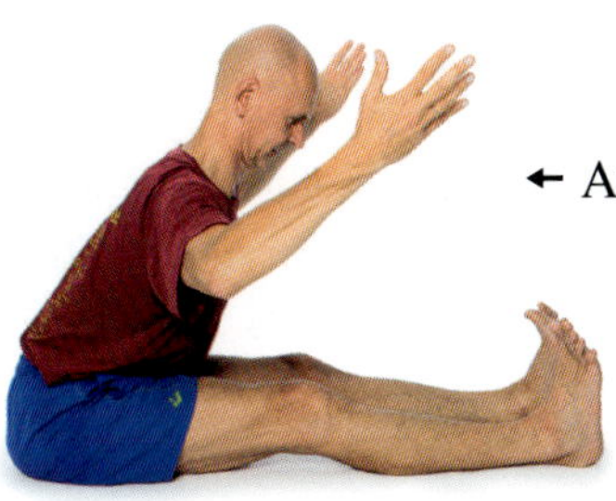

← Ausatmen

Wirkung:
Kräftigung der Rückenstrecker, Bauch- und Schulterblattmuskeln

Ausführung:
Komme in den Langsitz. Um bei verkürzten Hamstrings oder schwachen Hüftbeugern die Beckenaufrichtung zu erleichtern, setze dich auf ein Sitzkissen oder beuge die Beine leicht ein.

Beim Einatmen:
Richte dich aus dem Beckenboden über die Wirbelsäule auf. Dein Bauch ist aktiv, das Brustbein ist prominent. Führe die Arme mit Weite in den Schultern über den Kopf. Bleibe 5 Atemzüge in der Haltung.

Beim Ausatmen:
Beuge dich aus der Hüfte etwas nach vorne, indem du den Nabel zu den Kniescheiben ziehst. Die Wirbelsäule bleibt lang. Winkle dabei beide Arme an und lasse die Ellenbogen nach außen fließen. Bleibe 7 Atemzüge in der Haltung.

Beim Einatmen:
Begleite den Atem in die Brustwirbelsäule, den Bereich der Schlüsselbeine, die Zwischenrippenräume, die oberen Flanken und auf der Rückseite zwischen die Schulterblätter.

Beim Ausatmen:
Ziehe den Nabel weiter zu den Kniescheiben (Kraft in den Hüftbeugern). Die Wirbelsäule bleibt lang. Die Arme bleiben angewinkelt, die Ellenbogen fließen weiter nach außen. Verweile wiederum 7 Atemzüge in der Haltung.

11. HALTUNG: ADHO MUKHA SVANASANA

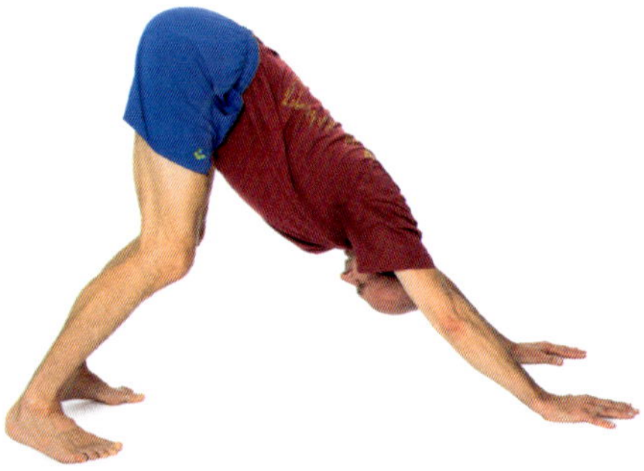

Wirkung:
Dehnung der Rückenstreckermuskeln und Ausgleich für den unteren Rücken

Ausführung:
Beginne aus der Vierfüßlerhaltung.

Beim Ausatmen:
Die Füße stehen fast mattenbreit, die Hände gut schulterbreit. Beuge die Knie leicht ein. Schiebe deine Sitzbeinhöcker in Richtung Decke und strecke beide Arme. Lasse die Schultern dabei in die Weite fließen, der Nacken bleibt lang.

Beim Einatmen:
Begleite den Atem in die oberen Flanken, die Schlüsselbeine und die Brustwirbelsäule.

Wiederholung: Bleibe 8 Atemzüge in der Haltung.

12. HALTUNG: SHALABHASANA

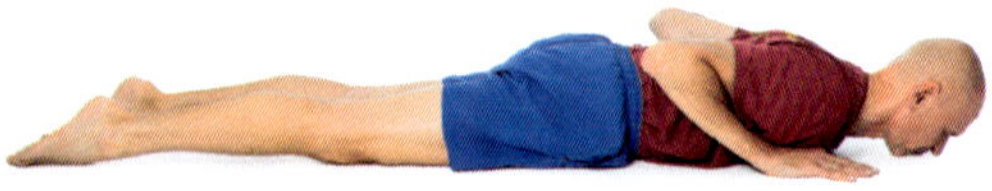

↑ Ausatmen

↓ Einatmen

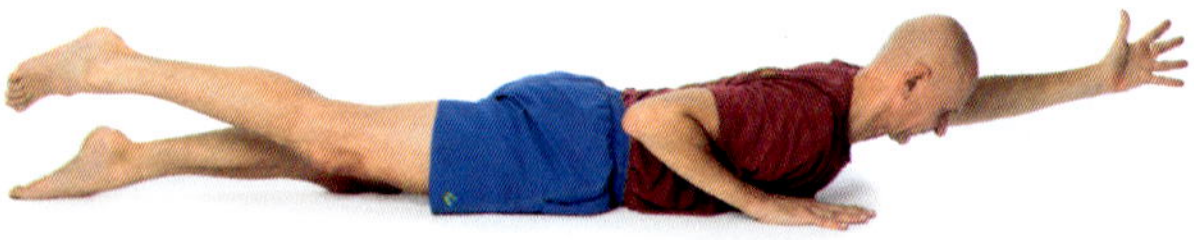

Wirkung:
Kräftigung der tiefliegenden Gesäß-, Rückenstrecker-, Bauch- und Beckenbodenmuskulatur

Ausführung:
Komme in die Bauchlage. Die Handflächen liegen unter den Schultergelenken. Die Oberarme liegen satt am Rumpf. Die Ellenbogen ziehen in Richtung Gesäß. Die Mitte ist sehr aktiv und die Leisten fließen in den Boden.

Beim Einatmen:
Hebe gleichzeitig das rechte Bein, den Oberkörper und den linken Arm. Die Kraft fließt gefühlt aus der Mitte über die Beinrückseite in die Ferse und durch die Wirbelsäule in den Scheitel.

Beim Ausatmen:
Löse die Haltung und kehre wieder zurück in die Ausgangsposition.

Wiederholung: 8x pro Seite

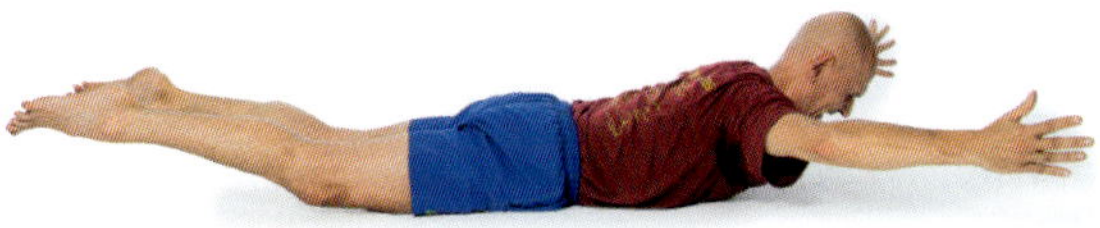

Bleibe in der Grundhaltung. Hebe jetzt mit der Einatmung beide Beine, den Oberkörper und beide Arme. Bleibe 6-8 Atemzüge in dieser Haltung.

Hinweis:
Falls dich diese Haltung im unteren Rücken schmerzt, lasse die Beine am Boden und hebe nur den Oberkörper und die Arme.

13. HALTUNG: VAJRASANA

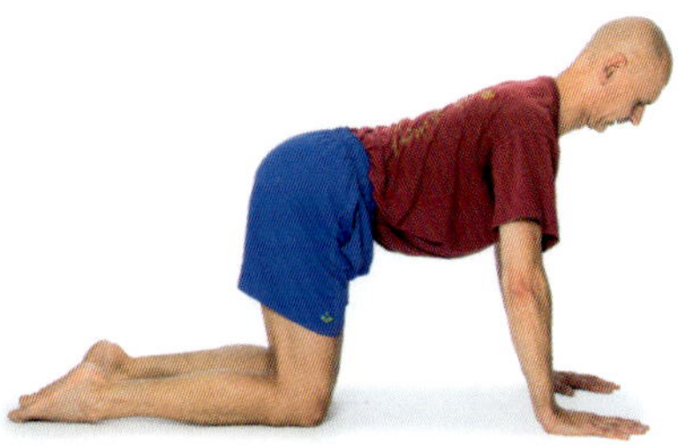

↑ Einatmen

↓ Ausatmen

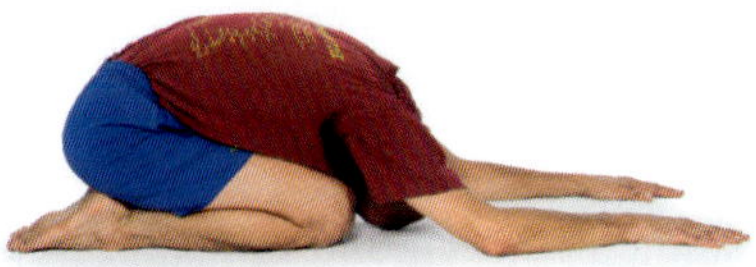

Wirkung:
Dehnung und Ausgleich für den unteren Rücken

Ausführung:
Komme in eine aktive, gut ausgerichtete Vierfüßlerhaltung.

Beim Einatmen:
Verlängere die Wirbelsäule und weite den Brustkorb und den Schultergürtel.

Beim Ausatmen:
Runde den unteren Rücken und schiebe dich mit dem Gesäß zu den Fersen.

Wiederholung: 8-10x
Verweile dann 6 Atemzüge in der zweiten Haltung.

14. HALTUNG: NAVASANA

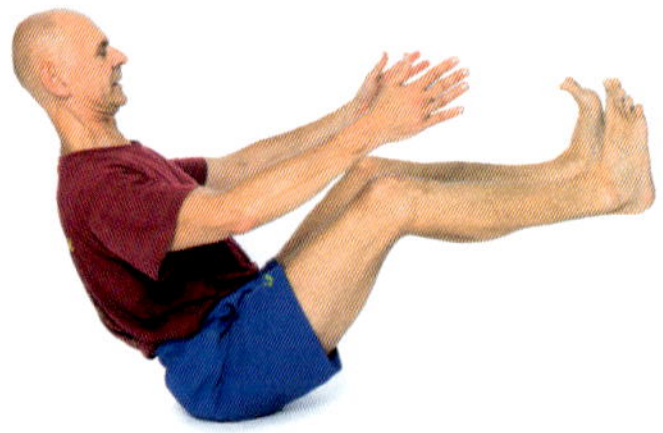

↑ Ausatmen

↓ Einatmen

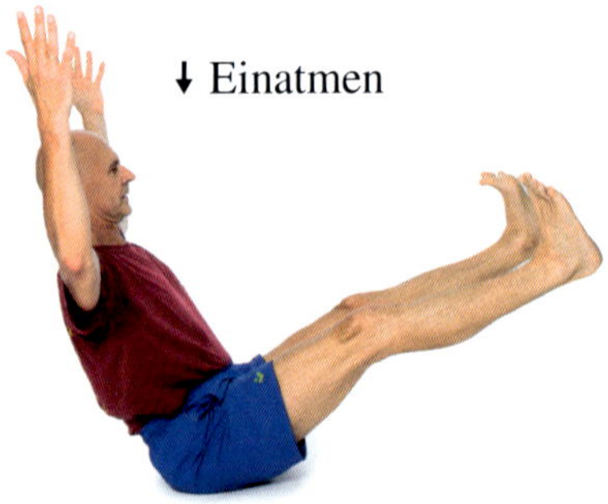

Wirkung:
Kräftigung der tiefliegenden Rückenstrecker, Oberschenkel-, Hüftbeuger- und Bauchmuskulatur

Ausführung:
Beginne im Langsitz mit ausgestreckten Beinen.

Beim Ausatmen:
Aktiviere deine Mitte. Hebe jetzt die gebeugten Beine vom Boden ab, aber nur so weit, wie du das Becken und die Wirbelsäule aufrecht halten kannst. Strecke beide Arme horizontal nach vorne.

Beim Einatmen:
Führe beide Arme über den Kopf und strecke die Beine nach vorne, aber nur so weit, wie du deine Mitte und die Wirbelsäule aufrecht halten kannst.

Wiederholung: 10x
Bleibe dann 6 Atemzüge in der zweiten Haltung.

15. HALTUNG: VARIANTE PASHIMOTTANASANA

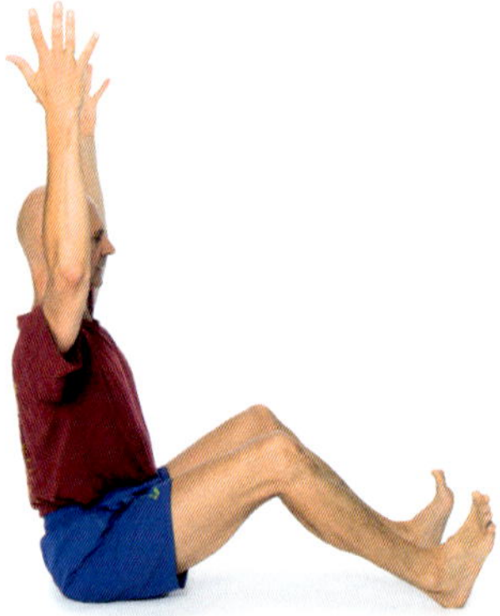

↑ Einatmen

↓ Ausatmen

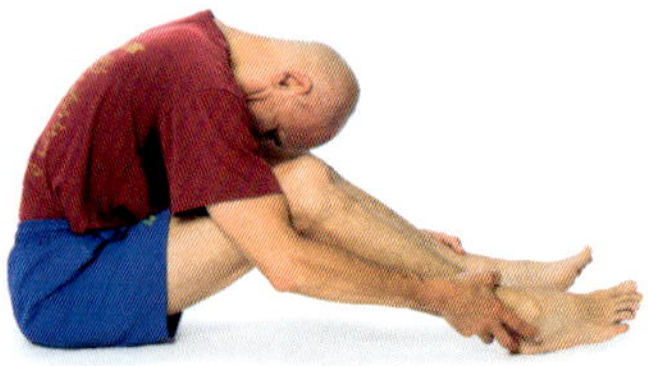

Wirkung:
Entspannung und Ausgleich für den unteren Rücken

Ausführung:
Bleibe im Langsitz und beuge beide Beine.

Beim Einatmen:
Führe beide Arme locker über den Kopf.

Beim Ausatmen:
Lasse dich in eine sanfte, unterstützte Vorwärtsbeuge gleiten und runde den Rücken.

Wiederholung: 8-10x
Dann bleibe 6 Atemzüge in der zweiten Haltung.

16. HALTUNG: SIDDHASANA

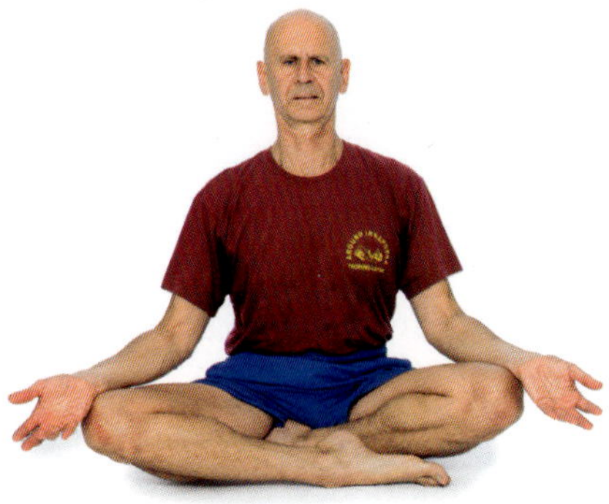

Wirkung:
Aufrichtung der Wirbelsäule und bewusste Verlängerung der Atmung

Ausführung:
Finde einen angenehmen, vielleicht unterstützten Meditationssitz, damit du das Becken und die Wirbelsäule optimal aufrichten kannst.

Beim Einatmen:
Verlängere deine Einatmung mit der Kehlatmung. Begleite den Atem in die Brustwirbelsäule, in den Nacken und bis in den Scheitel und spüre dabei den Impuls der Aufrichtung.

Beim Ausatmen:
Atme bewusst langsamer aus und ziehe dabei die Bauchdecke sanft nach innen, um den unteren Rücken zu verlängern.

Wiederholung: 3-5 Minuten

Seitliche Verschiebung der Wirbelsäule/Skoliose (Anatomie/Theorie)

Sri T. Krishnamacharya bezeichnete unsere Wirbelsäule als den „Zauberstab" unseres Körpers, um den sich alles dreht. **Anatomisch** setzt sie sich aus 33 bis 34 Wirbelkörpern zusammen. 24 Wirbel (7 Hals-, 12 Brust-, 5 Lendenwirbel) können sich zueinander bewegen und sind durch eine jeweils dazwischenliegende Bandscheibe miteinander verbunden. Das Kreuzbein (*Os sacrum*) besteht aus 5 „in sich verschmolzenen" Wirbeln. Das Steißbein, über eine knorpelige Schicht mit dem Kreuzbein verbunden, besteht ebenfalls aus 3 bis 5 „in sich verschmolzenen" Steißwirbeln.

Die Konstruktion und Funktion der Wirbelsäule ist schlicht genial. Die einzelnen Segmente sind so aufeinander abgestimmt, dass sie gleichzeitig für Stabilität und Mobilität sorgen. Die **Bandscheiben** wirken als perfekte „Stoßdämpfer", zudem gleichen sie aus und fungieren als „Transmitter". Zum genialen Bewegungssystem der Wirbelsäule gehört das Zusammenspiel der Muskeln, Sehnen, Bänder, Wirbel und Nervenstränge. Die Brustwirbelsäule ist der „Dreh- und Angelpunkt" für Rumpf und Armbewegungen. Ist sie immobil, hat dies negative Auswirkungen auf unsere Atmung und Fortbewegung und auf die Mobilität von Armen und Schultergürtel.

In der Tiefe finden wir entlang der Wirbelsäule die kurzen Rotatoren (*M. rotatores breves* und *M. rotatores longi*). Sie verlaufen von einem Querfortsatz zum nächsten oder übernächsten höheren Dornfortsatz eines Wirbels. Diese Muskeln haben zwei wichtige Funktionen in der Brustwirbelsäule. Sie **rotieren und strecken** oder richten auf. Zusammen mit der autochthonen Rückenmuskulatur (*M. erector spinae*) sind sie verantwortlich für die Rotation, Extension und Lateralflexion in der Brustwirbelsäule bzw. im Brustkorb.

Die ebenfalls überkreuz schräg verlaufende Zwischenrippenmuskulatur auf der Vorder- und Flankenseite wird in eine innere und äußere Schicht unterteilt. Sie hat die Aufgabe, die Zwischenrippenräume während des Einatmens zu öffnen und während des Ausatmens zu schließen, und ermöglicht ein Aneinandergleiten der Rippen für größtmögliche Beweglichkeit im Brustkorb. Über diesem inneren Schrägsystem liegt die schräge Bauchwandmuskulatur (*M. obliquus internus abdominis* und *M. obliquus externus abdominis*). Sie ist unter anderem für schnellere und größere Bewegungen (Rotation, Lateral- und Ventralflexion) im Rumpf zuständig und kooperiert mit den tieferen, inneren Schrägsystemen. In der Vorwärtsbewegung – beim Gehen oder speziell beim Laufen – ermöglichen diese Muskeln ein wechselseitiges Öffnen und Schließen des seitlichen Brustkorbs. Damit ermöglichen sie auch ein Öffnen der Lungenflügel auf der Standbeinseite, wenn wir abstoßen und strecken, und ein Schließen auf der Spielbeinseite, wenn wir das Spielbein anheben. Das heißt, dass der Oberkörper sich wechselseitig in der Fortbewegung verschraubt. Die Natur bedient sich hier der genialen Konstruktion der Spirale. Ihre Eigenschaften sind Dynamik und Stabilität in der Flexibilität – Effizienz in höchster Vollendung!

Betrachten wir die Wirbelsäule nochmals aus zwei unterschiedlichen Blickwinkeln:

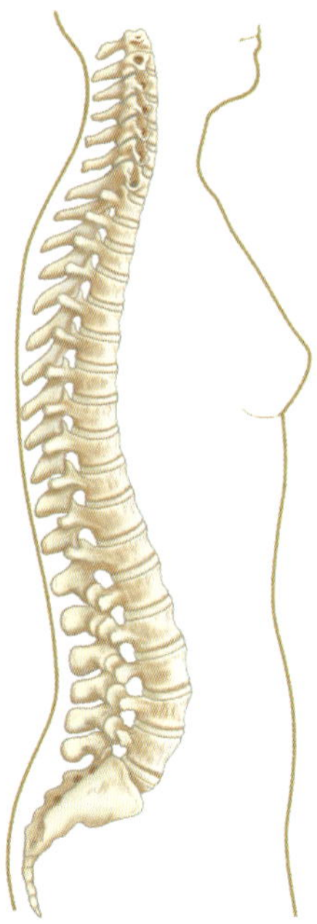

Abb. 30: Das Achsenskelett der Wirbelsäule: natürlicher Schwung (Lordose/Kyphose)

Von der Seite zeigen sich die vier natürlichen „Schwünge" einer doppelten S-Kurve: die drei beweglichen Abschnitte der Lendenlordose, Brustkyphose und Halslordose sowie die feste, weil verknöcherte Sakralkyphose.

Von hinten betrachtet gleicht die Wirbelsäule eher einem Stab. Abweichungen in geringgradige Seitkrümmungen sind innerhalb bestimmter Grenzen individuell und noch nicht als krankhaft (pathologisch) anzusehen.

Unser Körper strebt, wie alles in der Natur, immer nach Gleichgewicht oder Homöostase. Wenn etwas aus dem Gleichgewicht fällt, versucht der Körper also wieder ein Gleichgewicht zu schaffen, indem er im Idealfall korrigiert oder im weniger idealen Fall kompensiert.

Unter dem Begriff „**Skoliose**" (griech. *skolios* = krumm) verstehen wir eine in bestimmten Bereichen auftretende seitliche Abweichung der Wirbelsäule vom Lot mit einer Rotation der betroffenen Wirbelkörper. Diese Abweichung sehen wir dann in einer anormalen, mehr oder weniger ausgeprägten **seitlichen Doppel-S-Form**.

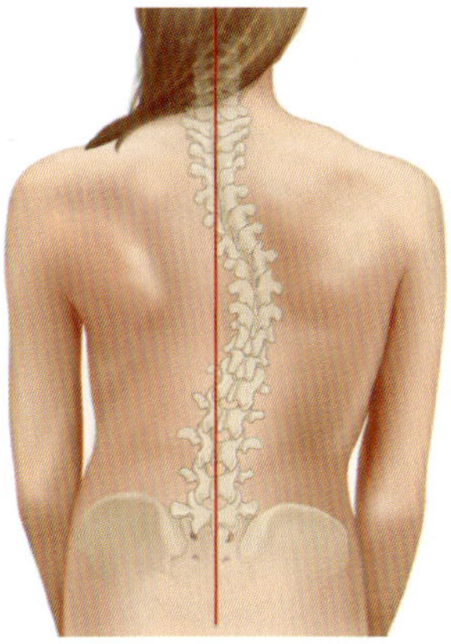

Abb. 31: Rückseitige Ansicht der Wirbelsäule mit rechtskonvexer Thorakalskoliose

Im Idealfall stehen die Wirbelkörper senkrecht übereinander. Wenn wir die Wirbelsäule von hinten betrachten, sehen wir die Dornfortsätze wie Perlen auf einer Schnur senkrecht aufgereiht. Bei einer skoliotischen Fehlhaltung können wir mehr oder weniger starke Abweichungen nach links oder rechts erkennen. Wir unterscheiden zwischen einer funktionellen Skoliose und einer idiopathischen Skoliose. Die häufigste Form der Skoliose ist die rechtskonvexe Thorakalskoliose im Bereich des achten und neunten Brustwirbels. Die Brustwirbelsäule bleibt in einer einseitigen, spiraligen Verschraubung fixiert. Sie verliert die Fähigkeit der wechselseitigen Verschraubung und damit das Öffnen und Schließen der Atemräume in der Bewegung.

Wir unterscheiden zwischen folgenden Skolioseformen:

- thorakale Skoliose (meist rechtskonvex)
- lumbale Skoliose (meist linkskonvex)
- C-Skoliose
- thorakolumbale Skoliose (im Übergang von der Brustwirbelsäule zur Lendenwirbelsäule)
- S-Skoliose (thorakal und lumbal)

Ist eine Wirbelsäule skoliotisch, kann sie sich durch die seitlichen Bögen und die Verdrehung der Wirbel nicht mehr vollständig aufrichten.

Die funktionelle Skoliose hat mannigfaltige Ursachen. Sie kann z. B. durch einen Beckenschiefstand mit echter oder funktioneller Beinlängendifferenz entstehen. Die Wirbelsäule kompensiert die horizontale Abweichung des Beckens, damit nicht die ganze Statik aus dem Lot gerät. Ungleiche Muskelspannungen in Hüft- und Beinmuskulatur durch Fehlhaltungen, aber auch durch künstliche Hüftgelenke, Hüftgelenksnekrosen, Narben mit Störfeldern, Entzündungen im Unterleib oder Myome können einen mehr oder weniger starken Beckenschiefstand verursachen, den die Wirbelsäule dann wieder korrigieren muss. Auch Sportarten wie Golf, Tennis oder andere sehr einseitige Körperhaltungen im Sport oder am Arbeitsplatz können muskuläre Dysbalancen verursachen und Grund für eine skoliotische Fehlhaltung sein. Hier sind die Wirbel meist kaum rotiert.

Eine idiopathische Skoliose (idiopathisch = ohne erkennbare Ursache) entsteht meist in einer Zeit, in der die Wirbelsäule schnellem und starkem Wachstum ausgesetzt ist – also in der Zeit, bevor das Skelettwachstum vollständig ausgereift ist. Daher wird sie auch eher als Wachstumsdeformität angesehen. Bei Mädchen tritt sie viermal häufiger auf als bei Jungen. Dies könnte auch ein Hinweis auf eine Stoffwechsel- oder Hormonstörung in der intensiven Wachstumsphase sein. Meist wird sie im Kindes- und Jugendalter zufällig entdeckt, kann unbehandelt im fortgeschrittenen Alter durch dauerhafte Fehlbelastung aber erhebliche Beschwerden an der Wirbelsäule verursachen. Als Spätfolge können bei einer unbehandelten Skoliose auch innere Organe wie Herz, Lunge, Nieren, Magen und Darm in Mitleidenschaft gezogen werden. Idiopathische Skoliosen können z. B. durch Fehlbildungen der Knochen, Muskel-, Bindegewebe-, Nervenerkrankungen oder Stoffwechselstörungen entstehen.

Eine Skoliose oder skoliotische Fehlhaltung erkennen

Je ausgeprägter der seitliche S-Schwung ist, desto intensiver ist auch die Rotation der betroffenen Wirbelkörper. Ersichtlich wird diese Rotation z. B. bei einer thorakalen rechtskonvexen Skoliose in einem vornübergebeugten Oberkörper. Mit oder auch ohne Skoliometer sehen wir rechts auf der Höhe der Brustwirbelsäule eine mehr oder weniger starke Erhöhung (Hauptbogen). Im Bereich der Lendenwirbelsäule sehen wir auf der linken Seite ebenfalls einen etwas weniger ausgeprägten Schwung und eventuell eine Wölbung. Diese Erhöhung ergibt sich durch die Rotation der betroffenen Wirbelkörper zur konkaven Seite und die dadurch zur konvexen Seite nach hinten geschobenen, gewölbten Rippenbögen. Auf der konvexen, gewölbten Seite beobachten wir, dass die Muskulatur überdehnt, verklebt und schwach ist. Auf der konkaven Seite sehen wir das Gegenteil: Die Muskulatur ist verkürzt, verklebt und schwach.

In der **Yogatherapie** arbeiten wir in der Struktur mit dem Thema **Aufrichtung und Kräftigung der konvexen Seite** und **Öffnung und Dehnung der konkaven Seite**. Wir arbeiten viel mit asymmetrischen Übungen. Ebenfalls setzen wir den Atem ein. Wir **lenken den Atem** beim Einatmen in die konkave Seite, um Raum zu schaffen, und beim Ausatmen in die konvexe Seite.

Mobilisieren – aber richtig! Ganz wichtig ist die Mobilisation der Wirbelsäule und der Rippengelenke durch **Seitbeugen und Rotationen in die richtige Richtung**. Wie bereits beschrieben, rotiert die skoliotisch fehlgeleitete Wirbelsäule in eine Richtung, die je nach Skoliose unterschiedlich ist. Bevor wir also Drehhaltungen üben, ist es ganz wichtig herauszufinden, um welche Skolioseform es sich handelt und in welche Richtung sich die Wirbelsäule skoliotisch verdreht. Dann üben wir **Rotationen** in die Gegenrichtung mit gezielter Atemlenkung und Streckung. Die durch die Skoliose vorgegebene Drehrichtung wird nur sanft angesprochen für die Mobilisation, aber keinesfalls kräftigend geübt, da wir sonst die Skoliose verstärken würden. Bei **Seitbeugen** beatmen und dehnen wir den konkaven Bereich und kräftigen den konvexen Bereich.

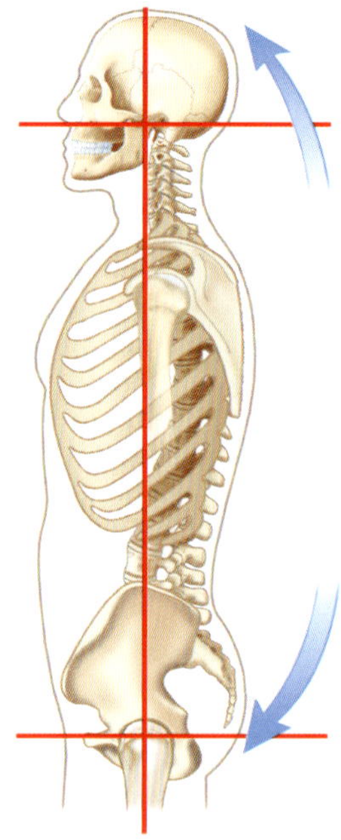

Abb. 32: Verlängerung der Wirbelsäule durch Aus- und Aufrichtung von Becken- und Kopfpol

Bei allen diesen Übungen ist es sehr hilfreich und sicher, sie mit einer Ayur-Yogatherapeutin oder einem Ayur-Yogatherapeuten zu besprechen, einzuüben und gegebenenfalls zu korrigieren oder zu optimieren.

Eine weitere Unterstützung bei einer Skoliose ist in der Ayur-Yogatherapie die **Nadi-Muskeltherapie**. Mit **Faszien-Releasetechniken** gleichen wir die unterschiedlichen Muskelspannungen in Beinen, Hüften, Becken, Rumpf und Schulter-/Nackenbereich aus, korrigieren, wenn vorhanden, einen Beckenschiefstand und schaffen dadurch die besten Voraussetzungen für ein möglichst schmerzfreies neues Körpergefühl **mit neu erlernten Bewegungs- und Haltungsmustern**.

Auch wenn sich eine Skoliose durch die richtige Therapie nur wenig oder gar nicht verbessert, kann schon das Stabilisieren oder Aufhalten einer konstanten Degeneration als Erfolg gesehen werden. Im fortgeschrittenen Stadium kann ein Korsett oder auch eine Operation erforderlich sein. Je frühzeitiger eine

Skoliose erkannt und mit erfahrenen Therapeuten und effektiven Therapien behandelt wird, desto bessere Heilungsaussichten bestehen.

Der allerwichtigste Faktor für den Erfolg dieser Haltungsveränderung ist jedoch die **Eigenverantwortung** des Klienten, das Verständnis, dass eine Skoliose oder skoliotische Fehlhaltung sich nur durch selbstständiges, regelmäßiges Üben und Integrieren in unsere Alltagsbewegungen nachhaltig positiv verändern lässt.

Die Voraussetzung für eine gesunde Wirbelsäule sind gut ausgerichtete Beinachsen mit einem optimal aus- und neutral aufgerichteten Becken. Dazu gehört eine ausgewogene Muskelspannung in Hüft-, Becken- und Rumpfmuskulatur mit einer axialen, harmonisch ausgerichteten Wirbelsäule. Da die Skoliose eine seitliche Verschiebung aus dem Lot darstellt, sind vor allem Muskeln der seitlichen Rumpfwand und seitliche Züge der tiefen Rückenstrecker für ihren Ausgleich verantwortlich.

Zielsetzungen für die Yogapraxis bei Skoliose im unteren Rücken:

- optimale Beckenaus- und -aufrichtung durch Nadi-Muskeltherapie (Faszien-Releasetechnik)
- optimale Fußbelastung üben
- kraftvolle, flexible Bein- und Beckenmuskeln (insbesondere Gesäßmuskeln, Beckenboden und Abduktoren)
- Kraft und Flexibilität in den die Hüftgelenke umgebenden Muskeln
- Spannungsausgleich der Hüftbeugemuskulatur
- Mobilität in den Hüftgelenken, im Iliosakralgelenk und im Lendenbereich
- Ausgleich von muskulären Dysbalancen in Bezug auf die Beckenstatik
- Kräftigung und Dehnung aller Bauchmuskeln und der tiefen, unteren Rückenmuskulatur
- Atemlenkung in die konkaven Bereiche

Zielsetzungen für die Yogapraxis bei Skoliose im oberen Rücken:

Wie bei der Skoliose im unteren Rücken plus:

- Ausgleich der muskulären Dysbalancen im Schulter- und Nackenbereich und im oberen Rücken
- Mobilität und Flexibilität im Brustwirbelbereich
- Kraft und Dehnung in der Rücken- und Bauchmuskulatur
- verbesserte Atmung und Atemwahrnehmung
- Visualisierung der axialen Länge
- Mobilisierung der Rippen
- bewusste Atmung

Yogaprogramm bei Skoliose im unteren Rücken linkskonvex lumbal

Wirkungen:

- Dehnung und Kräftigung der Hüftbeuger
- Mobilisierung der Iliosakralgelenke, der Lendenwirbel und des Beckens
- Verlängerung und Aufrichtung des unteren Rückens
- Beckenschiefstandkorrektur durch Ausgleichen von muskulären Dysbalancen
- Dehnung und Kräftigung der Bein-, Gesäß- und Rückenmuskulatur
- Kräftigung der schrägen Bauch- und der seitlichen Gesäßmuskeln

1. HALTUNG: URDHVA PRASARITA PADASANA

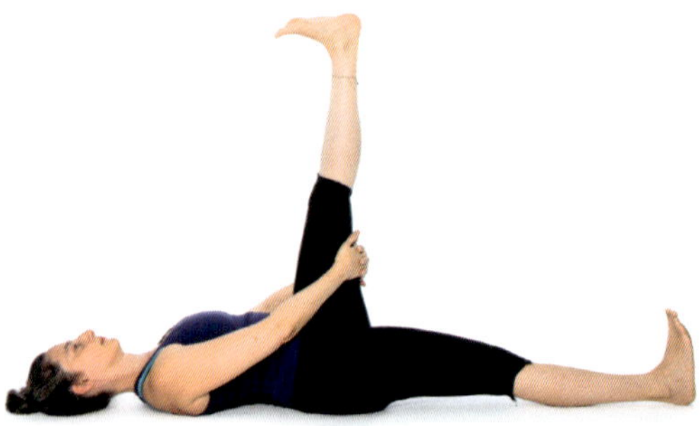

↑ Einatmen

↓ Ausatmen

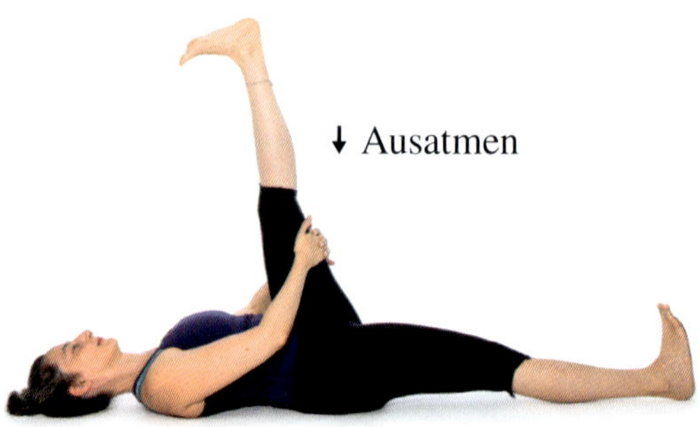

Wirkung:
Dehnung der rückseitigen Beinmuskulatur, Kräftigung der Oberschenkelvorderseite

Ausführung:
Komme in die Rückenlage und fasse die linke Beinrückseite nahe beim Gesäß.

Beim Einatmen:
Schiebe die Oberschenkelrückseite fest in deine Handflächen, die Fußsohle zur Decke und den Sitzbeinhöcker in den Boden. Du darfst das rechte Bein dabei auch gerne einbeugen.

Beim Ausatmen:
Ziehe das linke Bein mit beiden Händen, aber mehr mit der Kraft der Hüftbeuger zum Körper hin und schiebe dabei die rechte Oberschenkelrückseite in den Boden.

Wiederholung: 10-12x mit dem linken Bein und 8x mit dem rechten Bein

2. HALTUNG: VARIANTE URDHVA PRASARITA PADASANA

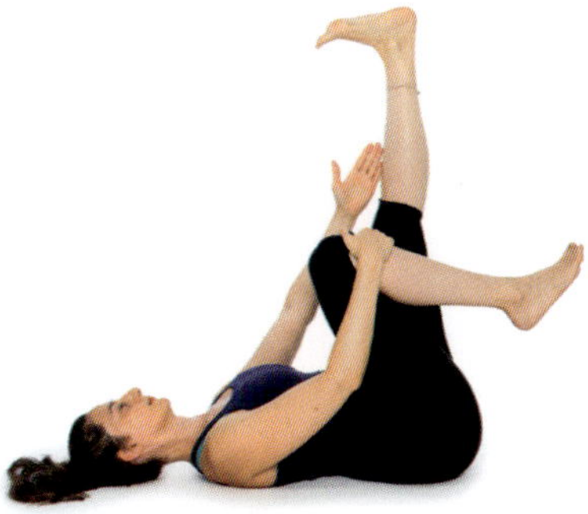

↑ Ausatmen

↓ Einatmen

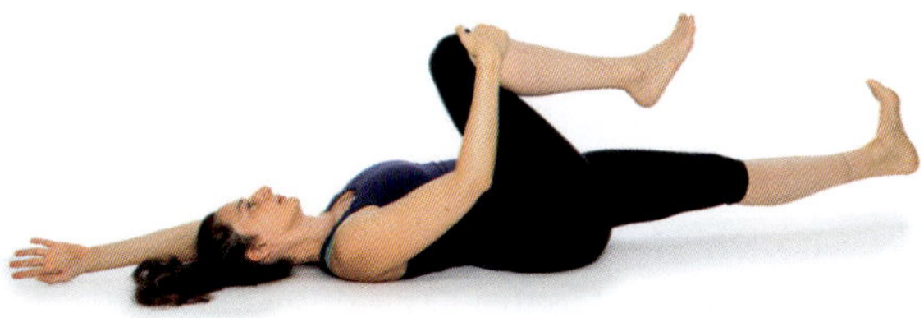

Wirkung:
Dehnung und Kräftigung der Hüftbeuger- und Beinmuskulatur, Ausgleich eines Beckenschiefstandes

Ausführung:
Bleibe in der Rückenlage und stelle die Füße in einem angenehmen Abstand zum Gesäß auf.

Beim Ausatmen:
Hebe das gestreckte linke Bein mit aktiver Mitte senkrecht nach oben und ziehe mit der rechten Hand das rechte Knie in Richtung Oberkörper.

Beim Einatmen:
Bleibe sehr aktiv in deiner Mitte und senke das linke Bein langsam, ohne dass die Ferse den Boden berührt. Führe dabei gleichzeitig den linken Arm über den Kopf.

Wiederholung: 8x mit dem rechten Bein und 10-12x mit dem linken Bein
Bleibe dann 6 Atemzüge in der Haltung.

Hinweis:
Diese Übung sollte im unteren Rücken keinen Stress verursachen. Falls sie sich zu anstrengend anfühlt, beuge das nach vorne gestreckte Bein leicht ein.

3. HALTUNG: VARIANTE DVIPADA PITHAM

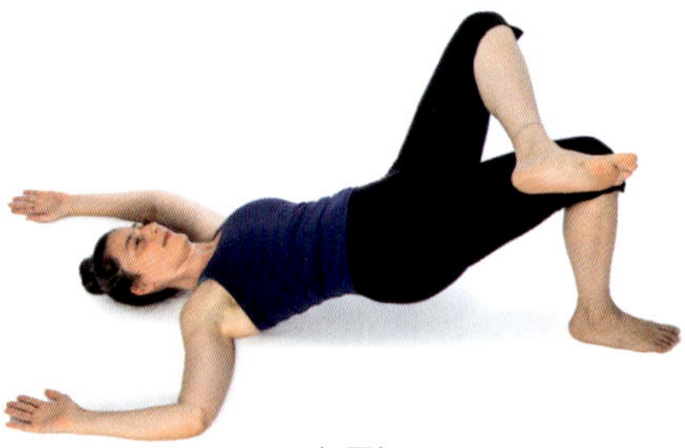

↑ Einatmen

↓ Ausatmen

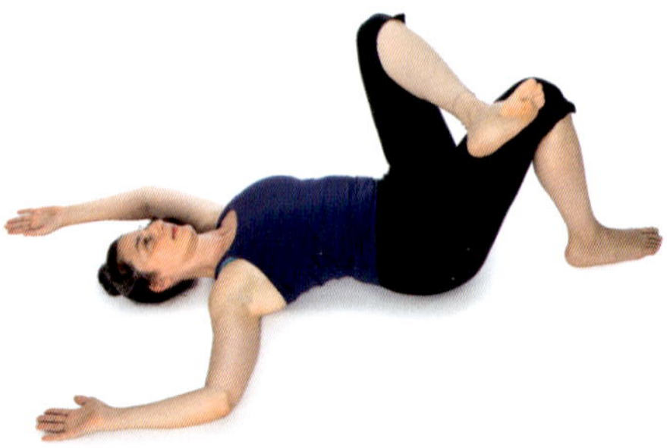

Wirkung:
Kräftigung von Gesäß und Oberschenkelrückseite sowie von Bauch und Rückenmuskeln

Ausführung:
Bleibe in der Rückenlage und stelle die Füße in einem angenehmen Abstand zum Gesäß auf. Lege die Außenkante der linken Ferse auf den rechten Oberschenkel, strecke den linken Arm nach hinten und beuge den rechten Arm.

Beim Einatmen:
Beginne die Wirbelsäule vom Becken/Kreuzbein aus Wirbel für Wirbel aufzurollen. Das Becken führt die Bewegung, bis das Gewicht des Oberkörpers auf den Schulterblättern liegt.

Beim Ausatmen:
Rolle die Wirbelsäule langsam wieder ab. Das Becken führt die Bewegung, bis das Kreuzbein den Boden berührt.

Wiederholung: 8x nur mit dem linken Fuß auf dem rechten Oberschenkel
Bleibe dann noch 5 Atemzüge in der zweiten Haltung.

4. HALTUNG: EKAPADA USHTRASANA

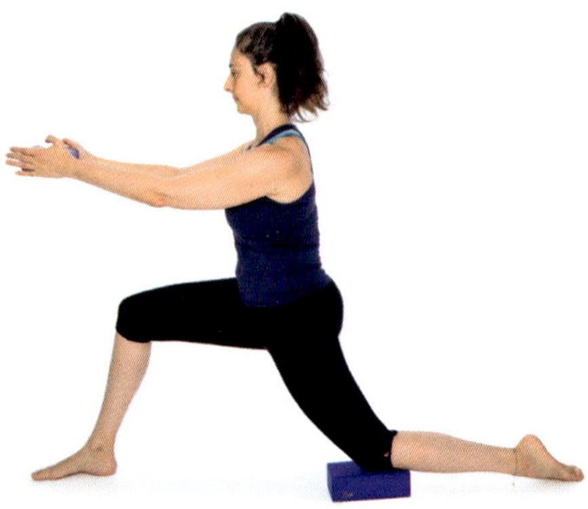

↑ Ausatmen

Wirkung:
Hüftbeugerdehnung und asymmetrische Wirbelsäulenstreckung, Kräftigung der Bauchmuskulatur

Ausführung:
Komme in den Kniestand und bringe den linken Fuß mit einem Schritt nach vorne. Lege einen Block unter das linke Knie. Achte auf eine parallele Beckenausrichtung und die neutrale Beckenaufrichtung. Knie und Knöchel bilden eine senkrechte Linie. Fasse einen zweiten Yogablock mit beiden Händen.

Beim Ausatmen:
Halte deine Mitte aktiv aufgerichtet, während du gleichzeitig die linke Hüfte nach vorne schiebst, um den Hüftbeuger zu dehnen.

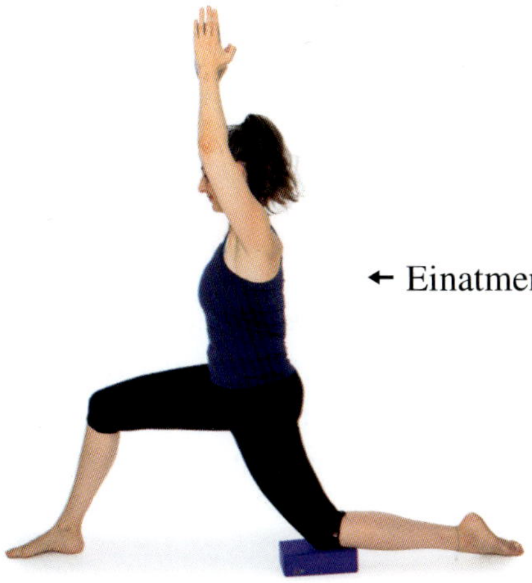

← Einatmen

Beim Einatmen:
Ziehe beide Arme zuerst nach vorne, um die Leistendehnung etwas zu intensivieren, und dann erst mit lockeren und weiten Schultern über den Kopf.

Wiederholung: 8-10x pro Seite
Dehne die linke Leiste dann 6 Atemzüge lang.

Hinweis:
Vermeide ein starkes Hohlkreuz. Achte auf deine neutrale Beckenaufrichtung, indem du ausatmend das Steißbein in der Verlängerung der Lendenwirbelsäule nach unten sinken und dein Schambein zum Nabel fließen lässt. Achte darauf, welche Leiste bei der Dehnung mehr Spannung hat, und bleibe dort ein paar Atemzüge, um muskuläre Dysbalancen auszugleichen.

5. HALTUNG: CHAKRAVAKASANA

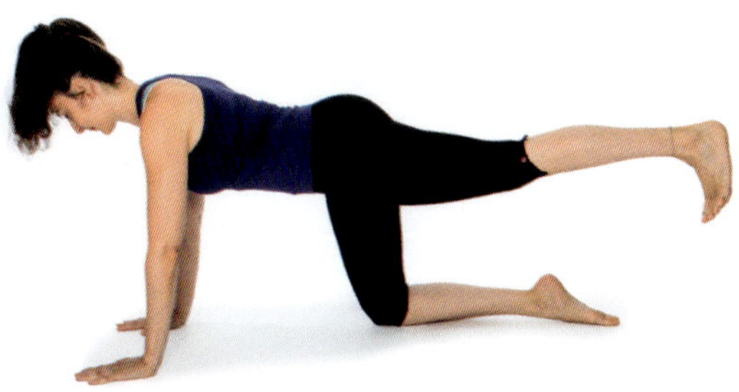

↑ Einatmen

↓ Ausatmen

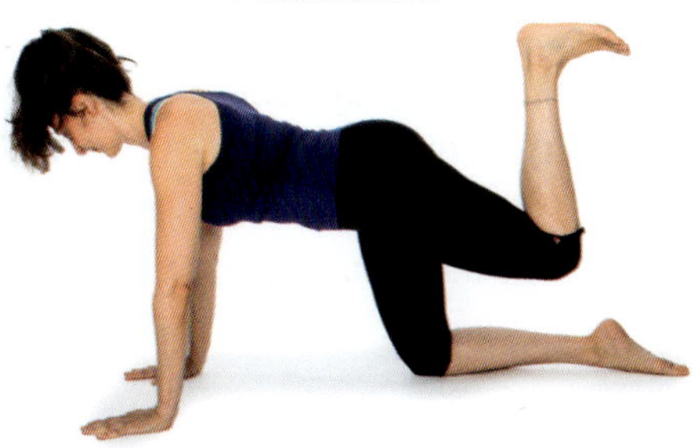

Wirkung:
Kräftigung der Rückenstrecker, der Gesäß- und ischiokruralen Muskulatur, der Schultermuskulatur sowie der geraden und tiefen Bauchmuskulatur

Ausführung:
Komme in eine aktive, gut ausgerichtete Vierfüßlerhaltung.

Beim Einatmen:
Strecke das linke Bein kraftvoll, horizontal und mit der Ferse nach hinten aus.

Beim Ausatmen:
Die Mitte bleibt aktiv, während du die linke Ferse zum Gesäß ziehst. Der Oberschenkel bleibt möglichst horizontal und weicht auch nicht seitlich aus. Der untere Rücken bleibt dabei lang.

Wiederholung: 8-10x nur mit dem linken Bein
Bleibe dann noch 4 Atemzüge in der ersten Haltung.

6. HALTUNG: VARIANTE VASISTHASANA

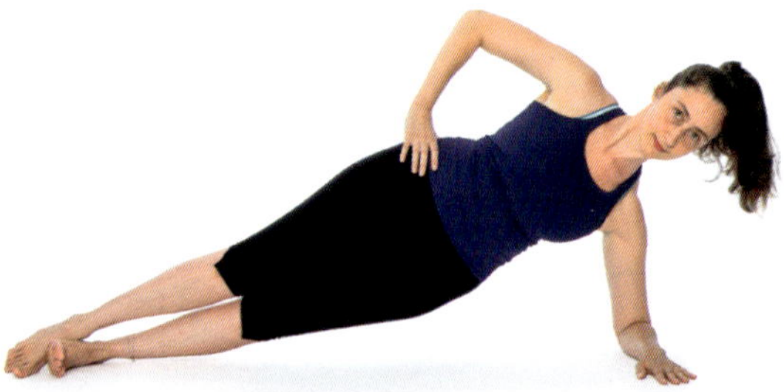

↑ Einatmen

↓ Ausatmen

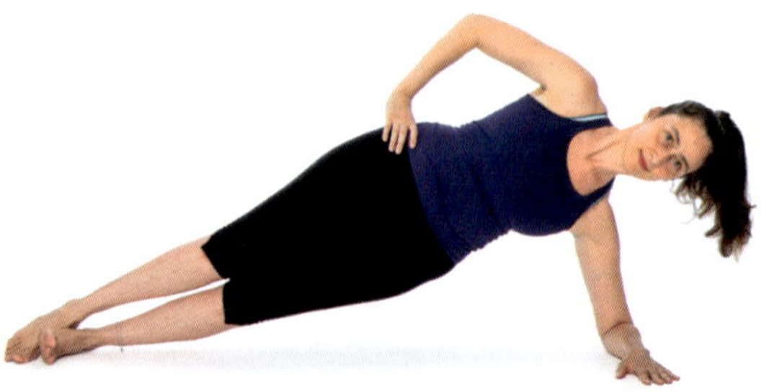

Wirkung:
Asymmetrische Kräftigung des unteren Rückens, der Bauch-, Hüft-, Schulter- und Gesäßmuskulatur

Ausführung:
Drehe dich aus dem Kniestand in einen Seitstütz auf den linken Unterarm. Der Ellenbogen steht senkrecht unter dem Schultergelenk. Die rechte Hand liegt auf der rechten Hüfte. Die Mitte ist sehr aktiv, der untere Rücken und die ganze Wirbelsäule sind lang.

Beim Einatmen:
Schiebe deine Hüften aus der Kraft der Mitte und deiner unteren Hüftmuskeln etwas nach oben.

Beim Ausatmen:
Senke das Becken und den Oberkörper kontrolliert leicht nach unten und bleibe dabei aktiv in deiner Mitte.

Wiederholung: 8x rechte Seite und 10x linke Seite
Bleibe danach noch jeweils 4 Atemzüge in der Haltung.

7. HALTUNG: VAJRASANA

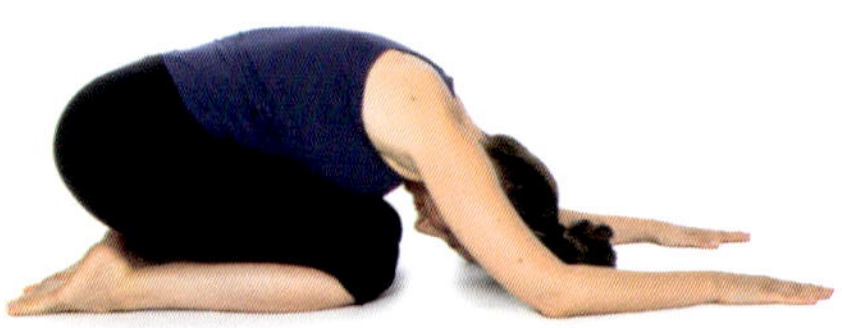

Wirkung:
Dehnung und Ausgleich im unteren Rücken

Ausführung:
Komme in eine aktive, gut ausgerichtete Vierfüßlerhaltung.

Beim Ausatmen:
Schiebe dein Gesäß auf die Fersen und entspanne deinen Oberkörper, Schultergürtel und Nacken.

Wiederholung: Bleibe 8-10 Atemzüge in der Haltung.

8. HALTUNG: VARIANTE TADASANA

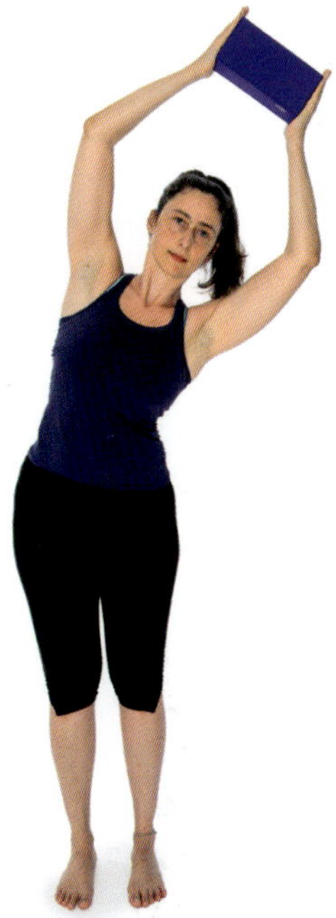

Wirkung:
Asymmetrische Dehnung und Kräftigung im oberen Rücken, Dehnung der Zwischenrippen- und Flankenmuskulatur

Ausführung:
Komme in die Standhaltung und stelle die Füße hüftbreit. Nimm einen Block zwischen die Hände.

Beim Ausatmen:
Lasse deinen rechten Fuß und die rechte Hüfte in den Boden fließen. Lasse deinen Rumpf oberhalb der Hüfte nach oben bis in den Scheitel und leicht über die Mitte nach links fließen. So dehnst du optimal die ganze rechte Flanke, ohne die linke Seite zu stauchen. Presse dabei den Block mit deinen Händen.

Wiederholung: Bleibe 8 Atemzüge in der Seitbeuge nach links.

9. HALTUNG: VARIANTE EKAPADA UTTANASANA

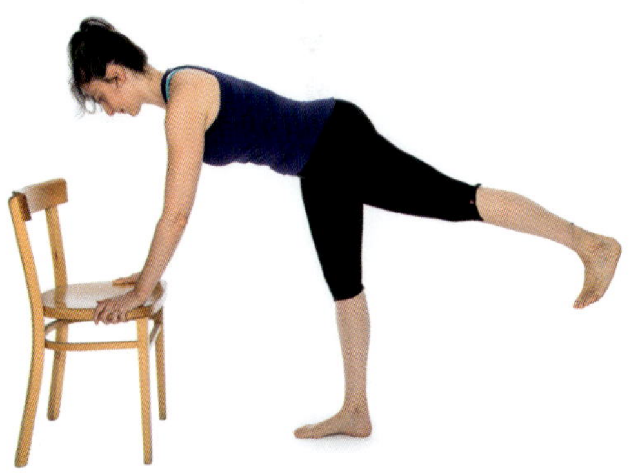

↑ Ausatmen

↓ Einatmen

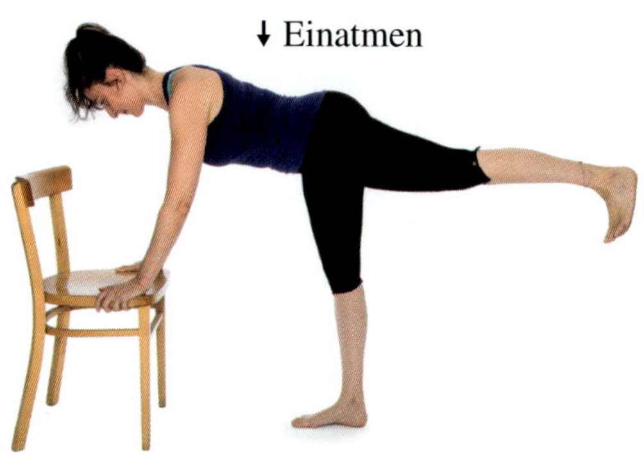

Wirkung:
Asymmetrische Kräftigung in Bein-, Hüft-, Gesäß- und Rückenmuskulatur

Ausführung:
Stelle einen Stuhl vor dir auf. Bleibe in einer hüftbreiten Standhaltung.

Beim Ausatmen:
Stütze dich mit beiden Händen auf den Stuhl. Deine Mitte ist aktiv. Schiebe dich einmal kräftig aus dem rechten Hüftgelenk, während du gleichzeitig das linke Bein etwas anhebst, ohne in der Hüfte aufzudrehen. Das Becken bleibt horizontal ausgerichtet.

Beim Einatmen:
Bleibe kraftvoll in der Standbeinseite und in deiner Mitte. Hebe jetzt das linke Bein etwas höher. Damit kräftigst du Rücken-, Gesäß- und Hüftmuskulatur.

Wiederholung: 8x mit dem rechten Bein und 12x mit dem linken Bein

10. HALTUNG: VARIANTE ARDHVA PARSHVA UTTANASANA

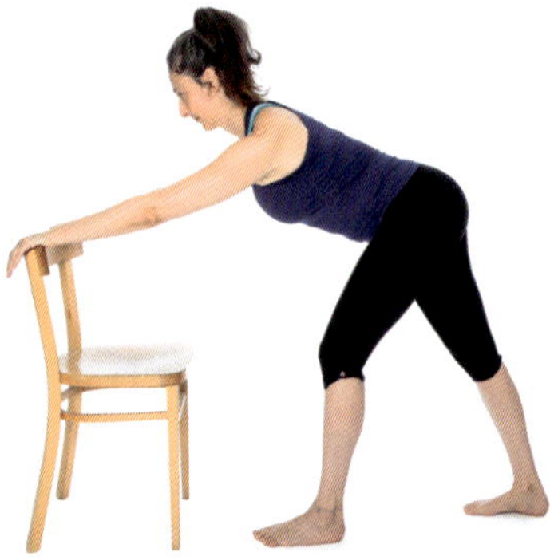

↑ Einatmen

↓ Ausatmen

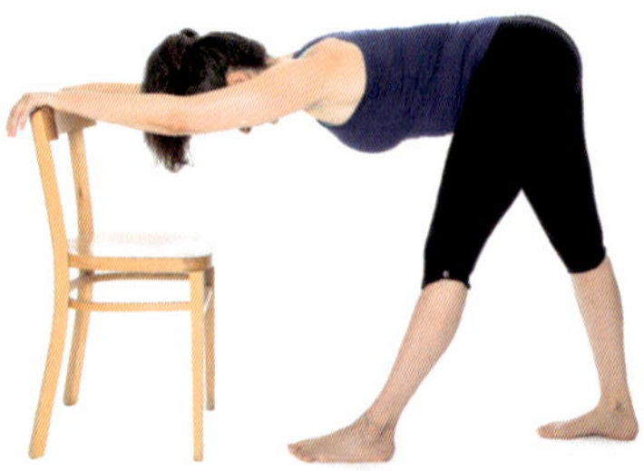

Wirkung:
Asymmetrische Kräftigung der Rückenstrecker und des Gesäßes und Dehnung der Beinrückseiten

Ausführung:
Setze aus der Standhaltung den rechten Fuß einen Schritt nach hinten und stütze dich dabei mit beiden Händen auf einer Stuhllehne.

Beim Einatmen:
Beuge das linke Bein etwas ein und hebe deinen gestreckten Oberkörper etwas an, um Gesäß und Rücken zu stärken.

Beim Ausatmen:
Beuge dich aus der Hüfte mit langer Wirbelsäule wieder tiefer, strecke dabei das linke Bein und halte die Länge in der Wirbelsäule.

Wiederholung: 8-10x mit dem linken Fuß vorne
Bleibe dann 6 Atemzüge in der zweiten Haltung.

11. HALTUNG: VARIANTE TADASANA

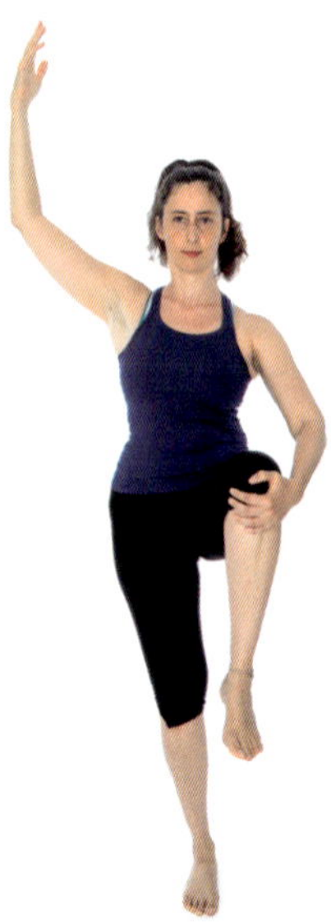

Wirkung:
Kräftigung der Standbeinseite, asymmetrische Streckung der Rückenmuskulatur und asymmetrische Kräftigung in der Hüftbeugermuskulatur

Ausführung:
Bleibe in einer hüftbreiten, geerdeten und stabilen Standhaltung.

Beim Einatmen:
Aktiviere deine Standbeinseite, Bauch und Beckenboden. Führe den rechten Arm über den Kopf. Halte mit der linken Hand dein Knie und ziehe jetzt den Oberschenkel über die Kraft der Hüftbeuger nach oben.

Wiederholung: Übe nur diese Seite für 8-10 Atemzüge.

12. HALTUNG: VARIANTE VAJRASANA

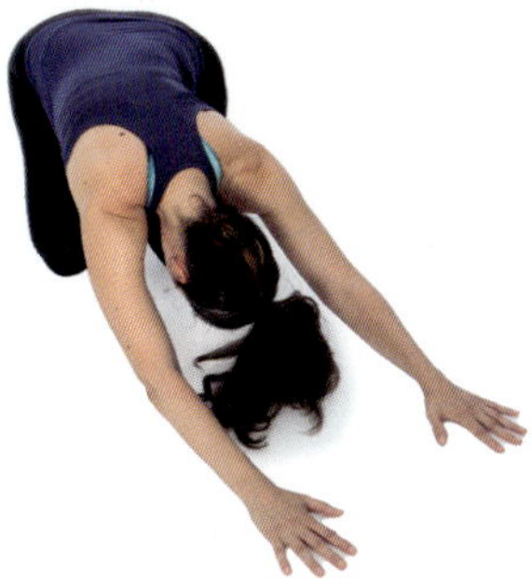

Wirkung:
Asymmetrische Dehnung im unteren und oberen Rücken

Ausführung:
Komme in eine aktive, gut ausgerichtete Vierfüßlerhaltung.

Beim Ausatmen:
Beuge deinen Oberkörper nach vorne und zur linken Seite. Schiebe gleichzeitig die rechte Hüfte zur rechten Ferse und atme in die rechte Flanke.

Wiederholung: Bleibe 10-12 Atemzüge in dieser Haltung.

13. HALTUNG: VARIANTE APANASANA

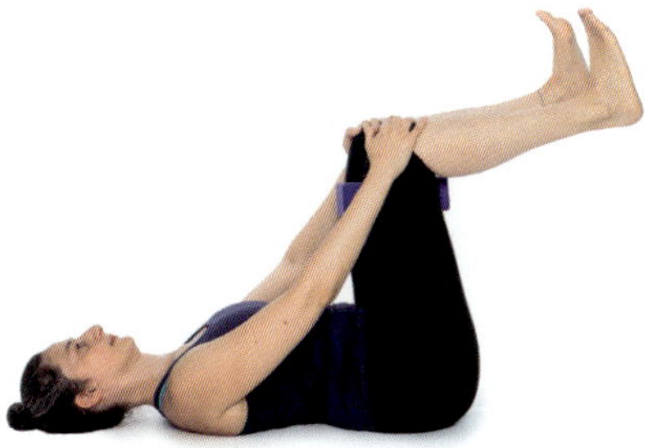

↑ Einatmen

↓ Ausatmen

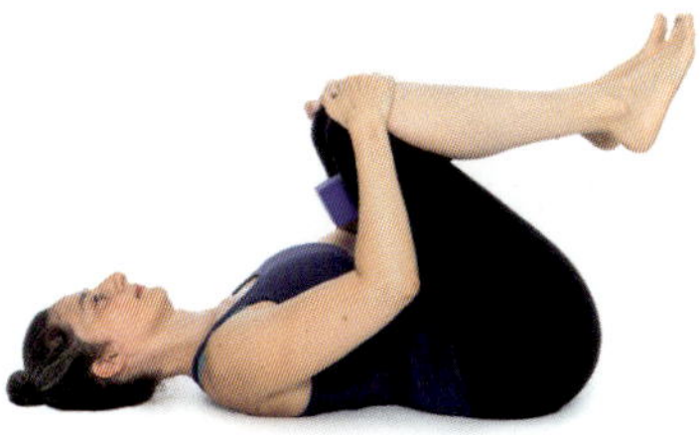

Wirkung:
Kräftigung des Beckenbodens, der tiefen Bauchmuskeln und der Adduktoren, Ausgleich für den unteren Rücken

Ausführung:
Komme in die Rückenlage. Beuge die Beine ein, sodass sie zweimal einen rechten Winkel bilden, und lege einen Block zwischen die Oberschenkel.

Beim Einatmen:
Atme tief in den Bauch ein, halte eine Bauchpresse. Schiebe deine Knie von dir weg bis in die Armstreckung und presse dabei den Yogablock zusammen.

Beim Ausatmen:
Ziehe beide Knie zum Oberkörper und entspanne den unteren Rücken.

Wiederholung: 8-10x
Bleibe dann 4 Atemzüge in der ersten Haltung.

14. HALTUNG: SHAVASANA

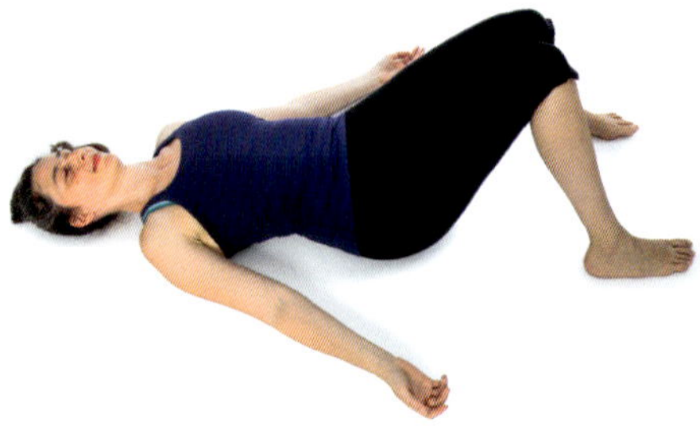

Wirkung:
Entspannung im unteren Rücken, Verlängerung der Ausatmung und Beruhigung des Geistes

Ausführung:
In der Rückenlage stelle die Füße mattenbreit und lasse die Knie zueinander sinken. Lege eine Decke oder ein kleines Kissen unter den rechten unteren Rückenbereich. Schließe die Augen. Atme sehr langsam aus und entspanne die linke Seite im unteren Rücken. Lasse die Einatmung bewusst in den rechten unteren Rücken fließen, um dort Raum zu schaffen.

Wiederholung: 3-5 Minuten

Yogaprogramm bei S-Skoliose linkskonvex lumbal/rechtskonvex thorakal

Wirkungen:

- Ausgleich von muskulären Dysbalancen im unteren und oberen Rücken sowie im Schulterbereich
- Dehnung und Kräftigung der Rückenstrecker und Schulterblattmuskeln
- verbesserte Beweglichkeit und Mobilität der Brustwirbelsäule
- Dehnung und Kräftigung der Zwischenrippen- und Atemmuskulatur
- Streckung der ganzen Wirbelsäule und Reduzierung der S-Kurve
- Dehnung und Kräftigung der Nackenmuskulatur
- Streckung der Wirbelsäule, um die seitliche Abweichung der Skoliose auszugleichen
- verbesserte Einatmung und energetisierende Wirkung

1. HALTUNG: URDHVA PRASARITA PADASANA

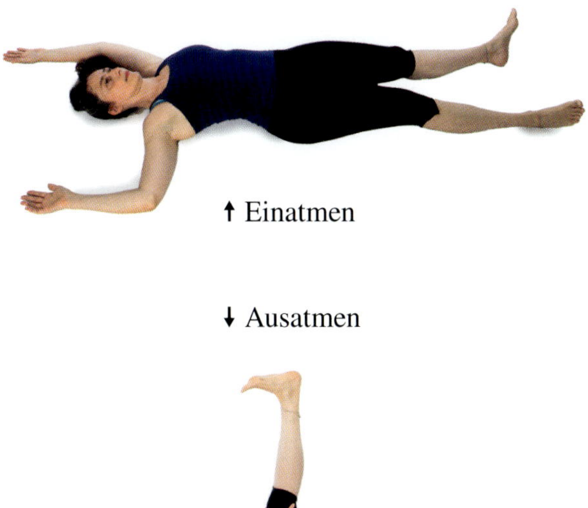

↑ Einatmen

↓ Ausatmen

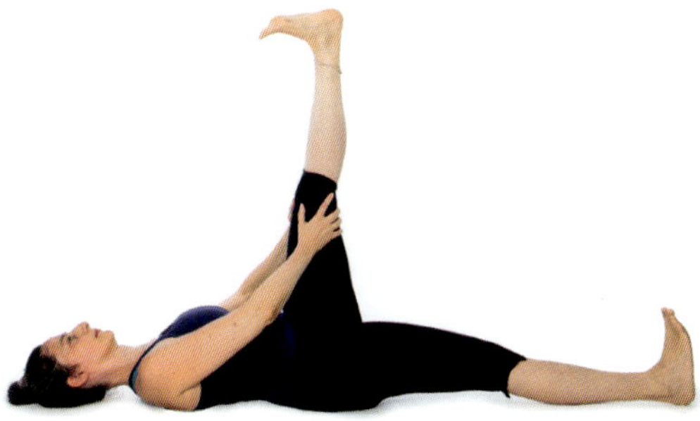

Wirkung:
Dehnung der Beinrückseite und Ausgleich im oberen Rücken

Ausführung:
Strecke in der Rückenlage die Beine hüftbreit aus. Die Arme liegen seitlich neben dem Körper.

Beim Einatmen:
Führe den linken Arm über den Kopf und lege den rechten Arm angewinkelt auf Schulterhöhe. Die Handflächen zeigen zur Decke oder im optimalen Fall zueinander (Außenrotation im Schultergelenk).

Beim Ausatmen:
Ziehe über die Kraft der Hüftbeuger das gestreckte linke Bein zum Körper hin. Beide Füße sind gebeugt (Dorsalextension). Schiebe die rechte Oberschenkelrückseite in die Matte und die Ferse weit von dir.

Wiederholung: 8x pro Seite
Dehne das linke Bein 6 Atemzüge lang.

2. HALTUNG: VARIANTE SUPTA EKAPADANGUSTHASANA

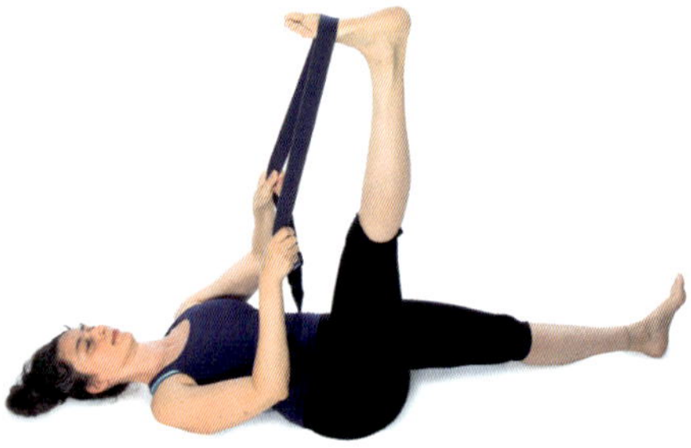

↑ Einatmen

↓ Ausatmen

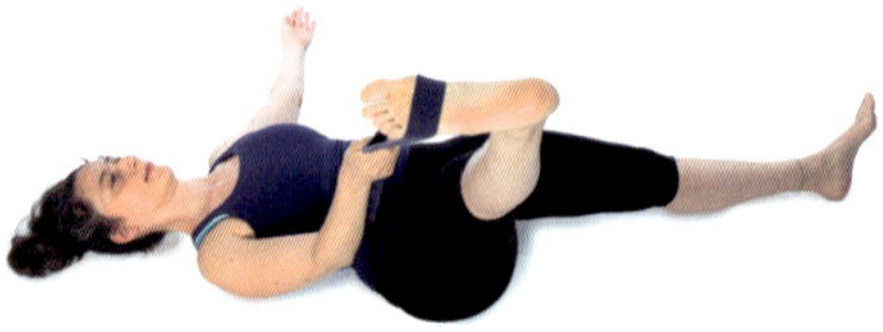

Wirkung:
Dehnung der Beinrückseite und Adduktoren, Kräftigung der Gesäß- und tiefen Bauchmuskulatur

Ausführung:
Bleibe in der Rückenlage und strecke das rechte Bein senkrecht zur Decke. Nimm einen Yogagurt und lege ihn über deinen rechten Vorfuß.

Beim Einatmen:
Schiebe den rechten Sitzbeinhöcker in den Boden, die Fußsohle in den Gurt. Halte deine Mitte aktiv und führe das rechte Bein mit dem Gurt nach außen und in Richtung Boden, ohne auf der linken Hüftseite abzuheben. Damit dehnst du die Beinrück- und -innenseiten.

Beim Ausatmen:
Bewege das rechte Bein mit der Kraft der Adduktoren wieder zurück in die Senkrechte und leicht über die Mitte.

Wiederholung: 8x pro Seite
Dehne dann 6 Atemzüge die rechte Innenseite (Adduktoren).

3. HALTUNG: DVIPADA PITHAM

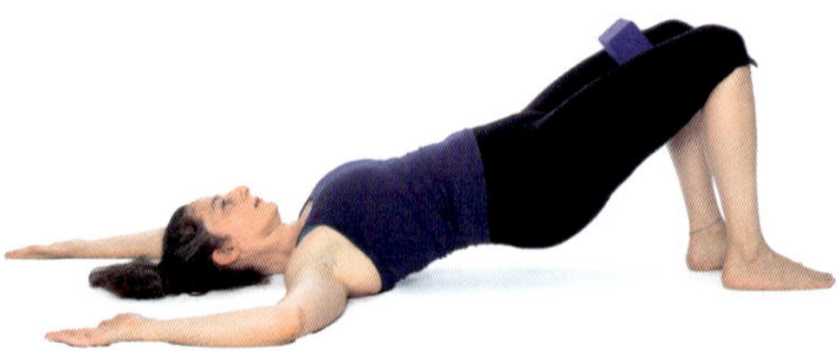

↑ Einatmen

Wirkung:
Kräftigung von Rücken, Gesäß, Bauch und Oberschenkelrückseiten, Kräftigung der rechten Schulterblattmuskulatur, Ausgleich im Schulterbereich

Ausführung:
Bleibe in der Rückenlage und stelle die Füße in einem angenehmen Abstand zum Gesäß auf. Lege einen Block zwischen die Oberschenkel. Führe den linken Arm über den Kopf und beuge den rechten Arm in einen rechten Winkel.

Beim Einatmen:
Beginne vom Becken/Kreuzbein aus die Wirbelsäule Wirbel für Wirbel aufzurollen und presse dabei den Block. Der Bauch ist sehr aktiv. Das Becken führt die Aufrollbewegung, bis das Gewicht des Oberkörpers auf den Schulterblättern liegt. Der Nacken soll sich frei anfühlen.

↓ Ausatmen

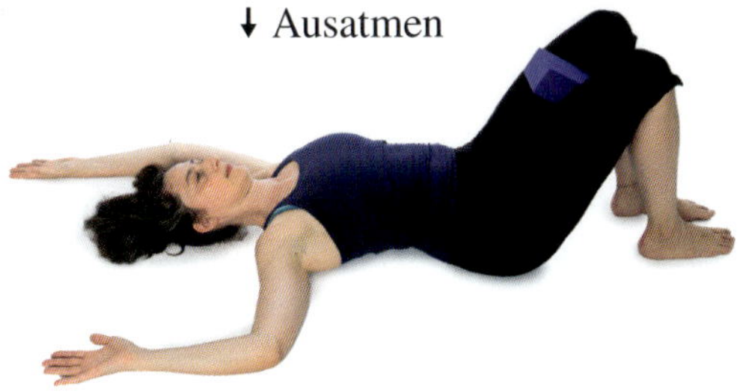

Beim Ausatmen:
Rolle die Wirbelsäule langsam wieder ab. Das Becken führt die Bewegung, bis das Kreuzbein den Boden berührt. Die Schultern bleiben weit und die Arme bleiben in ihrer Position.

Wiederholung: 10-12x

4. HALTUNG: EKAPADA USHTRASANA

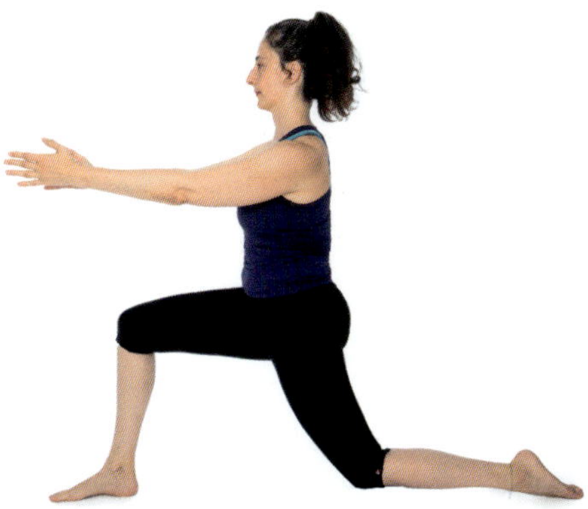

↑ Ausatmen

↓ Einatmen

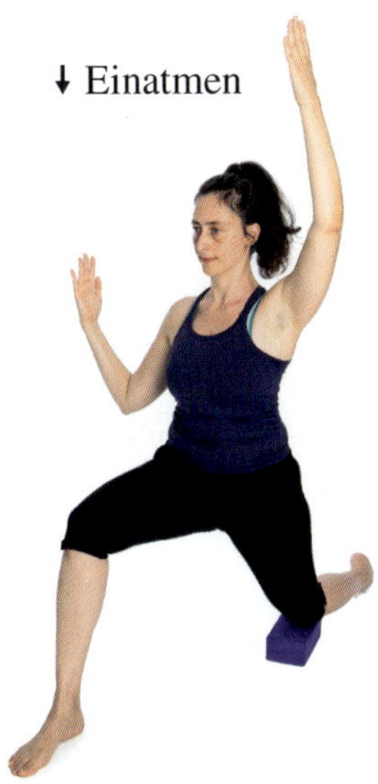

Wirkung:
Dehnung der Hüftbeugemuskulatur und Kräftigung der Rückenstrecker- und Bauchmuskulatur

Ausführung:
Komme in den Kniestand und bringe den linken Fuß mit einem Schritt nach vorne. Lege einen Block unter das linke Knie. Achte auf eine parallele Beckenausrichtung und die neutrale Beckenaufrichtung.

Beim Ausatmen:
Ziehe beide Arme und die linke Leiste etwas nach vorne. Damit verstärkst du die Dehnung in der Leiste.

Beim Einatmen:
Führe den rechten gebeugten Arm nach außen und strecke den linken Arm nach oben. Atme in den Bereich der Schlüsselbeine und zwischen die Schulterblätter.

Wiederholung: 8-10x pro Seite
Bleibe jeweils einige Atemzüge in der zweiten Haltung. Auf der verkürzten Hüftbeugerseite darfst du einige Atemzüge länger bleiben.

5. HALTUNG: VARIANTE ADHO MUKHA SVANASANA

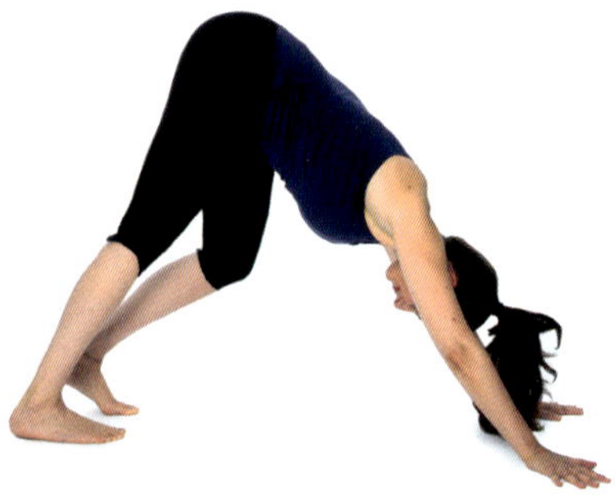

Wirkung:
Asymmetrische Dehnung der Beinrückseiten, Kräftigung der Rückenstrecker sowie der Arm- und Schultermuskulatur

Ausführung:
Komme in den Kniestand.

Beim Ausatmen:
Schiebe deinen rechten Sitzbeinhöcker zur Decke. Strecke das rechte Bein, während du das linke Bein beugst. Bleibe stabil im Becken. Drehe die rechte Hand 45 Grad nach außen, um die rechte Schulterblatt- und Armmuskulatur besser zu kräftigen.

Beim Einatmen:
Strecke das linke Bein und beuge jetzt das rechte Bein ein.

Wiederholung: 8x pro Seite
Dann bleibe mit dem gestreckten rechten Bein 6 Atemzüge in der Haltung.

6. HALTUNG: VARIANTE CHAKRAVAKASANA

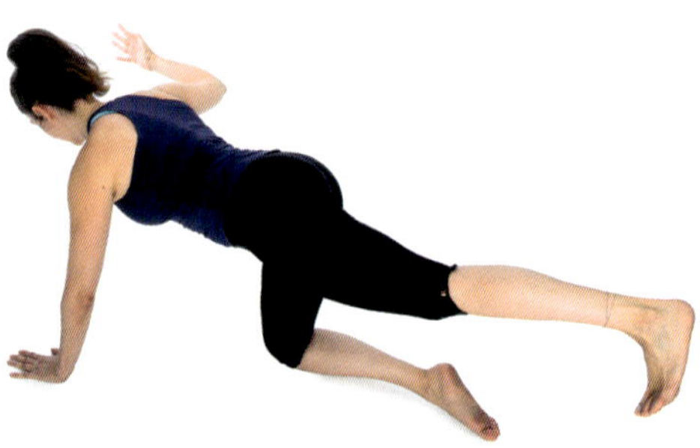

Wirkung:
Asymmetrische Kräftigung der Rückenstrecker, des Gesäßes sowie der Bauch- und Schultermuskulatur

Ausführung:
Komme in eine aktive, gut ausgerichtete Vierfüßlerhaltung.

Beim Einatmen:
Aktiviere deine Mitte und strecke das rechte Bein kraftvoll, horizontal und mit der Ferse nach hinten aus. Hebe den rechten Arm horizontal im rechten Winkel nach außen. Die Handfläche zeigt zum Kopf.

Wiederholung: Bleibe 6-8 Atemzüge in der Haltung.

7. HALTUNG: VARIANTE VASISTHASANA

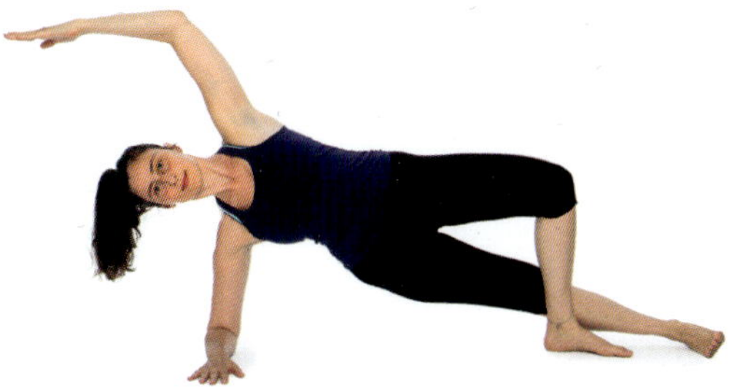

Wirkung:
Asymmetrische Kräftigung von Arm, Schulter, Nackenmuskulatur und unterem Rücken sowie der Hüft- und gesamten Bauchmuskulatur

Ausführung:
Lege dich auf die rechte Seite und stütze deinen Oberkörper auf den rechten Unterarm. Schiebe dich kraftvoll aus dem Schultergelenk. Das rechte Bein ist ausgestreckt, das linke Bein steht eingebeugt vor dem rechten Knie.

Beim Einatmen:
Aktiviere deine Mitte und hebe jetzt mit der Kraft der rechten Hüftmuskeln (Abduktoren) und eventuell mithilfe des linken Beins dein Becken und deinen Oberkörper vom Boden ab. Führe dabei den linken Arm seitlich über den Kopf. Spüre, wie die Kraft aus der Mitte gleichzeitig in die rechte Ferse und in den Scheitel fließt.

Wiederholung: Bleibe nur auf dieser Seite 8-10 Atemzüge in der Haltung.

8. HALTUNG: VARIANTE VASISTHASANA

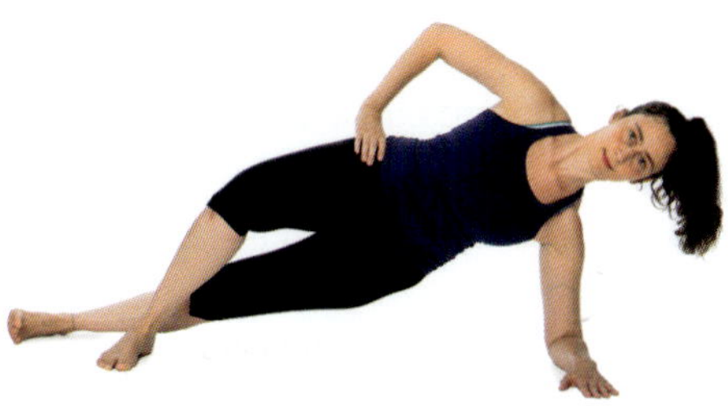

↑ Ausatmen

↓ Einatmen

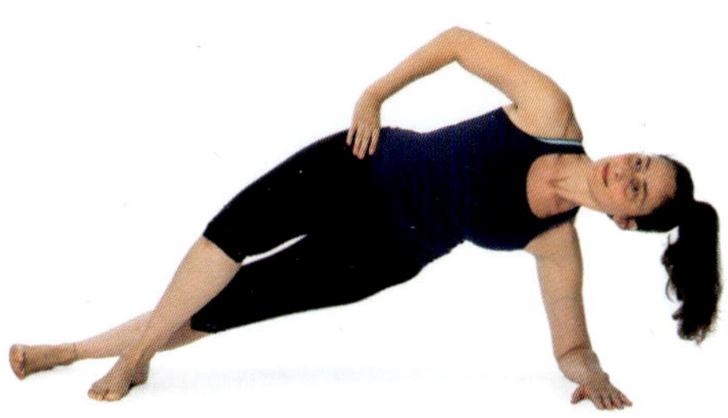

Wirkung:
Asymmetrische Kräftigung von Arm, Schulter, Nackenmuskulatur und unterem Rücken sowie der Hüft- und gesamten Bauchmuskulatur

Ausführung:
Lege dich auf die linke Seite und stütze deinen Oberkörper auf den linken Unterarm. Schiebe dich kraftvoll aus dem Schultergelenk.

Beim Ausatmen:
Halte deine aktive Mitte. Dein rechter Arm liegt auf der Hüfte. Senke jetzt dein Becken zurück in eine mittige Position. Stütze dich, falls nötig, mithilfe des rechten Beins. Spüre weiterhin, wie du aus der Kraft der Mitte arbeitest.

Beim Einatmen:
Bleibe aktiv in deiner Mitte und hebe mit der Kraft der linken Hüftmuskeln (Abduktoren) und eventuell mithilfe des rechten Beins dein Becken und deinen Oberkörper aus der mittigen Position wieder nach oben. Der rechte Arm stützt sich auf der Hüfte. Die Kraft aus der Mitte fließt gleichzeitig in die linke Ferse und in den Scheitel.

Wiederholung: 8-10x
Dann bleibe 4-6 Atemzüge in der zweiten Haltung.

9. HALTUNG: VARIANTE TADASANA

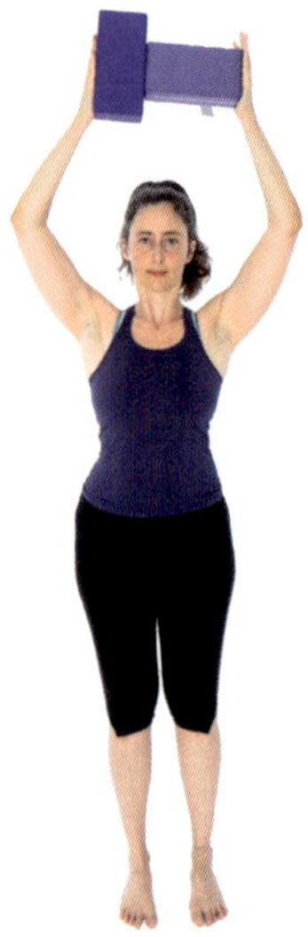

Wirkung:
Asymmetrische Kräftigung der Schulterblatt-, Arm- und Rückenmuskulatur, Streckung der Wirbelsäule

Ausführung:
Komme in den aufrechten Stand und stelle die Füße hüftbreit. Nimm zwei Yogablöcke zwischen die Hände. Der Block auf der rechten Seite wird lang und der linke Block wird quer gehalten.

Beim Einatmen:
Strecke beide Arme nach oben und presse die Blöcke mit den Handflächen gegeneinander.

Wiederholung: Bleibe 8-10 Atemzüge in der Haltung.

10. HALTUNG: UTTHITA PARSHVA KONASANA

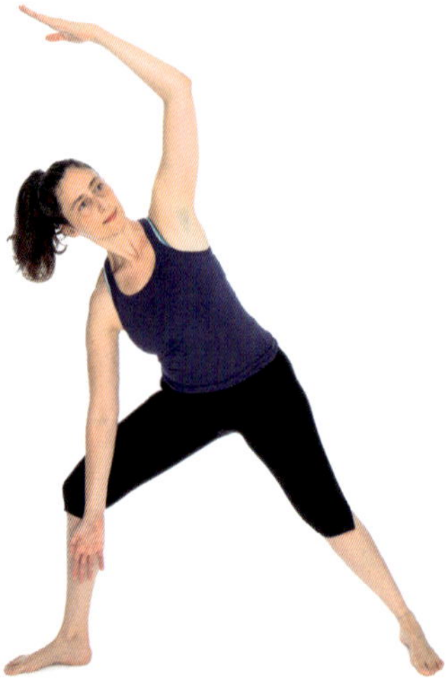

Wirkung:
Mobilisation der Rippengelenke und Brustwirbel, asymmetrische Kräftigung des mittleren und oberen Rückens zwischen den Schulterblättern, Dehnung der Flanken

Ausführung:
Begib dich in die erste Heldenhaltung. Das linke Bein macht den Ausfallschritt nach hinten. Das rechte Bein ist eingebeugt. Das Knie steht senkrecht über dem Fußgelenk. Erde deine Füße. Die hintere Fersenaußenkante fließt in den Boden.

Beim Einatmen:
Ziehe den linken Arm seitlich über den Kopf und drehe dabei die oberen Rippen auf. Die Schulter zieht nicht zum Ohr! Der rechte Arm gibt mit dem Handrücken einen sanften Gegendruck auf die vordere Knieinnenseite. Das Becken bleibt stabil und die Mitte aktiv.

Beim Ausatmen:
Bleibe geerdet und stabil, drehe die Rippen weiter auf und verlängere die linke Flanke.

Wiederholung: Bleibe nur auf dieser Seite 8 Atemzüge in der Haltung und spüre die Dehnung in der linken Flanke.

11. HALTUNG: ARDHA PARSHVA UTTANASANA

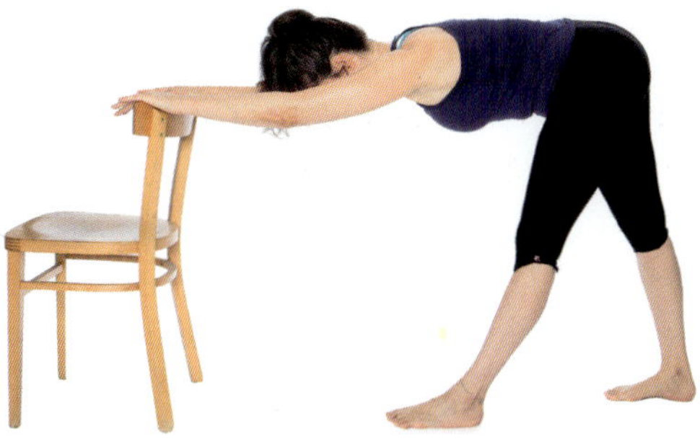

Wirkung:
Asymmetrische Dehnung im unteren Rücken, im Gesäß und in der Beinrückseite, Streckung der Wirbelsäule

Ausführung:
Setze aus der Standhaltung den rechten Fuß einen Schritt nach hinten und stütze dich dabei mit beiden Händen auf einer Stuhllehne.

Beim Einatmen:
Beuge das linke Bein etwas ein und hebe deinen gestreckten Oberkörper etwas an, um Gesäß und Rücken zu stärken.

Beim Ausatmen:
Beuge dich aus der Hüfte mit langer Wirbelsäule wieder tiefer, strecke dabei das linke Bein und halte die Länge in der Wirbelsäule.

Wiederholung: Bleibe 10-12 Atemzüge in dieser Haltung.

12. HALTUNG: VARIANTE VAJRASANA

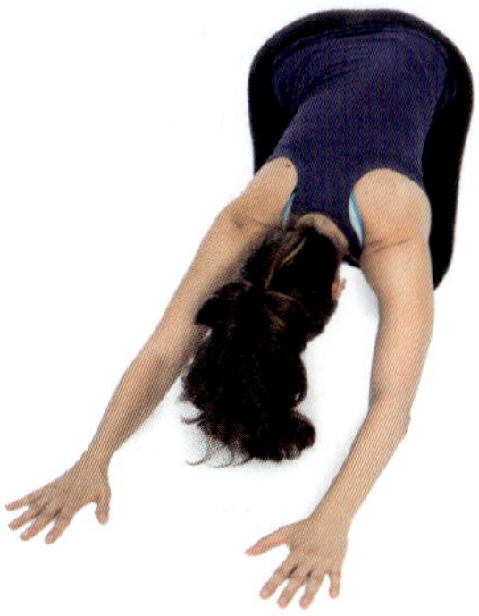

Wirkung:
Asymmetrische Dehnung im unteren und oberen Rücken, Ausgleich für den Rücken

Ausführung:
Komme in den Fersensitz.

Beim Ausatmen:
Beuge deinen Oberkörper nach vorne und zur rechten Seite. Schiebe gleichzeitig die linke Hüfte zur linken Ferse und atme in die linke Flanke.

Wiederholung: Bleibe 10-12 Atemzüge in dieser Haltung.

13. HALTUNG: APANASANA

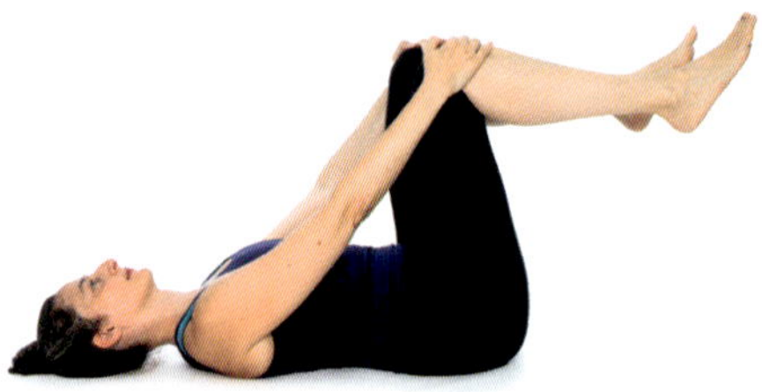

↑ Einatmen

↓ Ausatmen

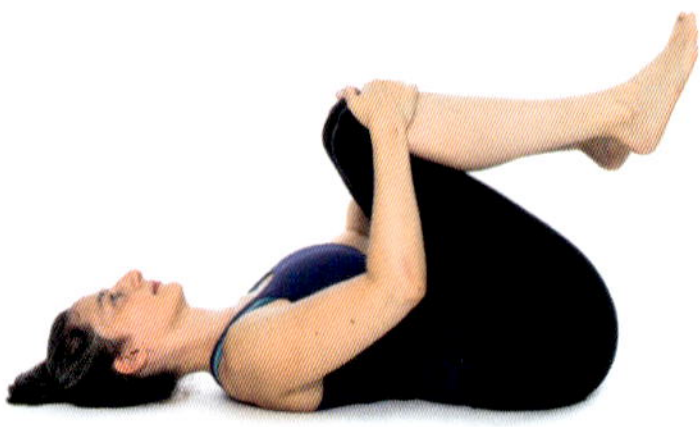

Wirkung:
Dehnung und Ausgleich für den unteren Rücken

Ausführung:
Komme in die Rückenlage und beuge die Beine ein, sodass sie zweimal einen rechten Winkel bilden. Die Arme sind gestreckt.

Beim Einatmen:
Atme sanft in den Bauch ein, schiebe deine Knie von dir weg bis in die Armstreckung.

Beim Ausatmen:
Ziehe beide Knie zum Oberkörper und entspanne den unteren Rücken.

Wiederholung: 8-10x
Dann bleibe 6 Atemzüge in der zweiten Haltung.

14. HALTUNG: SHAVASANA

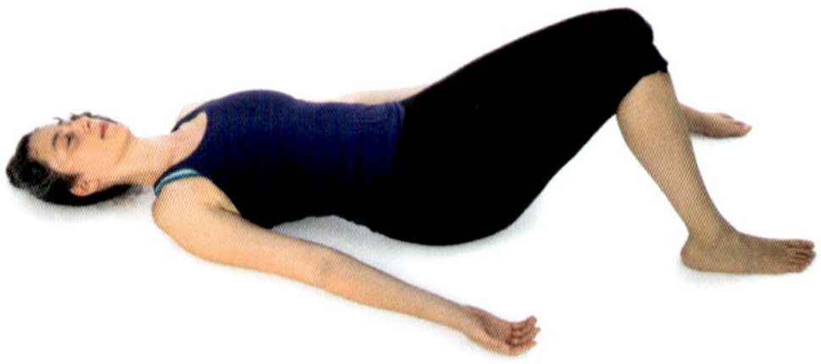

Wirkung:
Entspannung im ganzen Rücken und Beruhigung des Geistes

Ausführung:
Stelle aus der Rückenlage die Füße mattenbreit. Die Knie berühren sich. Lege eine gefaltete Decke oder ein kleines Kissen in den unteren Rücken rechts und unter den oberen Rücken links, um die beiden konkaven Seiten zu entspannen.

Beim Ausatmen:
Atme langsam aus und entspanne dabei bewusst die Muskeln der konvexen Seiten im unteren Rücken links und im oberen Rücken rechts.

Beim Einatmen:
Atme bewusst in die beiden konkaven Seiten unten rechts und oben links und schaffe Raum in diesen beiden Körperbereichen.

Wiederholung: 3-5 Minuten
Verlängere in dieser Zeit bewusst die Atmung und lasse Körper und Geist tief entspannen.

Oberer Rücken und Öffnung des Brustkorbs (Anatomie/Theorie)

Der Brustkorb umhüllt zwei für unser Überleben wichtige Organe, nämlich die Lunge und das Herz. Ohne ihre konstante Bewegung können wir nicht überleben. Durch seine geniale Bauweise dient der Brustkorb aber nicht nur als Schutzhülle, sondern ermöglicht der Lunge erst die Atembewegung. Ohne seine multidimensionale Beweglichkeit und Elastizität könnte sich unsere Lunge gar nicht bewegen. Aufgrund unserer modernen, „degenerierten“ Lebensweise verliert auch dieser Körperteil immer mehr an Flexibilität und vielseitiger Bewegung.

„Leben ist Bewegung und Bewegung ist Leben.“ Das heißt, je weniger Bewegung in unserem Brustkorb und in der Brustwirbelsäule stattfindet, desto geringer ist unser Atemvolumen. Durch gezielte, abwechslungsreiche Yogaübungen mobilisieren wir unseren Brustkorb und unsere Brustwirbelsäule wieder, dieses wunderbare Konstrukt aus Knochen, Knorpel, Gelenken und genial angelegten Muskelschichten. Das Lungengewebe weitet sich über die Bewegung der Rippen, initiiert durch die Atemhilfsmuskulatur, das sich nach unten bewegende Zwerchfell und die Aufrichtung der Brustwirbelsäule durch Aktivierung der Rückenstrecker. Es entsteht ein Unterdruck im Lungengewebe und Sauerstoff kann einströmen. Die Beweglichkeit der Brustwirbelsäule und ihrer Rippengelenke wie auch die Flexibilität der Zwischenrippen- und Zwerchfellmuskulatur sind ausschlaggebend für einen weichen und tiefen Atem.

Anatomie des Brustkorbs

Unser Brustkorb besteht aus der **Brustwirbelsäule**, den **Rippen** und dem **Brustbein**. Auf der robusten Lendenwirbelsäule bauen sich 12 weitere, etwas grazilere Brustwirbel mit den dazugehörigen Zwischenwirbelscheiben auf. Sie sind durch ihre Bauart im Gegensatz zur Lendenwirbelsäule wesentlich drehfreudiger. Die Rippenpaare sind jeweils kugelgelenkig mit einem Wirbelkörper verbunden. Die ersten 7 Rippenpaare verbinden sich auf der Vorderseite knorpelig mit dem Brustbein. Weitere 3 Rippenpaare sind vorn über einen knorpeligen Rippenbogen miteinander verbunden. Der 11. und der 12. Brustwirbel enden frei in der Bauchwand.

Was die Brustwirbelsäule im Wesentlichen von der Lendenwirbelsäule und der Halswirbelsäule unterscheidet, ist ihre Drehfreudigkeit. Die Flächen der Gelenkfortsätze stehen senkrecht und sind nach hinten gerichtet, die Dornfortsätze überlagern sich wie Dachziegel. Die einzelnen Wirbelkörper können so in einem relativ großen Radius perfekt gegeneinander drehen, im Gegensatz zur Lendenwirbelsäule, deren massivere Wirbelkörper für Stabilität, Beuge- und Streckfunktion konstruiert sind. Hier wirken die Gelenkflächen in der Rotation eher blockierend und schützend.

Um der Brustwirbelsäule gleichzeitig Mobilität und Stabilität zu verleihen, verlaufen die Zwischenrippenmuskeln (*M. intercostalis internus* und *M. intercostalis externus*) schräg, in zwei Schichten, einer äußeren und einer inneren Schicht, überkreuzt. In der gleichen Konstruktionsweise verbinden die tiefsten, kurzen Muskeln (*M. rotatores breves* und *M. rotatores longi*) die Wirbelkörper der Brustwirbelsäule miteinander. Genauso überkreuzt, in einer inneren und äußeren Schicht, sind auch die oberflächlichen Schrägsysteme im Rumpf angeordnet.

Dies hat einen tieferen Grund. Die Bewegungen von Lunge, Herz und Brustkorb sind synergistisch miteinander verbunden. Um dem Brustkorb gleichzeitig Stabilität (Schutz), Mobilität (Atmung) und Dynamik (Bewegung) zu verschaffen, bedient sich die Natur eines genialen Prinzips – der Spirale. Sie gewährleistet z. B. beim Gehen oder Laufen eine dreidimensionale Bewegung, nämlich Länge/Aufrichtung, Rotation und Seitneigung/Öffnung.

Um langfristig gesund und glücklich Yoga zu üben, sollten wir uns das von der Natur in unserem Körper vorgegebene Prinzip der Spirale zunutze machen. In allen Yogaübungen mit Rotationen wie Matsyendrasana, Trikonasana, Parshva Konasana, aber auch Virabhadrasana-Haltungen gilt das gleiche grundlegende

Prinzip: **unten** (Becken/Hüfte/Lendenwirbelsäule/Bauch) **kraftvoll und stabil**, **oben** (Brustwirbelsäule/Schultergürtel) **leicht und mobil**, genau wie es uns die Konstruktion der Wirbelsäule vorgibt.

Wenn du dich ausführlicher mit dem Prinzip der Spiraldynamik® auseinandersetzen möchtest, findest du im Buch *Medical Yoga Professional* von Christian Larsen (Stuttgart: Thieme, 2020) umfassende Erklärungen. Es hier zu beschreiben, würde den Rahmen dieses Buches sprengen.

Das „Nichtverstehen" dieses wichtigen anatomischen Grundsatzes lässt sich leider bei vielen Yogapraktizierenden beobachten. Sie üben nach dem Prinzip, dass da gedreht wird, wo es möglich ist, und das ist oft nicht da, wo es langfristig gesund ist. Die Problematik liegt zum einen bei überbeweglichen Menschen in der Schwäche der Hüft-, tiefen Bauch- und Zwerchfellmuskulatur (die für die Stabilisierung des Beckens und der Lendenwirbelsäule verantwortlich ist) und zum anderen in der Steifheit der Brustwirbelsäule. Die Brustwirbelsäule ist sowohl bei überbeweglichen als auch bei wenig beweglichen Menschen oft relativ steif. Gedreht wird dann, ob im Sitzen oder Stehen, bereits im Becken, was das Iliosakralgelenk langfristig belastet. Wenn unsere Mitte schwach ist, haben wir in der Drehung eine starke Hebelwirkung auf die Facettengelenke der Lendenwirbelsäule, die die geringe Rotation in diesem Bereich begrenzen. Zusätzlich belasten wir die Bandscheiben im Übergang von der Lendenwirbelsäule zur Brustwirbelsäule. Da die Brustwirbelsäule eher steif ist, wird die nächste Drehung, gesteuert vom Kopf, dann in der Halswirbelsäule vollzogen, deren untere 5 Wirbel ebenfalls nicht für eine starke Rotation ausgelegt sind. Auch hier werden wieder die Strukturen im Übergang von der Brustwirbelsäule zur Halswirbelsäule übermäßig belastet. Für den anatomischen Laien sieht das nach einer erstaunlichen Drehhaltung aus. Leider verfehlt sie aber völlig den Zweck einer Drehhaltung.

Durch die Kraft und Stabilität in der Basis mobilisieren wir achtsam die Bereiche, die dafür geschaffen sind (Brustwirbelsäule, Brustkorb, Schultergürtel). Mit einem mobilen Brustkorb schaffen wir optimale Voraussetzungen für die Herztätigkeit und das Lungenvolumen. Diese Bereiche „verkümmern" und versteifen durch unsere eindimensionale Lebensweise leider immer mehr und schränken unsere Herz- und Lungentätigkeit zunehmend ein.

Das Zwerchfell ist unser Hauptatemmuskel. Es ist faszial mit dem Herzbeutel und über das Lungenrippenfell mit der Lunge verbunden. Diese kuppelförmige Sehnenmuskelplatte trennt den Bauchraum vom Brustraum.

Durch den Einatemimpuls wird die Zwerchfellkuppel über ihre Muskelstränge nach unten gezogen und bewegt die Bauchorgane in Richtung des Beckens. In einer entspannten Körperhaltung wölbt sich die Bauchdecke sanft vor.

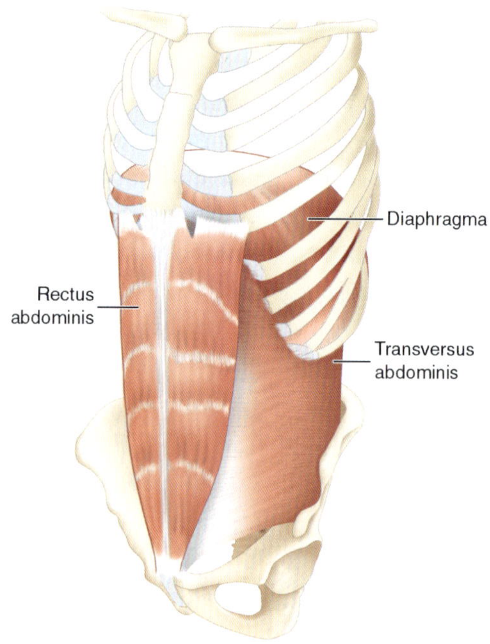

Abb. 33: Das Zwerchfell ist unser Hauptatemmuskel

In einer aktiven Yogastellung halten wir einen Tonus im *M. transversus abdominis*, dem Gegenspieler des Zwerchfells, und in der Beckenbodenmuskulatur. Dadurch entsteht ein leichter Druck gegen die Lendenwirbelsäule, der zusammen mit dem aktiven, tiefen Bauchmuskel und dem Beckenboden unsere Mitte stabilisiert. Eine schwache und verspannte Zwerchfell-, Beckenboden- oder Bauchmuskulatur macht es uns unmöglich, diese Stabilität aufzubauen. Auch ist es mit einem schwachen Zwerchfell nicht möglich, unsere Atemkapazität auszuschöpfen. Schwacher Atem ist gleichbedeutend mit wenig Lebensenergie. Eine kleine Erleuchtung im Yoga war es zu spüren, dass nicht nur im Kampfsport, sondern auch im Yoga die **Kraft aus einer stabilen, dynamischen Mitte** in alle Richtungen fließt. Wenn auch im Yoga diesem Prinzip mehr Beachtung geschenkt wird, wirkt sich das sehr positiv auf die Entwicklung unserer Atemkapazität, die Stabilität in den Asanas und auf deren Dynamik aus.

Im Zwerchfell befinden sich auch die Durchtrittsöffnungen für die *Vena cava*, die Aorta und die Speiseröhre. Letztere ist auch die Schwachstelle bei Zwerchfellbrüchen oder -hernien. Starkes Sodbrennen, saures Aufstoßen, Druckgefühl nach dem Essen bis hin zu Übelkeit, Atemnot und funktionellen Herzbeschwerden können auf eine solche Schwachstelle hinweisen.

Der Brustkorb mit der Brustwirbelsäule ist die Basis für den Schultergürtel. Der Brustkorb ist zwischen Kopf, Schultergürtel und Becken integriert. Das dynamisch-stabilisierende Zentrum des Brustkorbs ist den ständigen Bewegungsimpulsen der folgenden drei Körperbereiche ausgesetzt: Kopf/Hals, Schultergürtel/Arme und Becken/Lendenwirbelsäule.

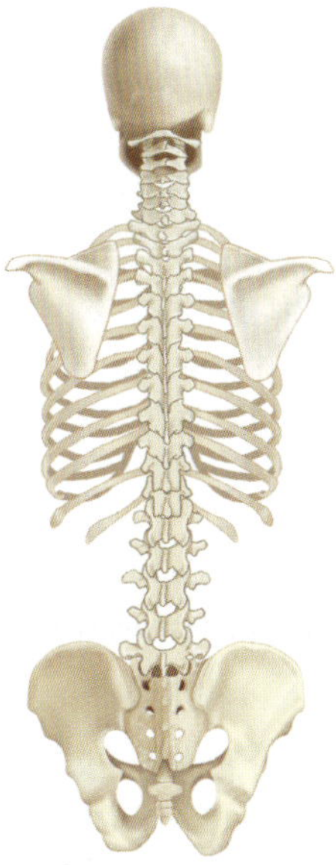

Abb. 34: Knöcherne Verbindung Becken/Rumpf/Schultergürtel

Wie im Abschnitt über das Becken bereits erwähnt, wirken sich ungleiche Spannungen in den Muskelketten der Beine über den Iliopsoas oder auf der Rückseite über die *Fascia lumbalis* ungünstig auf unsere Körperaufrichtung aus. Dies wirkt sich wiederum nachteilig auf die Funktion des Zwerchfells und so auf unseren Atem aus. Die Festigkeit im Brustkorb und die dadurch reduzierte Leistung der Atemmuskeln erfordern einen erhöhten Einsatz der Atemhilfsmuskulatur. So kommt es auf der Rumpfvorderseite zu Verspannungen und Verkürzungen dieser Muskelketten. Die Folge ist eine kyphotische Haltung (Rundrücken), die letztlich auch unsere Lebensqualität einschränkt.

Die dauernde Sitzbelastung in Schulen, am Arbeitsplatz, im Auto, aber auch zu Hause vor dem Fernseher oder Monitor hat maßgebliche Auswirkungen auf unsere Haltung. Es beginnt mit ungünstigen Haltungsgewohnheiten und endet im Laufe der Zeit in fixierten Fehlhaltungen. Durch den Mangel an vielseitiger, abwechslungsreicher Bewegung verkleben Faszien und Wirbel können versteifen. Dies müssen benachbarte Segmente kompensieren und überlasten dabei, was zu Schmerzen und weiterer Kompensation bis hin zu **Hyperkyphose**, Morbus Scheuermann oder sogar zum entzündlichen Morbus Bechterew führt. Auch psychische Belastungen wie Angststörungen oder eine Schutzhaltung in depressiven Grundmustern können zu den oben genannten strukturellen Fehlhaltungen führen.

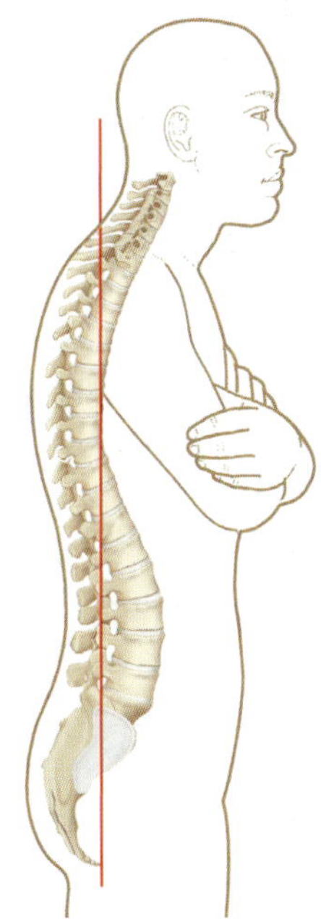

Abb. 35: Hyperkyphose der Brustwirbelsäule: ausgeprägte Krümmung des oberen Rückens

Das Ziel der Yogatherapie ist es in jedem Fall, die Haltungsmuster und ihre Ursachen zu erkennen, zu verstehen und durch gezielte Yogatherapieübungen zu verändern. Das offene Geheimnis heißt in jedem Fall: Aufrichtung der Wirbelsäule. Das bedeutet, alle Strukturen zu erkennen, die eine Aufrichtung verhindern, verkürzte Strukturen zu öffnen, schwache Strukturen zu stärken und das Erreichte zu stabilisieren. Damit erreichen wir eine wesentliche Verbesserung der Lebensqualität.

Das Gegenteil ist ein sogenannter **Flachrücken**, der auf den ersten Blick ganz gesund und aufrecht aussieht. Doch bei genauerem Hinschauen können wir feststellen, dass der Flachrücken „erstarrt" ist. Sowohl beim Rundrücken als auch beim Flachrücken ist die Herausforderung seine Unbeweglichkeit. Der Flachrücken kann sich nicht mehr rund machen, da die Rückenmuskulatur verspannt, faszial verklebt und damit nicht mehr dehnfähig ist. Darunter leidet wiederum die Atmung, weil sich der Brustkorb in seinen Atemräumen nicht mehr ausdehnen kann. Auch hier kommt dann die Atemhilfsmuskulatur vermehrt zum Einsatz, was zusätzlich die vorderen Strukturen verkürzt. Damit erstarrt der Brustkorb.

Typische Symptome sind verspannte Muskeln zwischen den Schulterblättern oder punktuelle Schmerzen in diesem Bereich. Auch können durch die ungleichen Spannungsverhältnisse in diesem Bereich Nerven agitiert werden, die Ausstrahlungsschmerzen verursachen.

Einem festen, rigiden Brustkorb fehlt jegliche dynamische Anpassungsfähigkeit. Beide Defizite (der Rundrücken sowie der Flachrücken) erfordern sowohl von der Lendenwirbelsäule als auch von der Halswirbelsäule kompensatorische Mechanismen. Verspannungen im Schultergürtel, Verschiebungen der Statik der Halswirbelsäule, dadurch Nacken- und Kopfschmerzen, Tinnitus und Verminderung der Sehkraft bis hin zu Verschleiß, Abnutzung der Wirbel- und Facettengelenke und Bandscheibenvorfällen sind die Folgen. Zudem wird die Atmung deutlich eingeschränkt.

Da wir in der Yogatherapie auf eine ganzheitliche Sicht Wert legen, ist es wichtig, dass wir den Blick auch auf die feineren, subtileren Ebenen ausrichten. Die oben beschriebenen Beschwerden können in Kombination oder auch durch rein psychoemotionale Einflüsse und Traumen entstehen.

Das Beispiel der Atmung zeigt, dass sich jede Art von Aktivität oder Stress, egal ob körperlicher oder emotionaler Art, unmittelbar auf die Atemfrequenz und die Tiefe der Atmung (insbesondere der Einatmung) auswirkt. Sätze wie „Mir stockt der Atem", „Ich halte die Luft an", „Die Angst lähmt mich", „Es wird mir eng" oder „Es schnürt mir den Hals zu" sind sehr aussagekräftig. Oft stecken durch Gewalt, Unfälle oder andere traumatische Erlebnisse erfahrene Situationen tief in unseren Haltungsmustern.

Am Beispiel der äußeren Haltung signalisieren ein **eingesunkenes Brustbein** und ein **kyphotisches Haltungsmuster** der Brustwirbelsäule auch: „Ich beuge mich", „Ich will nicht auffallen oder anecken", „Ich ziehe mich zurück" oder „Ich schütze mich". Aber auch depressive Menschen oder Menschen in einer depressiven Phase zeigen dieses Haltungsmuster.

Ein **steifer, kerzengerader oberer Rücken** kann auch ein Ausdruck von Stolz sein, kann Unnahbarkeit signalisieren oder ein Ausdruck von mentaler Steifigkeit oder Rigidität sein. Diese Haltung kann sich auch bei Menschen entwickeln, die ständig auf der Hut sind, um nicht ausgenutzt oder manipuliert zu werden.

Das **Herzchakra** mit seinen Themen gehört ebenfalls in den Bereich der Brustwirbelsäule und des Brustkorbs: Liebe, Hingabe, Heilung, Dharma, Beziehung, Mitgefühl, Sensitivität, Herzensfreude und Feingefühl können ebenfalls diesem Bereich zugeordnet werden. Im Mangel sind es Trauer und Verletzung, Angst vor Verletzlichkeit, Angst davor, sich zu öffnen, Angst davor, Liebe zu empfangen.

Die Voraussetzungen für eine gesunde Brustwirbelsäule und einen mobilen Brustkorb sind Öffnung und Mobilisation. Unser „moderner" Alltag besteht oft aus mehr oder weniger eindimensionalen Bewegungsmustern. Die meisten Menschen verbringen ihren Alltag in einer sitzenden Tätigkeit. Zwischendurch stehen oder gehen wir. Vielleicht steigen wir zur oder auch nach der Arbeit aufs Fahrrad oder wir gehen joggen – alles mehr oder weniger eindimensionale Bewegungen, die zu einer Verkürzung der vorderen (ventralen) tiefen und oberflächlichen Muskelketten führen. Das heißt, dass der *M. tibialis anterior*, *M. rectus femoris*, *M. iliopsoas*, *M. rectus abdominis*, *M. sternalis* bis hin zur vorderen Halsmuskulatur (*M. sternocleidomastoideus*) verkürzen. Die hintere (dorsale) Muskulatur wird überlastet, in der Länge verklebt und schwach. Durch die chronische Verkürzung der vorderen Seite und die auf der Rückseite um Aufrichtung bemühte hintere Muskelkette gerät die Bandscheibenstruktur zwangsläufig unter Druck. Die biomechanische Ableitung der Kräfte macht deutlich, dass der vermehrte Kraftaufwand in Druck auf die dynamischen Elemente der Wirbelsäule umgewandelt wird.

Yogatherapieübungen bei Hyperkyphose sollten die ganze vordere Muskelkette öffnen, die Brustwirbelsäule und Rippengelenke in alle Richtungen mobilisieren und die Rückseite kräftigen. Zu Beginn sollten sanftere, mobilisierende und öffnende Asanas wie „Katze/Kuh", Chakravakasana-Varianten mit Rotationen, Vajrasana-, einfache Virabhadrasana- und Trikonasana-Varianten geübt werden. Dann können wir allmählich zu etwas intensiveren Übungen wie Bhujangasana, Adho Mukha Svanasana, Ardha Parshva Uttanasana mit Rotationen, Virabhadrasana und Rückbeugen wie Ushtrasana übergehen. Die verkürzten Muskeln sollen gedehnt, die Brustwirbelsäule und der Brustkorb mobilisiert und die schwachen Strukturen gekräftigt werden. Das Bewusstsein für Aufrichtung und Länge in der Wirbelsäule (Körperwahrnehmung) und die Atemwahrnehmung werden geschult. Das bedeutet, die Wirbelsäule wird in Bewegung gebracht (Flexion, Extension plus Rotation und Lateralflexion), die Rippen und Rippengelenke bekommen wieder mehr Bewegungsspielraum, der Muskeltonus reguliert sich und die Atmung kann tiefer und effizienter werden.

Yogatherapieübungen bei Flachrücken sollten die Brustwirbelsäule und die Rippengelenke **in alle Richtungen mobilisieren**, indem wir viel mit Flexion/Extension, Rotationen und Lateralflexionen arbeiten, und zwar nach dem oben erklärten Prinzip: **unten stabil – oben mobil**. Ebenfalls können wir über die Nadi-Muskeltherapie (Faszien-Releasetechnik) die verklebten, festen Strukturen lösen und die eventuell vorhandenen traumatischen Ursachen professionell angehen.

Zielsetzungen für die Yogapraxis:

- Dehnung und Öffnung der gesamten vorderen Muskelkette (Schienbeinmuskulatur, vordere Oberschenkelmuskulatur, Hüftbeuger-, Bauch- und Brustmuskulatur, vordere Halsmuskulatur)
- Kräftigung der schwachen hinteren Strukturen
- Mobilität und Flexibilität in alle Bewegungsrichtungen in Brustwirbelsäule und Brustkorb (vor allem Drehung, Seitbeugen, Extension und Flexion)
- mobile Rippengelenke zur Verbesserung der Atemkapazität
- Atemmuster/Fehlatmung erkennen und verändern
- Atemschulung, Atembeobachtung im Alltag
- Integration von Schulterblatt- und Armmuskulatur am Thorax
- Körperwahrnehmung in der Längsachse, Aufrichtung der Wirbelsäule
- neutrale Beckenposition wahrnehmen und integrieren
- Kräftigung und Entspannung des Zwerchfells fördert die Einatmung und vertieft die Ausatmung
- einen leichten, tiefen und gelassenen Atemfluss anstreben
- eine innere Haltung der Offenheit, Aufrichtigkeit, Flexibilität und Gelassenheit fördern
- Selbstvertrauen und Selbstliebe fördern

Yogaprogramm bei Hyperkyphose/Rundrücken

Wirkungen:

- Dehnung und Kräftigung der Oberschenkelmuskeln
- Dehnung der Brust- und Schulterblattmuskulatur sowie der Vorderseite des Rumpfes
- Mobilisation der Brustwirbelsäule und der Rippen
- Kräftigung der Rücken- und Nackenmuskulatur
- Öffnung und Dehnung des Brustkorbs sowie der Rippenmuskulatur
- verbesserte Einatmung
- Kräftigung der Arm- und Schulterblattmuskeln

1. HALTUNG: JATHARA PARIVRITTI

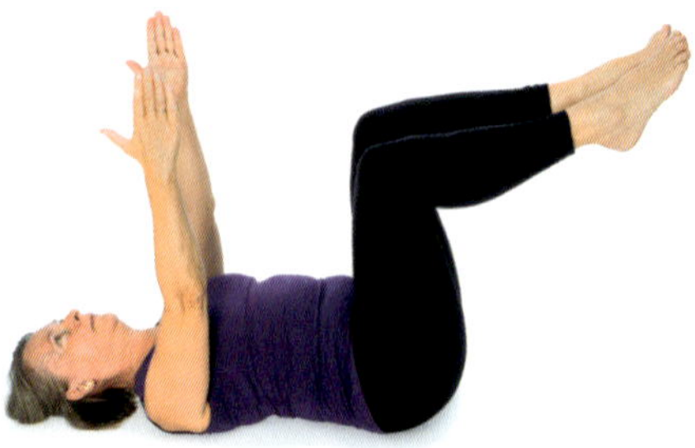

↑ Einatmen

↓ Ausatmen

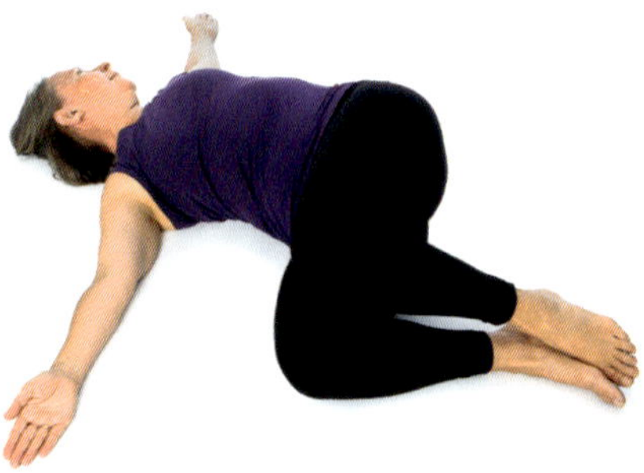

Wirkung:
Mobilisation der Brust- und Halswirbelsäule, Dehnung der Brust- und schrägen Bauchmuskeln

Ausführung:
Beuge in der Rückenlage die Beine im Hüft- und Kniegelenk. Werde aktiv in deiner Mitte.

Beim Einatmen:
Atme tief in den Bauch, halte die Bauchpresse und führe beide Arme senkrecht nach oben.

Beim Ausatmen:
Drehe den Kopf nach links und führe beide Knie langsam und kontrolliert nach rechts zum Boden. Bleibe dabei aktiv in deiner Mitte! Die Arme fließen auf Schulterhöhe nach außen.

Wiederholung: 8-10x pro Seite

Hinweis:
Falls sich die Dehnung im Rumpf oder in der Brustmuskulatur zu intensiv anfühlt, unterstütze entweder den linken Arm oder die Knie.

2. HALTUNG: DVIPADA PITHAM

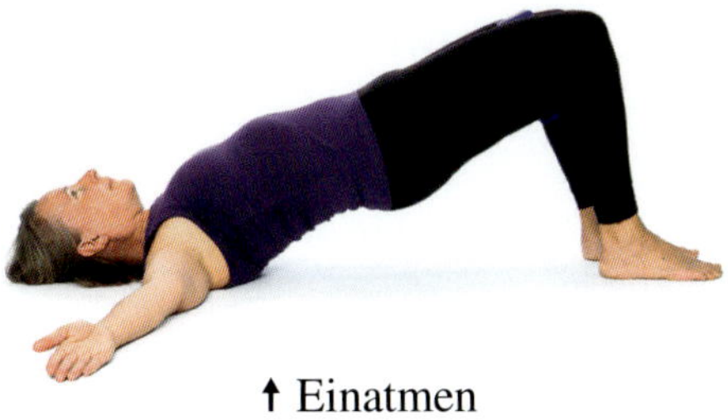

↑ Einatmen

↓ Ausatmen

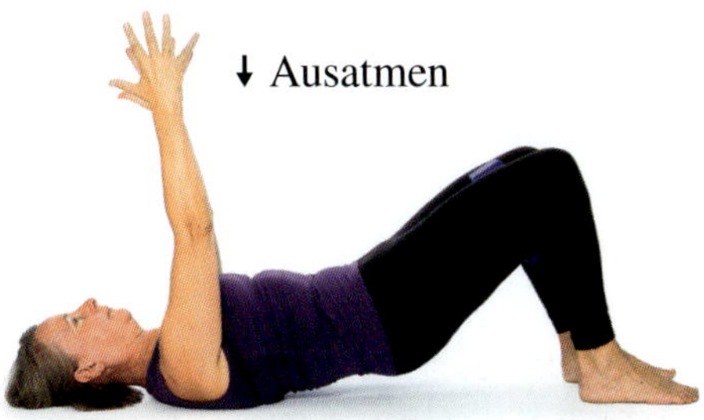

Wirkung:
Dehnung der Brustmuskulatur und Kräftigung der Rücken-, Gesäß- und Bauchmuskulatur

Ausführung:
Bleibe in der Rückenlage und stelle die Füße in einem angenehmen Abstand zum Gesäß auf. Lege einen Block zwischen die Oberschenkel. Die Arme liegen seitlich am Körper.

Beim Einatmen:
Beginne vom Becken/Kreuzbein aus die Wirbelsäule Wirbel für Wirbel aufzurollen. Presse dabei den Block. Der Bauch ist sehr aktiv. Das Becken führt die Aufrollbewegung, bis das Gewicht des Oberkörpers auf den Schulterblättern liegt. Führe die Arme dabei seitlich auf Schulterhöhe weit nach außen. Der Nacken soll sich frei anfühlen. Der Atem fließt tief in den Brustkorb, das Brustbein ist prominent.

Beim Ausatmen:
Rolle die Wirbelsäule mit aktiver Mitte langsam wieder ab, bis das Kreuzbein 5 cm oberhalb des Bodens angekommen ist. Führe dabei die Arme in eine senkrechte Position. Die Schultern bleiben weit.

Wiederholung: 8-10x

3. HALTUNG: VARIANTE VAJRASANA

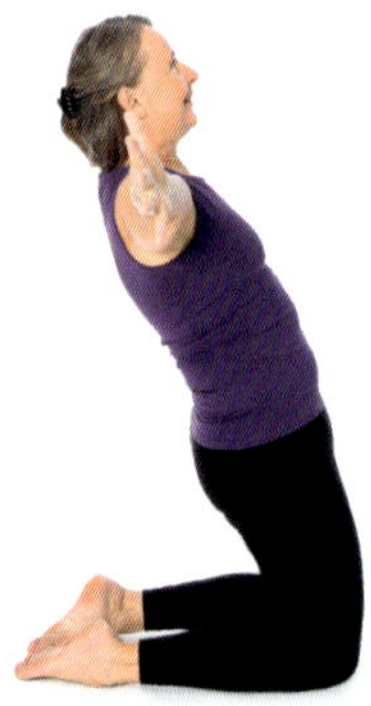

↑ Einatmen

↓ Ausatmen

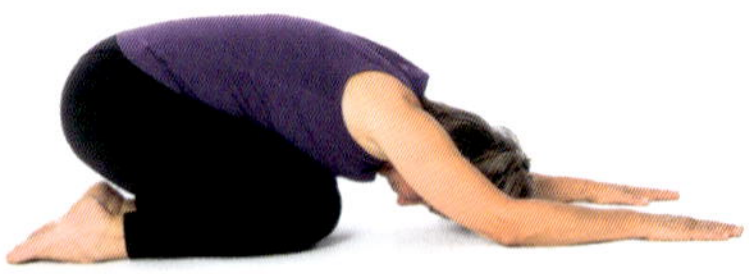

Wirkung:
Dehnung und Kräftigung der ganzen vorderen Muskelkette, Kräftigung der tiefen Rückenstrecker und Bauchmuskeln, Mobilisation der Brustwirbelsäule

Ausführung:
Komme in den Kniestand. Achte darauf, dass das Becken neutral aufgerichtet ist.

Beim Einatmen:
Presse deine Fußrücken und Schienbeine in die Matte. Spüre dabei die Kraft in deiner Mitte. Atme dich aus dem Beckenboden durch die Wirbelsäule in den Scheitel, während du das Becken etwas in Richtung Fersen führst und den Rumpf in eine sanfte Rückbeuge bewegst. Die Arme fließen seitlich nach außen.

Beim Ausatmen:
Beuge dich vor, lege den Bauch in die Oberschenkel und das Gesäß auf die Fersen.

Wiederholung: 8-10x

4. HALTUNG: VARIANTE CHAKRAVAKASANA

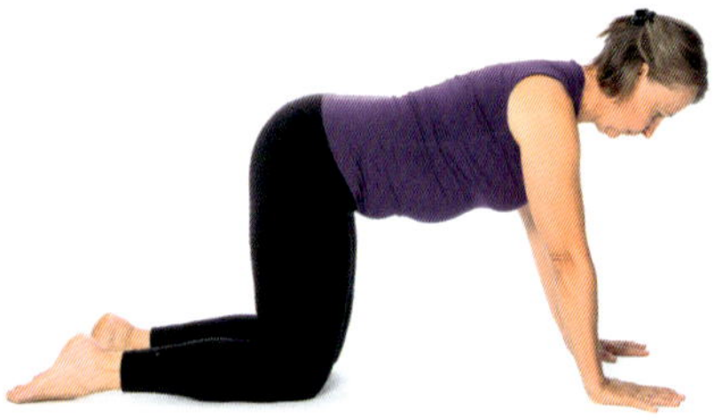

↑ Einatmen

↓ Ausatmen

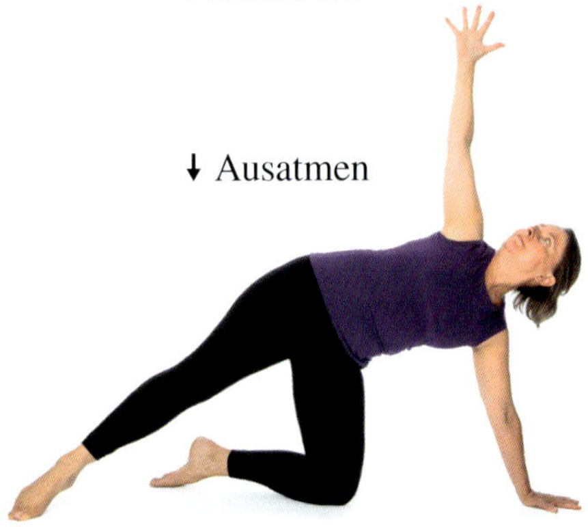

Wirkung:
Mobilisation der Schultern, Halswirbelsäule, Brustwirbelsäule und Rippen

Ausführung:
Komme in eine aktive, gut ausgerichtete Vierfüßlerhaltung.

Beim Einatmen:
Aktiviere deine Mitte, verlängere die Wirbelsäule und weite den Brustkorb.

Beim Ausatmen:
Schiebe dich aus der Stützschulter und aus der linken Hüfte, während du den Oberkörper in der Brustwirbelsäule aufdrehst und den rechten Arm senkrecht nach rechts oben führst. Das rechte Bein ist die Verlängerung der rechten Flanke.

Wiederholung: 8-10x pro Seite
Bleibe dann 6 Atemzüge in der zweiten Haltung.

5. HALTUNG: ADHO MUKHA SVANASANA

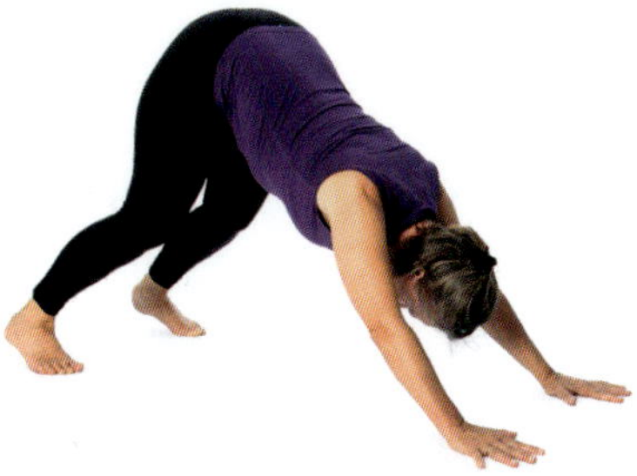

Wirkung:
Streckung der ganzen Wirbelsäule, besonders der Brustwirbelsäule, Dehnung der Brustmuskulatur und der Beinrückseiten

Ausführung:
Komme wieder in eine aktive, gut ausgerichtete Vierfüßlerhaltung.

Beim Ausatmen:
Schiebe beide Sitzbeinhöcker zur Decke, während du beide Beine leicht einbeugst. Die Mitte ist aktiv, die Schulterblätter und Schlüsselbeine sind weit. Positioniere Füße und Hände mattenbreit, um die Streckung der Brustwirbelsäule zu optimieren.

Wiederholung: Bleibe 8-10 Atemzüge in der Haltung.

6. HALTUNG: VARIANTE EKAPADA USHTRASANA

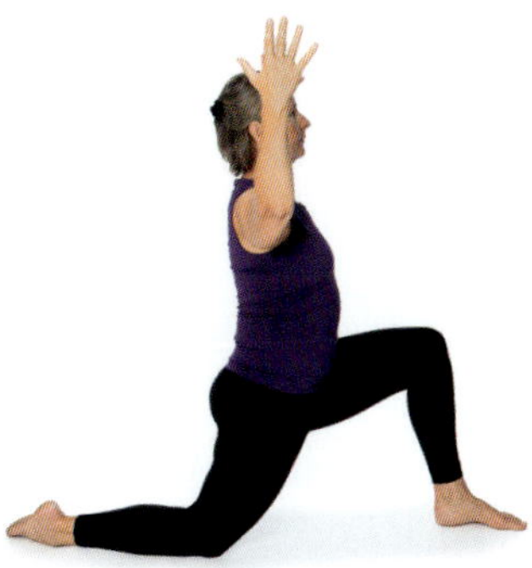

↑ Einatmen ↓ Ausatmen

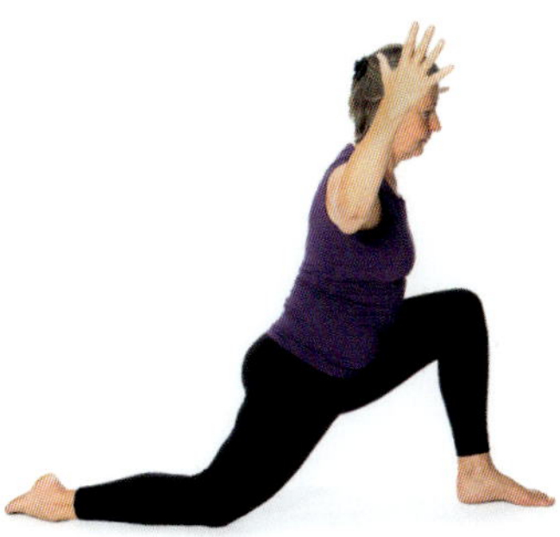

↑ Einatmen ↓ Ausatmen

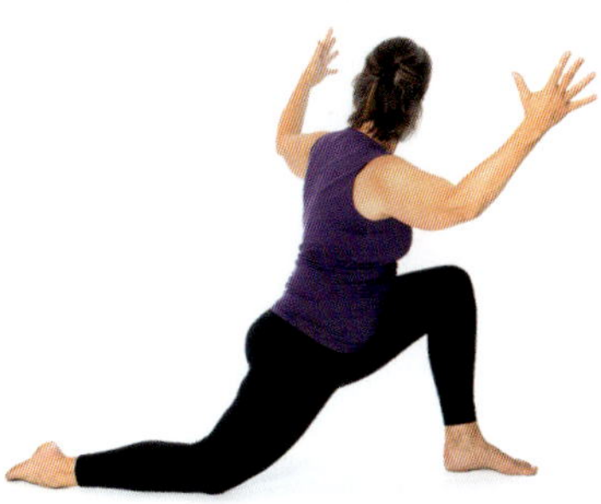

Wirkung:
Öffnung des Brustkorbs und der Zwischenrippenmuskulatur, Kräftigung der Rückenstrecker, Mobilisation der Brustwirbelsäule und Dehnung der Hüftbeugermuskulatur

Ausführung:
Setze aus dem Kniestand den linken Fuß mit einem Schritt nach vorne. Achte auf eine parallele Beckenausrichtung und die neutrale Beckenaufrichtung.

Beim Einatmen:
Richte deinen Rumpf aus der Kraft des Beckenbodens auf. Hebe die Oberarme in eine Horizontale und beuge die Unterarme im rechten Winkel ein. Die Handflächen zeigen zum Kopf. Atme in die oberen Flanken, zwischen die Schulterblätter, in den Bereich der Schlüsselbeine und zwischen die Rippen.

Beim Ausatmen:
Ziehe den Rumpf mit gestreckter Wirbelsäule leicht nach vorne.

Beim Einatmen:
Atme dich durch die Wirbelsäule in den Scheitel und in die Weite im Schultergürtel. Bleibe einen Atemzug in dieser weiten Haltung.

Beim Ausatmen:
Sei sehr aktiv in deiner Mitte und drehe den Oberkörper oberhalb des Nabels zur linken Seite.

Wiederholung: 8x pro Seite
Bleibe danach 3 Atemzüge in der letzten Haltung.

7. HALTUNG: VINYASA UTTANASANA

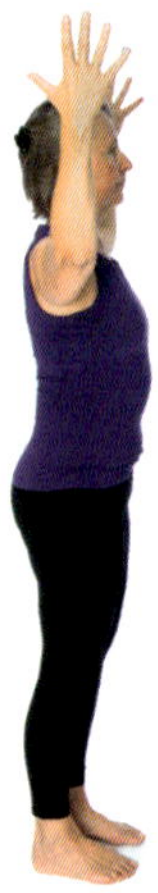

↑ Einatmen

↓ Ausatmen

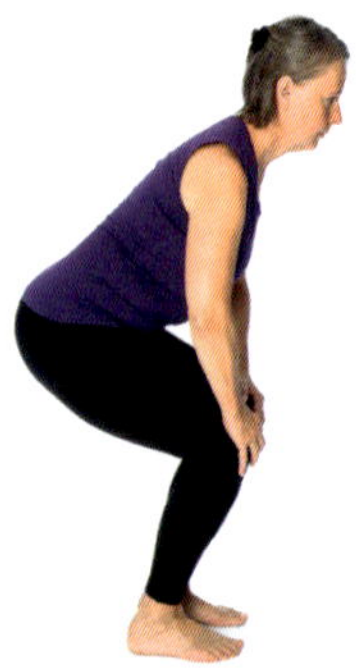

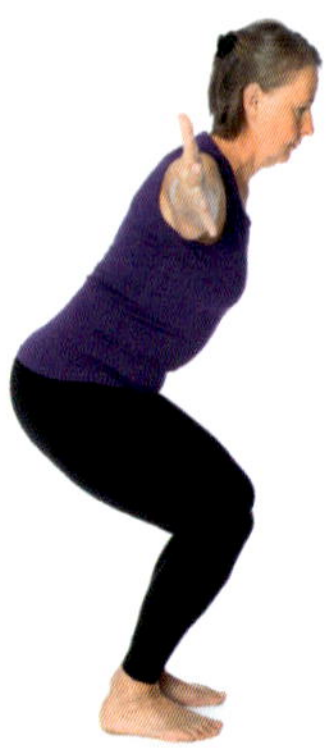

↑ Einatmen

↓ Ausatmen

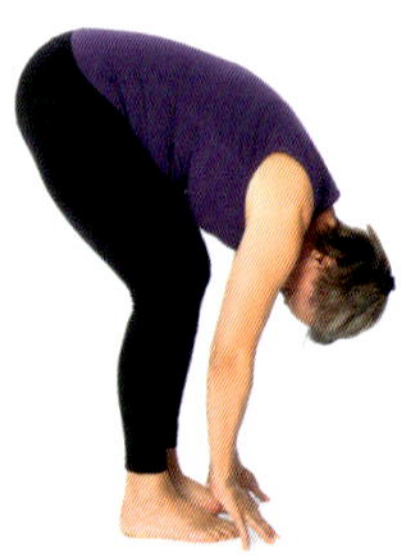

Wirkung:
Kräftigung der Rückenstrecker sowie der Gesäß- und Oberschenkelmuskeln, Dehnung der Brust-, Gesäß- und Rückenmuskulatur sowie der Beinrückseiten

Ausführung:
Beginne aus der Standhaltung. Die Füße stehen hüftbreit und satt geerdet.

Beim Einatmen:
Lasse Wurzeln in den Boden fließen und richte dein Becken neutral auf. Die Mitte ist aktiv. Hebe die Arme in eine leichte V-Haltung.

Beim Ausatmen:
Beuge in den Knien in eine halbe Hocke. Achte dabei auf eine gute Ausrichtung der Beinachsen und lege die Hände auf die Knie.

Beim Einatmen:
Spüre die Erdung, sei aktiv in deiner Mitte und lasse die Arme auf Schulterhöhe weit nach außen bis in die Fingerspitzen fließen. Weite dabei den Schultergürtel und den Brustkorb.

Beim Ausatmen:
Beuge die Knie etwas tiefer und lege deinen Bauch in die Oberschenkel, sodass die Finger den Boden berühren können.

Wiederholung: 8x
Bleibe dann 4 Atemzüge in der letzten Haltung.

8. HALTUNG: VINYASA VIRABHADRASANA / UTTHITA PARSHVA KONASANA

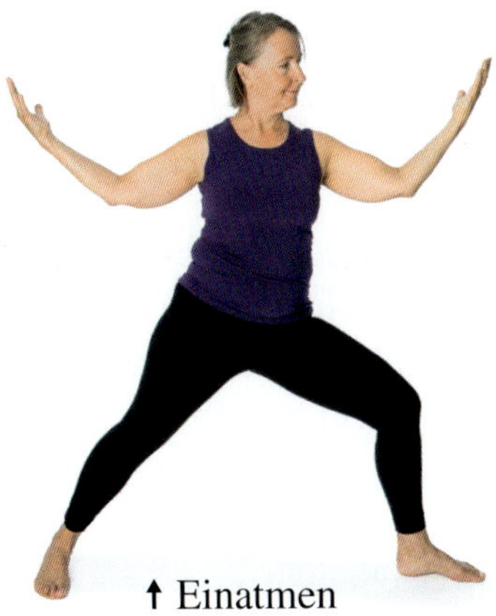

↑ Einatmen

↓ Ausatmen

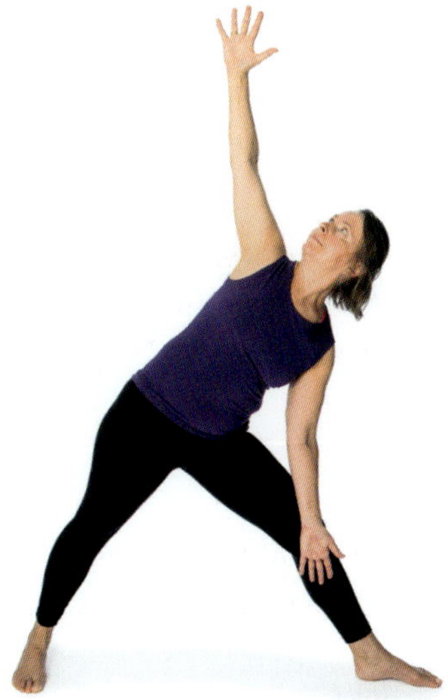

↑ Einatmen

↓ Ausatmen

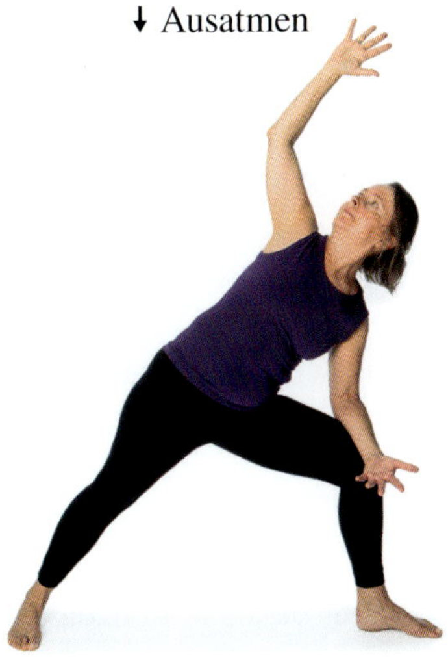

Wirkung:
Mobilisation der Rippengelenke, Brust- und Halswirbelsäule, Kräftigung der Schultermuskulatur, Dehnung der Flanke

Ausführung:
Begib dich in die erste Heldenhaltung. Das rechte Bein macht den Ausfallschritt nach hinten. Das linke Bein ist eingebeugt. Das Knie steht senkrecht über dem Fußgelenk. Erde deine Füße. Die hintere Fersenaußenkante fließt in den Boden. Die Arme sind in einer leichten V-Haltung.

Beim Einatmen:
Stehe geerdet in der Heldenhaltung mit gebeugten Armen auf Schulterhöhe und drehe den Kopf zur linken Seite.

Beim Ausatmen:
Beuge den Rumpf mit langer Wirbelsäule leicht zur linken Seite. Drehe dabei die oberen Rippen auf. Das Becken bleibt stabil und die Mitte aktiv. Der rechte Arm strebt zum Himmel. Die Schulter zieht nicht zum Ohr! Der linke Arm gibt mit dem Handrücken einen sanften Gegendruck auf die vordere Knieinnenseite.

Beim Einatmen:
Bleibe einen Atemzug in der Haltung.

Beim Ausatmen:
Bringe den Rumpf etwas tiefer in die Seitbeuge und beuge das linke Bein etwas mehr. Ziehe jetzt den rechten Arm seitlich über den Kopf und drehe dabei die oberen Rippen noch mehr auf. Die Schulter zieht nicht zum Ohr! Der linke Arm gibt mit dem Handrücken einen sanften Gegendruck auf die vordere Knieinnenseite.

Wiederholung: 6x pro Seite
Bleibe dann 4 Atemzüge in der letzten Haltung.

9. HALTUNG: VARIANTE VIRABHADRASANA

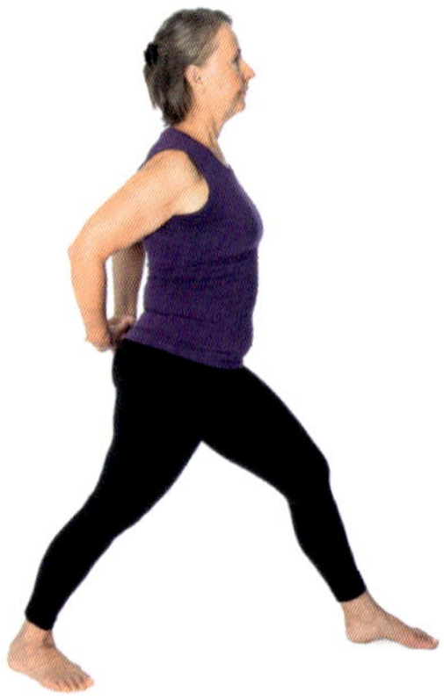

↑ Einatmen

↓ Ausatmen

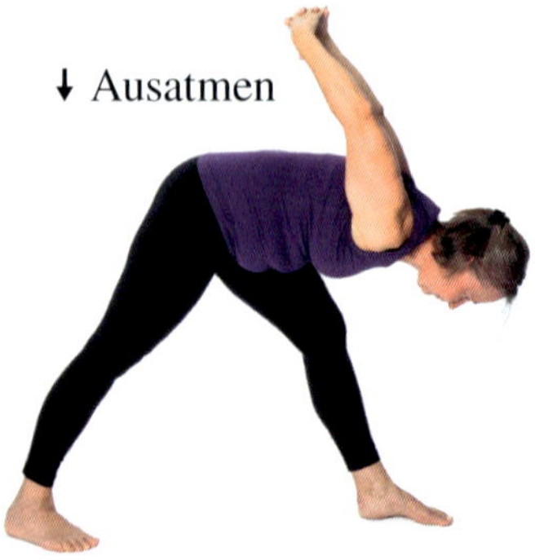

Wirkung:
Dehnung der Brust-, Arm- und vorderen Schultermuskulatur, Mobilisation der Brustwirbelsäule und Schultergelenke, Kräftigung der rückseitigen Schultermuskulatur

Ausführung:
Begib dich in die erste Heldenhaltung. Das rechte Bein macht den Ausfallschritt nach hinten. Das linke Bein ist eingebeugt. Das Knie steht senkrecht über dem Fußgelenk. Erde deine Füße. Die hintere Fersenaußenkante fließt in den Boden. Die Mitte ist kraftvoll.

Beim Einatmen:
Führe deine Arme hinter das Gesäß, verschränke die Finger ineinander, beuge die Ellenbogen leicht ein und atme in die seitlichen oberen Flanken, in den Bereich der Schlüsselbeine und zwischen die Schulterblätter.

Beim Ausatmen:
Beuge dich aus der Hüfte zum linken Oberschenkel und ziehe die gestreckten Arme nach oben und vorne. Bleibe dabei weit zwischen den Schulterblättern!

Wiederholung: 8x pro Seite
Verweile jeweils 4 Atemzüge in der ersten Haltung.

10. HALTUNG: BHUJANGASANA

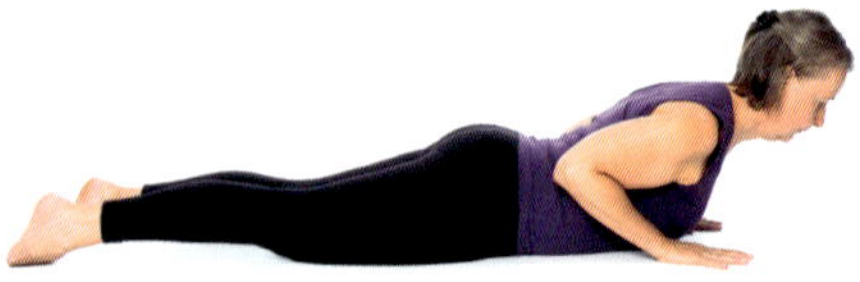

↑ Ausgangshaltung

↓ Einatmen

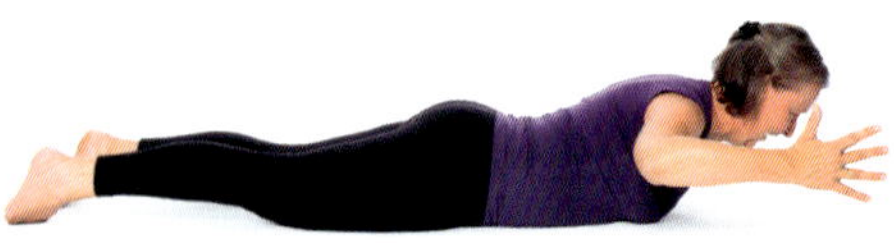

↑ Ausatmen

Wirkung:
Kräftigung der Rückenstrecker sowie der Gesäß-, Bauch-, Beckenboden- und Schultermuskulatur

Ausführung:
Komme in die Bauchlage. Die Handflächen liegen unter den Schultergelenken. Die Oberarme liegen satt am Rumpf. Die Ellenbogen ziehen in Richtung Gesäß. Die Mitte ist sehr aktiv und die Leisten fließen in den Boden.

Beim Einatmen:
Hebe jetzt den Oberkörper und beide angewinkelten Arme aus der Kraft der Mitte. Die Kraft fließt gefühlt über die Beinrückseiten in die Fersen und durch die Wirbelsäule in den Scheitel.

Beim Ausatmen:
Halte Rumpf und Arme in dieser Position. Bleibe 5 Atemzüge in dieser Haltung.

11. HALTUNG: USHTRASANA

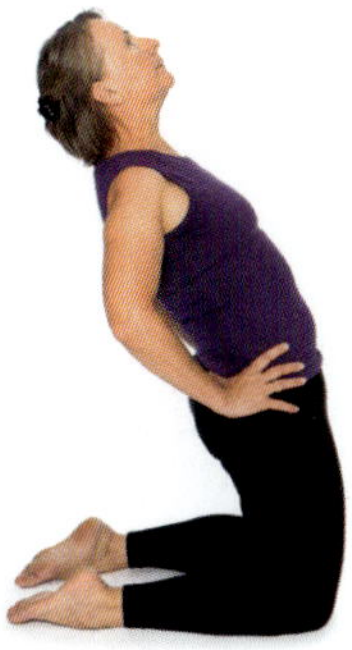

↑ 1. Variante

↓ 2. Variante

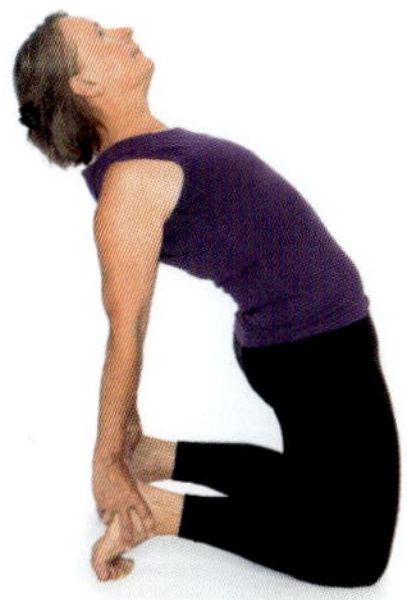

Wirkung:
Dehnung und Kräftigung der ganzen vorderen Muskelkette von den Zehenspitzen bis zur Halsmuskulatur, Kräftigung der tiefen Rückenstrecker und der Bauchmuskeln, Mobilisation der Brustwirbelsäule

Ausführung:
Komme in den Kniestand. Achte darauf, dass das Becken neutral aufgerichtet ist.

Beim Ausatmen:
Presse deine Fußrücken und Schienbeine in die Matte. Spüre dabei die Kraft in deiner Mitte. Stütze dich für die erste und einfachere Variante mit den Händen am Gesäß. Bringe für die zweite Variante deine Hände auf die Fersen. Um dein Becken optimal aufrichten zu können und die Länge im unteren Rücken zu halten, ist es ideal, die Füße zu strecken. Atme dich jetzt vom Beckenboden durch die Wirbelsäule in den Scheitel. Die Halswirbelsäule bleibt in der Verlängerung der Brustwirbelsäule, während du das Becken leicht in Richtung Fersen führst und den Rumpf in eine sanfte Rückbeuge bewegst.

Beim Einatmen:
Weite den Brustkorb und fließe im Rumpf weiter zurück.

Wiederholung: Wähle eine Variante und bleibe 6-8 Atemzüge in der Haltung.

12. HALTUNG: VARIANTE PASHIMOTTANASANA

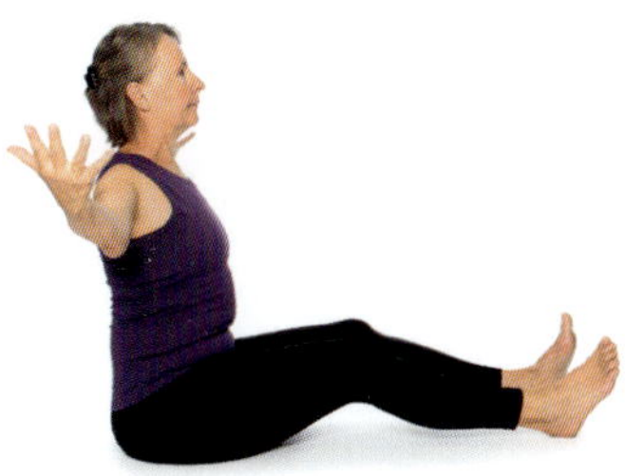

↑ Einatmen

↓ Ausatmen

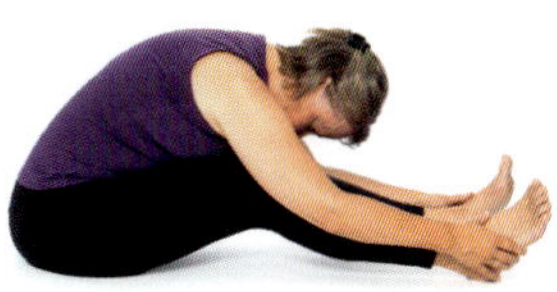

Wirkung:
Sanfte Dehnung und Ausgleich im unteren Rücken, Entspannung für Nacken und Schultern

Ausführung:
Beuge im aufrechten Sitz die Knie leicht ein.

Beim Einatmen:
Führe die leicht eingebeugten Arme seitlich auf Schulterhöhe. Atme sanft ins Brustbein und spüre die Weite.

Beim Ausatmen:
Lasse dich in eine sanfte, unterstützte Vorwärtsbeuge gleiten und runde den Rücken. Die Hände kannst du seitlich neben den Füßen auflegen.

Wiederholung: 8-10x
Bleibe dann 4 Atemzüge in der zweiten Haltung.

Hinweis:
Falls es dir schwerfällt, Becken und Wirbelsäule aufzurichten, unterstütze deinen Sitz mit einer Decke, einem Block oder einem Kissen.

13. HALTUNG: SIDDHASANA

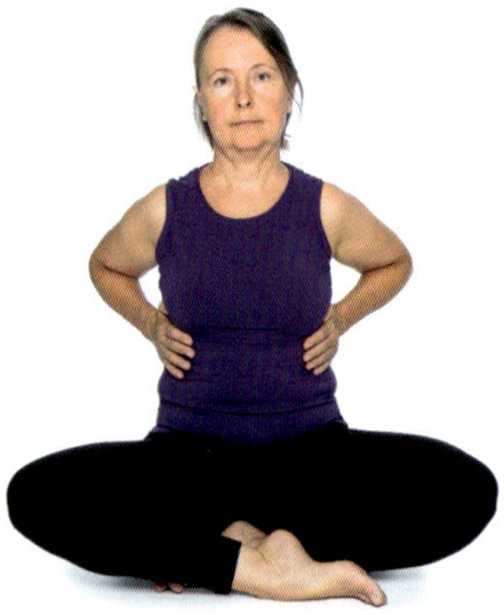

Wirkung:
Dehnung in der Zwischenrippenmuskulatur und verlängerte Einatmung

Ausführung:
Bleibe in einem aufrechten Sitz, den du gerne mit einer Decke, einem Block oder einem Kissen unterstützen kannst. Lege deine Hände seitlich an deine Rippen.

Beim Einatmen:
Verlängere die Einatmung und atme bewusst in die Rippen unter deinen Händen ein. Halte dann kurz den Atem an und spüre die Fülle im Brustkorb.

Beim Ausatmen:
Lasse die Schultern, Schulterblätter und Rippen bewusst sinken.

Wiederholung: 3 Minuten

14. HALTUNG: SIDDHASANA

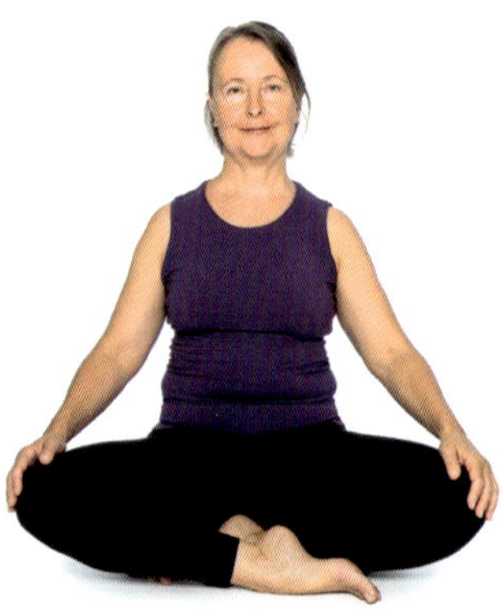

Wirkung:
Ausrichtung auf dein Herzgefühl und bewusste Öffnung (Bhavana) für die geistige Qualität, die dir jetzt gerade am wichtigsten ist

Ausführung:
Bleibe in deinem Meditationssitz und reflektiere, für welche Qualität oder Eigenschaft du dich in diesem Moment öffnen möchtest. Wiederhole diese Qualität oder Eigenschaft mental: „Ich öffne mein Herz für …"

Wiederholung: 3 Minuten
Nimm jetzt deinen Herzraum wahr.

Entspannte Schultern und freier Nacken (Anatomie/Theorie)

Der Bewegungsspielraum unserer Schultergelenke wird uns oft erst richtig bewusst, wenn er schmerzhaft eingeschränkt ist. Die feine, leichte Bauweise erlaubt dem Gelenk den größtmöglichen Bewegungsradius und macht es zum mobilsten, dadurch aber auch zum anfälligsten Gelenk unseres Körpers.

Der Schultergürtel verbindet die Arme mit dem oberen Rumpf, so wie der Beckengürtel die Beine mit dem unteren Rumpf verbindet. Da die Hände, unsere feinsten „Werkzeuge", über den Schultergürtel, die Schultergelenke und die Arme gesteuert werden, ist seine Bauweise sehr differenziert. Gleichzeitig wird dem Schultergelenk aber auch viel Stabilität und enorme Kraftübertragung abverlangt. Wenn wir z. B. an Schwerarbeit, Leichtathletik, Kraft- und Kampfsport oder intensive Stützhaltungen im Yoga denken, sehen wir, dass dieses Gelenk ebenso viel Stabilität und Kraft wie Mobilität aufbringen muss. Die Anforderungen an das Schultergelenk sind also vielschichtig.

Mobilität, Stabilität und Kraft in einem ausgewogenen Verhältnis sind der Schlüssel für eine gesunde Schulter. Das Schultergelenk, ein **Kugelgelenk** wie das Hüftgelenk, wird nicht wie dieses durch eine kräftige, knöcherne Gelenkpfanne und eine große Gelenkkapsel umschlossen. Das würde seinen Bewegungsradius zu sehr einschränken. Die Gelenkpfanne, am äußeren Rand des Schulterblatts gelegen, sieht eher wie eine „Gelenk*fläche*" aus. Hier finden wir also kaum knöcherne Strukturen, die dem Gelenk Halt geben. Diese Aufgabe übernehmen die das Gelenk umgebenden Muskeln, Bänder, Sehnen und Knorpel.

Dies hat den **Vorteil**, dass wir einen enormen Bewegungsspielraum mit guter Kraftübertragung und Stabilität haben. Den **Nachteil** dieser Bauweise erfahren wir meist erst, wenn die Muskulatur des Schultergürtels schwach ist oder durch anhaltenden Stress, Traumen, einseitige Arbeit, Sport oder Haltungsmuster aus dem Gleichgewicht fällt. Dieses Ungleichgewicht kann zu Entzündungen in Weichteilen wie Gelenkkapseln und Schleimbeuteln führen, zu Kalkablagerungen an Sehnen und längerfristig zum Verschleiß der Gelenkstrukturen. Oft wird uns erst dann richtig bewusst, dass der Schultergürtel die Verbindung und das Übertragungselement der Bewegung zwischen Rumpf, Armen und Kopf ist.

Spannungen zwischen den Schulterblättern und im Nacken, Kopfschmerzen bis hin zu Migräne oder Tinnitus und verspannte Kiefermuskeln können Folgen ungleicher Muskelspannungen im Schultergürtel sein. Aber auch das **Impingement**-Syndrom (eine Beweglichkeitseinschränkung der Schulter), **Frozen Shoulder** (eine Entzündung der Schultergelenkkapsel) und die sogenannte **Kalkschulter** (eine Sehnenverkalkung) sind immer häufiger auftretende Beschwerden. Sie entstehen durch ungesunde, unbewusste Haltungsmuster, die das Schultergelenk „dezentralisieren". Dadurch entsteht ein Engpass zwischen Schulterdach und Humeruskopf. Durchlaufende Sehnen, Nerven und Schleimbeutel werden in diesem Engpass agitiert. Auch Sportverletzungen im Schultergürtel durch Unfälle oder Überlastung sind häufige Ursachen, die zu chronischen Beschwerden führen können.

Chronischer Stress, den wir von „außen" annehmen oder uns selbst machen, ist ebenfalls ein ganz wichtiger Faktor, der zu Verklebungen und Verspannungen im Schulter- und Nackenbereich führt. Schulter- und Nackenbeschwerden sind in unserer Gesellschaft inzwischen die häufigsten Symptome bei Problemen im oberen Rücken.

Yoga und die Yogatherapie möchten uns für unsere Bewegungs-, Haltungs-, Atem- und Gedankenmuster sensibilisieren. Wir lernen erst einmal, sie **wahrzunehmen**, und dann, sie **anzunehmen**, zu **verstehen** und zu **verändern**.

Folgende Knochen bilden den Schultergürtel:

- Schulterblatt (*Scapula*) mit Schulterdach und Rabenschnabelfortsatz
- Schlüsselbein (*Clavicula*)
- Oberarmknochen (*Humerus*) mit dem Oberarmkopf (*Caput humeri*)

- Brustbein (*Sternum*)
- Wirbelsäule (Brustwirbelsäule, Halswirbelsäule)

Im Schultergürtel finden wir insgesamt fünf (drei echte und zwei unechte) Gelenke. Die echten Gelenke sind:
- Schulterblatt-Oberarmgelenk (*A. glenohumeralis*)
- Schulterdach-Schlüsselbeingelenk (*A. acromioclavicularis*)
- Brustbein-Schlüsselbeingelenk (*A. sternoclavicularis*)

Die unechten Gelenke sind:
- Schulterblatt-Rumpfgleitraum (scapulothorakale Gleitebene)
  Diese Gleitschicht ermöglicht die Bewegungen der Schulterblätter.
- Subakromiales Nebengelenk
  Bei einer Abduktion des Arms ab 80 Grad gleitet der Oberarmknochen (*Humerus*) gegen das Schulterdach (*Akromion*).

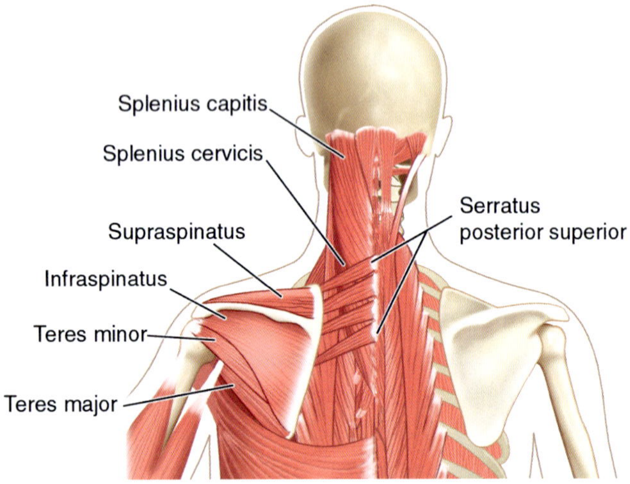

Abb. 36: Knöcherne Struktur des Schultergürtels (rechte Bildseite)

Damit der Arm endgradig bewegt werden kann, sind neben dem Gelenkkomplex der Schulter auch die Beweglichkeit der Rippen und eine flexible und aufgerichtete Brustwirbelsäule wichtig.

Generell können wir aus der Erfahrung sagen:
- Die **Grundvoraussetzung für einen entspannten Schultergürtel** mit freiem Nacken ist eine **flexible Brustwirbelsäule** mit einem **mobilen Brustkorb**.
- Ein **mobiles, zentriertes, am Brustkorb anliegendes Schulterblatt** ist die **Grundvoraussetzung** für ein **gesundes Schultergelenk**.

Ein sehr häufig zu beobachtendes Muster (nicht nur im Yoga) ist das Hochziehen der Schultern. In anstrengenden Stützhaltungen wie Adho Mukha Svanasana, Urdhva Mukha Svanasana und Caturanga Dandasana oder beim Überkopfführen der Arme im Liegen, auf den Knien und im Stand führt dieses Bewegungsmuster zu einer ungünstigen Position der Schulterblätter und Gelenkpfanne und damit zu Enge im Schultergelenk (Ursache des Impingement-Syndroms). Dazu verspannen wir unter anderem die Schulterblattheber- und Trapezmuskulatur. Dazu kommt oft noch das Muster, dass wir dabei den vorderen Brustkorb öffnen möchten und dafür auf der Rückseite die Schulterblätter zusammenziehen – in der Wiederholung verspannen wir die Rhomboiden und den mittleren Trapezius. In dieser **Kette von ungünstigen Bewegungsmustern** bringen wir zuerst unsere Schulterblätter in eine anatomisch sehr ungünstige Ausgangsposition. Wir verlagern damit die Gelenkpfanne am äußeren Schulterblattrand in eine Position, in der sich der Gelenkkopf des Oberarms nicht mehr richtig im Schultergelenk zentrieren kann. Durch das Zusammenziehen der Schulterblätter blockieren wir außerdem die Bewegung in der oberen Brustwirbelsäule. Damit haben wir dem Schultergelenk und der oberen Brustwirbelsäule alles genommen, was sie für eine langfristige Gesundheit benötigen: **Raum, Leichtigkeit und Mobilität**.

Übungen für die Schultergelenke, den Schultergürtel, die Brustwirbelsäule und die Halswirbelsäule sollten vornehmlich folgende **Ziele** haben:
- Weite und Raum schaffen
- Loslassen üben, um Leichtigkeit zu spüren
- Schulterblätter und Schultergelenke mobilisieren und zentrieren
- Mobilisieren von Brustwirbelsäule, Brustkorb, Halswirbelsäule
- Dehnen der vorderen Brust- und Schultergürtelmuskulatur
- Kräftigen der rückwärtigen Schulterblatt- und Schultergürtelmuskulatur

Die Halswirbelsäule scheint der beweglichste Teil der Wirbelsäule zu sein. Wir zählen 7 schlankere, zierliche Wirbelkörper mit breiten Querfortsätzen, durch deren Öffnung die *Arteria vertebralis* verläuft. Die oberen beiden Halswirbel, Atlas (C1) und Axis (C2), unterscheiden sich wesentlich von den übrigen Halswirbeln. Der oberste Halswirbelkörper, der Atlas, ist so gebaut, dass er sowohl das Gewicht des Kopfes aufnehmen als auch den Kopf in drei Freiheitsgraden bewegen kann. Er besitzt keinen Wirbelkörper. Er gleicht eher einem Ring mit zwei kräftigen Seitenbereichen (*Massae lateralis*) mit relativ großen, auf Ober- und Unterseite liegenden Gelenkflächen. Der zweite Halswirbel, der Axis, weist auf seiner Oberseite einen senkrecht stehenden, zahnförmigen Fortsatz (*Dens axis*) auf. Dieser Fortsatz verbindet sich als **Zapfengelenk** mit dem darüberliegenden Atlas. Durch diese Verbindung ergibt sich im Zusammenspiel mit den großen Gelenkflächen von Atlas und Axis die große Rotationsfähigkeit der Halswirbelsäule. Bei genauerem Hinschauen können wir aber sehen, dass die Rotation zwischen dem 3. bis 7. Halswirbel wie in der Lendenwirbelsäule relativ klein ist.

Die Hauptrotation geschieht also über die Gelenkflächen von Schädelbasis/Atlas C1 = oberes Kopfgelenk und Atlas/Axis C2 = unteres Kopfgelenk.

Neben der Rotation haben wir in der Einheit von Halswirbelsäule und Kopf noch die **Ventralflexion** (Vorwärtsneigung), **Dorsalextension** (Rückneigung) und **Lateralflexion** (Seitneigung). In ihrem Zusammenspiel ergibt sich für die Halswirbelsäule im Verhältnis zur Brustwirbelsäule und Lendenwirbelsäule eine enorm große Gesamtbeweglichkeit. Sie ist für unsere Gesamtkörperkoordination und für ein Überleben in der Natur von größter Wichtigkeit.

Auch für die **Aufrichtung des „Kopfpols“** ist die Bewegung der obersten beiden Halswirbel sehr wichtig. Im Abschnitt über das Becken haben wir bereits über die Wichtigkeit der „neutralen Aufrichtung“ des „Beckenpols“ für die Aufrichtung und die natürliche Spannung der Wirbelsäule gesprochen.

Der Kopf ist der obere Pol und **das Becken ist der untere Pol**. Wenn sich Beckenpol und Kopfpol spiegelsymmetrisch zueinander einrollen, kann der dazwischenliegende Bereich – die Wirbelsäule – Länge oder Aufrichtung erfahren. Diese „Autoelongation“ gibt den Bandscheiben und den ganzen Zwischenwirbelstrukturen ihren natürlichen Raum und gewährleistet eine optimale Versorgung des ganzen Körpers über die Wirbelsäule.

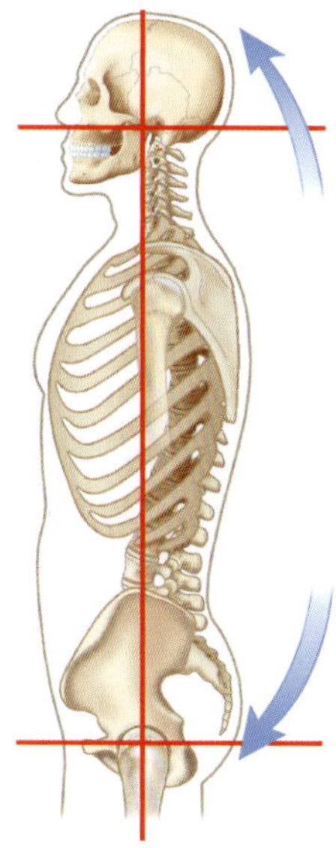

Abb. 37: Die Aufrichtung von Becken-/Kopfpol initiiert kraftvolle, dynamische Bewegungen

Wenn wir in Yogaübungen, aber auch im Sitzen, Stehen, Gehen, Laufen und in unseren sportlichen Aktivitäten die neutrale Aufrichtung dieser beiden Pole beachten, verbessert sich unsere Gesamtkörperhaltung und wir entlasten die ganze Wirbelsäule. **Im Yoga oder Sport werden unsere Bewegungen dadurch wesentlich kraftvoller und dynamischer**, während wir geleichzeitig die Strukturen der Wirbelsäule beleben und schonen. Beachten wir dieses Grundprinzip der Körperkoordination nicht, werden wir vor allem im Yoga und ganz spezifisch in Rückbeugen unsere Lendenwirbelsäule und Halswirbelsäule und vor allem deren Übergänge enorm belasten. Optimieren wir diese Haltungsmuster nicht, können wir langfristig z. B. unsere Facettengelenke, Bandscheiben und andere Strukturen der Wirbelsäule schädigen.

Der siebte Halswirbelkörper wird auch *Vertebra prominens* genannt, da sein Dornfortsatz am weitesten nach hinten herausragt. Er ist leicht tastbar und bietet einen guten Anhaltspunkt für den cervicothorakalen Übergang (Übergang zwischen Hals- und Brustwirbelsäule).

Der Übergang von der Hals- zur Brustwirbelsäule und das Muskelskelettsystem des Schultergürtels sind unter dem Blickwinkel der Biomechanik ein sehr komplexes Gebiet. **Bandscheibenvorfälle** entstehen meist im Übergang eines weniger beweglichen Segments, hier der Brustwirbelsäule, zu einem beweglicheren Segment, der Halswirbelsäule. Durch einen konstant nach vorn geschobenen Kopf (Computerhaltung oder Handynacken) oder die Angewohnheit, in Yogastellungen den Nacken zu stauchen, sind die Bandscheiben von C5/C6 und C6/C7 unter ständiger Kompression. In diesem konstant belasteten Bereich kann sich die Bandscheibe nicht regenerieren, der den Kern umgebende Faserring wird nicht mehr genügend mit Flüssigkeit versorgt, trocknet aus und wölbt sich in eine Richtung aus oder reißt. Im negativen Fall drückt der Gallertkern in seiner Vorwölbung auf sensible Strukturen wie z. B. einen Nerv.

Die Komplexität liegt darin, dass der ganze Schultergürtel über nur einen relativ dünnen Knochen – das Schlüsselbein (*Clavicula*) – mit dem Rumpf verbunden ist. Das Schlüsselbein verbindet über zwei kleine Kugelgelenke das Brustbein mit dem Schulterblatt am Schulterdach. Muskeln, Faszien, Bänder und Sehnen verbinden den ganzen „Rest" des Schultergürtels mit dem Rumpf. Wenn auch nur ein Muskel in diesem komplexen Gefüge durch Schwäche, Verspannung oder ein Trauma aus dem Gleichgewicht gerät (Tensegrity-Modell), hat dies Auswirkungen auf den ganzen Bereich von Schultergürtel, Halswirbelsäule und Kopf.

Hier sollten wir einen Blick auf die vielschichtige Muskelanatomie werfen.

Wir unterteilen die Muskulatur in:

- **Schultergürtelmuskulatur**
  - ◊ *M. trapezius* bewegt mit seinen drei Anteilen das Schulterblatt in alle Richtungen und fixiert es.
  - ◊ *M. sternocleidomastoideus* ist an der Seitneigung der Halswirbelsäule und Rotation des Kopfes beteiligt.
  - ◊ *M. serratus anterior* verschiebt das Schulterblatt (*Scapula*) nach vorn und fungiert als Atemhilfsmuskel.
  - ◊ *M. pectoralis minor* hat einen großen Einfluss auf die Stellung des Schulterblatts.
  - ◊ *M. levator scapulae* ist ein wichtiger Muskel bei verspannten Schultern. Er zieht das Schulterblatt in Richtung Kopf.
  - ◊ *M. rhomboideus major* und *M. rhomboideus minor* ziehen das Schulterblatt zur Wirbelsäule und in Richtung Kopf.

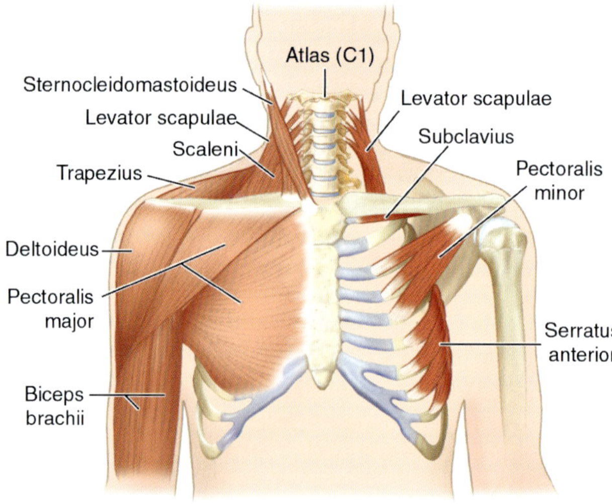

Abb. 38: Schultergürtel, Schulter- und Halsmuskulatur von frontal

- **Schultergelenkmuskulatur**
  - ◊ *M. subscapularis*: Innenrotation im Schultergelenk
  - ◊ *M. supraspinatus*: Außenrotation im Schultergelenk
  - ◊ *M. infraspinatus*: Außenrotation im Schultergelenk
  - ◊ *M. teres minor*: Außenrotation im Schultergelenk

    Diese vier Muskeln bilden die Rotatorenmanschette und stabilisieren neben Bändern und Kapseln das Schultergelenk in der Tiefe.
  - ◊ *M. deltoideus* bedeckt das Schultergelenk wie eine Kappe. Er ist mit seinen drei Anteilen sehr vielseitig in der Bewegung: Abduktion, Adduktion, Anteversion, Retroversion, Innen- und Außenrotation im Schultergelenk.
  - ◊ *M. latissimus dorsi* ist für die Innenrotation zuständig, zieht den Arm nach hinten und zum Körper. Er gehört zur Atemhilfsmuskulatur.
  - ◊ *M. teres major* ist ebenfalls für die Innenrotation zuständig, zieht den Arm nach hinten und zum Körper.
  - ◊ *M. pectoralis major* hebt den Arm nach vorn oben, zieht ihn zum Körper und führt eine Innenrotation aus. Er ist ein Atemhilfsmuskel.
  - ◊ *M. coracobrachialis* hebt den Arm nach vorn oben, zieht ihn zum Körper und führt eine Innenrotation aus.

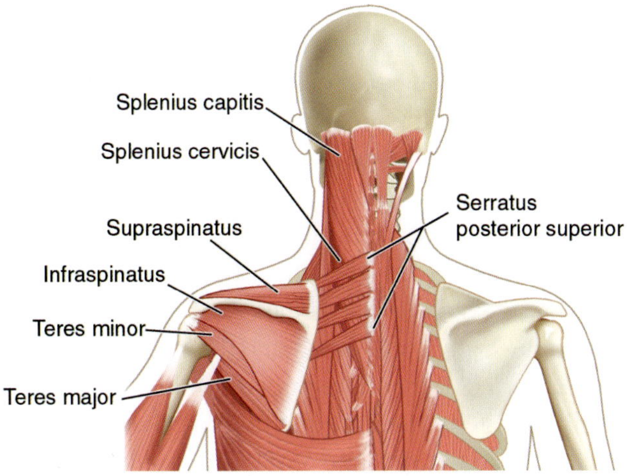

Abb. 39: Tiefe Muskulatur in Schultergürtel, Brustwirbelsäule, Halswirbelsäule und Hinterkopf: dorsale Ansicht

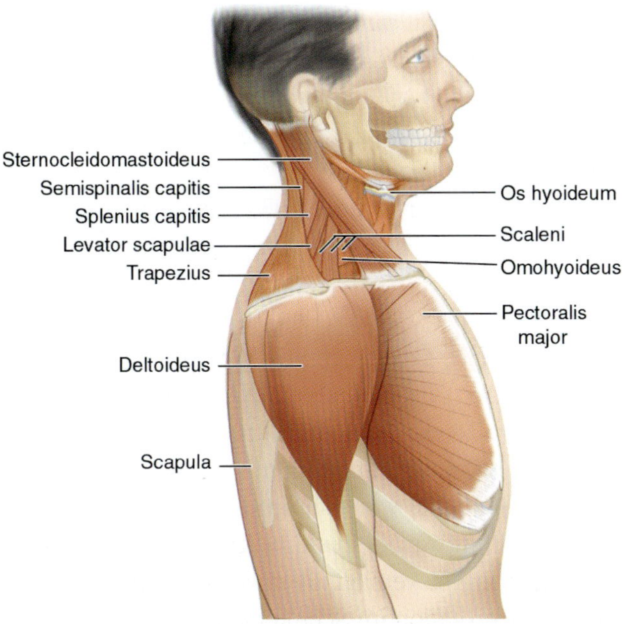

Abb. 40: Oberflächliche Schulter- und Halsmuskulatur: seitliche Ansicht

- **Oberarmmuskulatur**
  - ◊ *M. biceps brachii* hebt den Arm nach vorn oben, kann ihn abspreizen und führt eine Innenrotation aus.
  - ◊ *M. brachialis* beugt den Arm im Ellenbogen.
  - ◊ *M. triceps brachii* streckt den Arm im Ellenbogengelenk und zieht ihn nach hinten oben.

Noch tiefer, auf der Rückseite der Halswirbelsäule und von den oben genannten Muskeln bedeckt, befindet sich die wirbelsäulennahe autochthone Rückenmuskulatur (spinotransversales System, intertransversales System, transversospinales System). Allgemein kann man sagen, dass sie sich in eine mittlere und eine tiefliegende Schicht unterteilt und der Aufrichtung, Drehung und Seitneigung der Halswirbelsäule dient. Sie kann nicht isoliert angesteuert werden.

Ebenfalls zu erwähnen sind noch die für die Zentrierung des Kopfes wichtigen Muskeln auf der Rückseite am Schädelansatz und auf der Vorderseite tiefliegend an der Halswirbelsäule.

- **Kurze Nackenmuskulatur auf der Rückseite:**
  - ◊ *Mm. recti capitis posterior*: Dorsalsextension, Drehen und Neigen des Kopfes
  - ◊ *Mm. obliquii capitis*: Dorsalsextension, Drehen und Neigen des Kopfes (siehe Abb. 39)

- **Tiefe Halsmuskulatur auf der Vorderseite:**
  - ◊ *M. longus capitis*: leichte Rotation, Ventralflexion und Seitneigung des Kopfes, streckt den Nacken
  - ◊ *M. longus colli*: Rotation und gleiche Funktion wie *M. longus capitis*

„Der ist aber hartnäckig“, „Die Angst sitzt mir im Nacken“, „Eine große Last liegt auf meinen Schultern“, „sich viel Druck machen“ oder „sich selbst viel aufhalsen“ sind bekannte Redewendungen. In diesen Aussagen wird deutlich, wie die innere Haltung die äußere Haltung beeinflusst. In der Psychosomatik stehen die Halswirbel auch für Kommunikation, Selbstausdruck und dafür, wie weit man sich dem Leben öffnen will.

Haltungsmuster

- Protrahierte, nach vorn gezogene Schultern (ich möchte mich schützen, möchte mich nicht zeigen)
- Hochgezogene Schultern (Angstthemen)
- Nach hinten gezogene Schultern mit zusammengepressten Schulterblättern (Stolz, Unnahbarkeit, mentale Steifigkeit)

Das Kehlchakra wird der Halswirbelsäule zugeordnet. Es ist Sitz unserer Individualität, steht für authentischen Selbstausdruck, die Fähigkeit zu manifestieren, Zugang zur Intuition, die Fähigkeit, sich klar auszudrücken, Klarheit im Innen und im Außen, Ausdruck und Kreativität. Auf der körperlichen Ebene steht es für Atem- und Koordinationsprobleme, unklare

Wahrnehmung und Selbstausdruck, Lüge, Angst davor, sich auszudrücken, Angst vor Zurückweisung, Angst, sich zu verpflichten, Angst vor Konfrontation.

Die Voraussetzungen für entspannte Schultern und einen entspannten Nacken sind Regeneration und die Auflösung von Stress. **Stress** ist die Hauptursache für Verspannungen im Schulter- und Nackenbereich: Stress, den wir uns selbst auferlegen, und Stress, den wir von außen annehmen. Yoga und Yogatherapie bieten uns vielschichtige Tools, um auch in diesem Bereich erfolgreich zu arbeiten.

Sanfte Atemübungen mit Ausatemverlängerung und eventuell einer Atempause in der Atemleere sowie Atemlenkung in die verspannten Bereiche aktivieren das parasympathische System, bringen den Körper in die Entspannung und Regeneration.

Reflexionen

- Was lastet auf meinen Schultern?
- Mache ich mir selbst Druck (Perfektionismus)? Wo lasse ich zu, dass mir jemand Druck macht?
- Bin ich in einer starken Erwartungshaltung?
- Welche Gedankenmuster machen mir das Leben schwer?
- Habe ich das Gefühl, alles allein machen zu müssen?
- Bin ich erstarrt in meiner Sicht auf das Leben?

Auf der körperlichen Ebene finden sich aufgrund von vielfach monotonen Bewegungsabläufen und einseitigen statischen Körperhaltungen, die ohne Pausen verrichtet werden, oder auch langen Autofahrten ohne Stopps im Bereich des Schultergürtels und der Halswirbelsäule immer wieder Störfelder, Funktionsstörungen, Schonhaltungen und Schmerzfelder. Beschwerden, die von der Halswirbelsäule ausgehen, strahlen häufig in Schultern und Arme aus.

Betroffene berichten häufig, dass sie innerlich verspannt sind. Sie spüren einen brennenden und ziehenden Schmerz in der Nackenregion, der sich vom Hinterhaupt bis zu den Schulterblättern ausdehnt. Der funktionelle Zusammenhang über Muskelketten, Muskelschlingen und Bewegungsachsen vom Becken über Lendenwirbelsäule und Brustwirbelsäule bis zur Halswirbelsäule ist dabei immer zu berücksichtigen. Durch Bewegungsmangel verklebt die Muskulatur in der Verkürzung oder Überdehnung. Beide fixierten Haltungsmuster schwächen die Muskulatur. Die Dehnung und Kräftigung dieser Muskelpartien gibt ihnen wieder Raum, sich zu regenerieren und im System optimal zu funktionieren.

Damit wird der unausgewogene Druck auf Gelenke und Bandscheiben ausgeglichen. Der Nacken kann wieder Raum und Länge erfahren, der Kopf fühlt sich frei und beweglich, die Arme und der dazugehörige Schultergürtel können ihre volle Mobilität, Stabilität und Kraft entfalten. Der Druck auf Gefäße und Nervenbahnen löst sich und ermöglicht wieder freien Fluss.

Wichtig zu erwähnen sind Differenzialdiagnosen:

- Linksseitige Schulterschmerzen können mit dem **Herz** in Verbindung stehen.
- Rechtsseitige Schulterschmerzen können mit der **Gallenblase** und der **Leber** in Zusammenhang stehen.
- Auch **Narben** im Bereich des Leber- oder des Gallenblasenmeridians oder im Verlauf anderer über die Schulter verlaufender Meridiane können Ursache unerklärlicher, therapieresistenter Schulterschmerzen sein.

Durch regelmäßiges Üben „deines" Yogatherapieprogramms erfährst du ein ganzheitliches Körperbewusstsein. Du lernst **deinen Körper** feiner und differenzierter wahrzunehmen. Somit wird dir immer schneller bewusst, wenn du in eine unvorteilhafte Körperhaltung verfällst und beispielsweise die Schultern nach vorn oder nach oben ziehst oder den Kopf nach vorn schiebst. So kannst du deine Haltung gleich wieder optimieren und vermeidest lang anhaltende Fehlhaltungen, in denen die Faszien verkleben können.

Durch die **Atemübungen** trainierst du die Achtsamkeit auf deinen Atem. Du nimmst immer schneller wahr, wenn du in angespannten oder anstrengenden Situationen ganz flach atmest oder vielleicht den Atem sogar anhältst. Schnell kannst du auch diese Muster wieder auflösen, klarer und schneller denken und die volle Energie durch das fließende Prana spüren.

In der **Meditation** lernen wir unsere Aufmerksamkeit noch tiefer nach innen zu lenken. Durch das Beobachten deiner Gedanken kannst du immer wiederkehrende, belastende Gedankenmuster wahrnehmen. Du lernst sie anzunehmen und ziehen zu lassen. Je wacher du wirst und je regelmäßiger du übst, desto schneller kannst du diese Muster verändern und mehr Leichtigkeit und Freude in deinem Alltag verspüren.

Zielsetzungen für die Yogapraxis:

- Atemwahrnehmung, entspannter, gleichmäßig fließender, feiner und tiefer Atem mit Ausatemverlängerung
- kurze Meditation, Gedanken beobachten
- Mobilisierung der Halswirbelsäule und des Übergangs zur oberen Brustwirbelsäule
- Mobilisieren der Schultergelenke
- Mobilisieren der Schulterblätter
- Lösen und Dehnen verspannter Nacken- und Schultermuskeln
- Dehnen der Schulterblatt- und rückseitigen Schultergürtelmuskulatur
- Mobilisierung des Brustkorbs
- Dehnung der Brust- und vorderen Halsmuskulatur
- Kräftigung der vorderen Halsmuskulatur und der Nacken-, Schulter- und Armmuskulatur
- Körperwahrnehmung schulen (Ausrichtung von Beckenpol und Kopfpol und damit Aufrichtung der ganzen Wirbelsäule)
- Bewusstsein für zentrierte Schulter- und Kopfgelenke
- Entspannung von Kiefer- und Kaumuskulatur
- Loslassen üben

Yogaprogramm für entspannte Schultern und einen entspannten Nacken

Wirkungen:

- Mobilisierung der Schultergelenke und Nackenwirbel
- Dehnung und Kräftigung der Nackenmuskulatur
- verbesserte Beweglichkeit und Durchblutung im Nacken
- Dehnung und Kräftigung der Schulterblattmuskeln
- Dehnung der großen und kleinen Brustmuskeln
- verbesserte Beweglichkeit des oberen Rückens und der Rippen
- Kräftigung der Muskeln zwischen den Schulterblättern und der Oberarmmuskeln
- Bewusstsein für optimale Armbewegung und Kopfhaltung
- Beruhigung des Geistes und des Nervensystems mit Tönen
- Entspannung im Kiefer- und Nackenbereich

1. HALTUNG: VARIANTE SHAVASANA

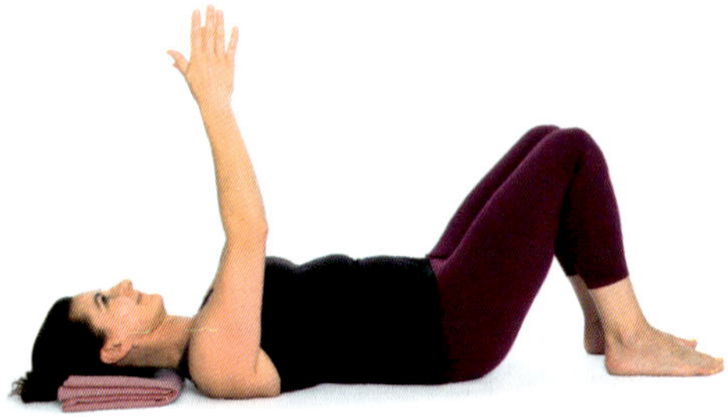

↑ Einatmen

↓ Ausatmen

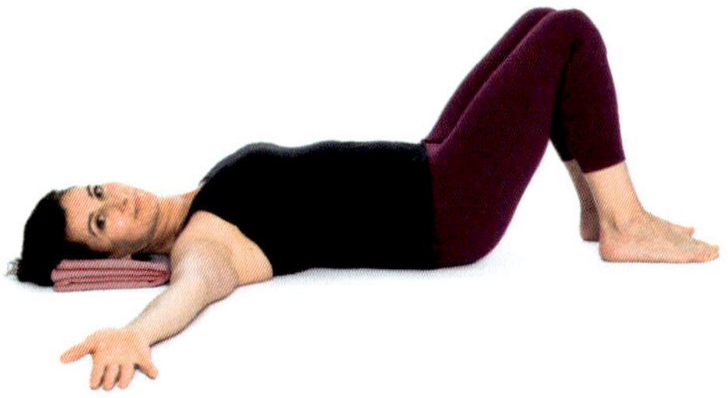

Wirkung:
Länge in Hals- und Brustwirbelsäule, Mobilisation der Halswirbel und der Schultergelenke

Ausführung:
Komme in die Rückenlage mit angewinkelten Knien. Die Füße stehen hüftbreit. Unterstütze deinen Kopf mit einer gefalteten Decke.

Beim Einatmen:
Führe beide Arme senkrecht nach oben.

Beim Ausatmen:
Lasse beide Arme auf Schulterhöhe seitlich weit nach außen fließen und drehe den Kopf zur rechten Seite.

Wiederholung: 8-10x pro Seite

2. HALTUNG: VARIANTE DVIPADA PITHAM

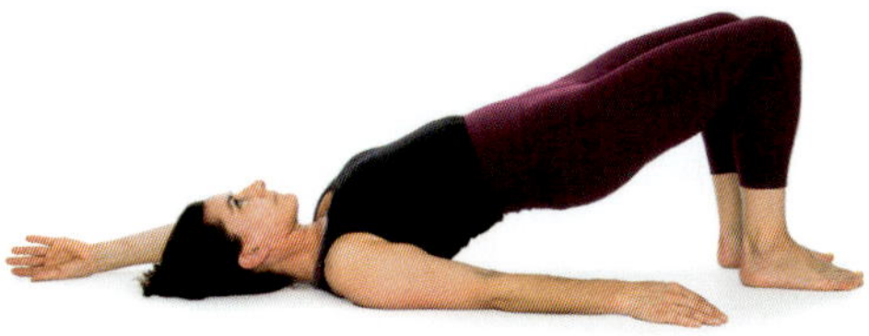

↑ Einatmen

↓ Ausatmen

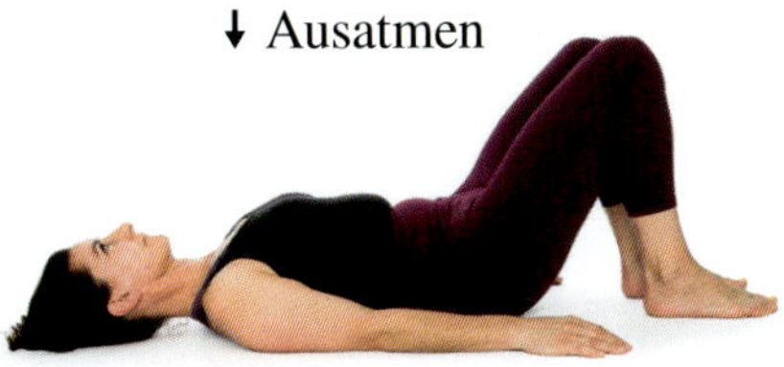

Wirkung:
Streckung in Hals- und Brustwirbelsäule, Mobilisation in Schulter-, Rippen- und Wirbelgelenken

Ausführung:
Bleibe in der Rückenlage und stelle die Füße hüftbreit in einem angenehmen Abstand zum Gesäß auf. Die Oberschenkel bleiben parallel ausgerichtet, die Füße gut verankert.

Beim Einatmen:
Beginne vom Kreuzbein aus die Wirbelsäule Wirbel für Wirbel sanft aufzurollen und führe dabei den linken Arm über den Kopf. Die Schulter bleibt locker und weit.

Beim Ausatmen:
Rolle die Wirbelsäule langsam wieder ab. Das Becken führt die Bewegung, bis das Kreuzbein den Boden berührt. Der linke Arm fließt mit zurück.

Wiederholung: 8-10x pro Seite

3. HALTUNG: VARIANTE CHAKRAVAKASANA

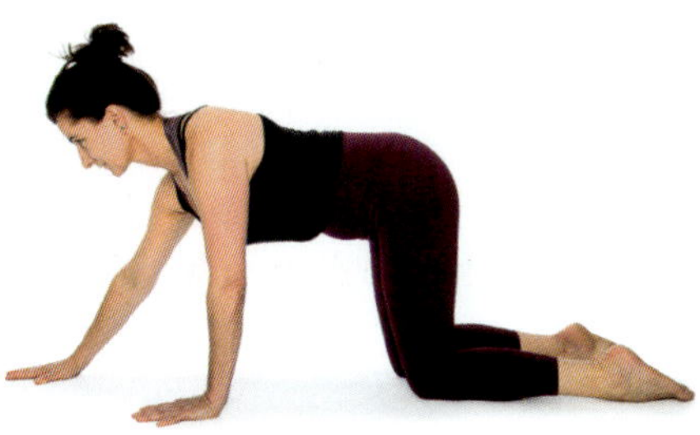

↑ Einatmen

↓ Ausatmen

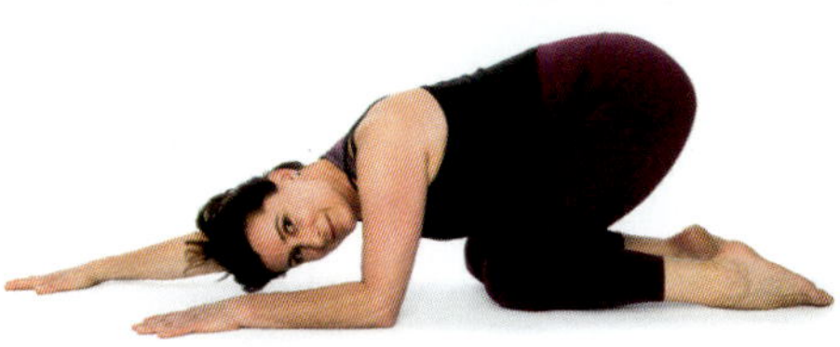

Wirkung:
Dehnung der Arm- und Schulterblattmuskulatur, Streckung des oberen Rückens, Mobilisierung der Halswirbelsäule

Ausführung:
Komme in den Vierfüßlerstand. Die Hüftgelenke stehen senkrecht über den Kniegelenken. Die Hände sind leicht vor den Schultergelenken platziert, die rechte Hand ca. 10 cm vor der linken Hand.

Beim Einatmen:
Der Bauch ist aktiv und das Brustbein fließt nach vorne und sanft nach oben. Der Kopf fließt mit langem Nacken aus den Schultern. Spüre die Länge vom Steißbein zum Scheitel.

Beim Ausatmen:
Schiebe deine Sitzbeinhöcker in Richtung Fersen. Das Gesäß bleibt in der Luft, der linke Unterarm liegt auf dem Boden auf. Der Kopf dreht in der Luft zur linken Seite, während die rechte Hand nach vorne krabbelt, um mehr Raum im Schultergelenk zu schaffen.

Wiederholung: 8-10x pro Seite
Bleibe 4 Atemzüge in der zweiten Haltung.

4. HALTUNG: VAJRASANA

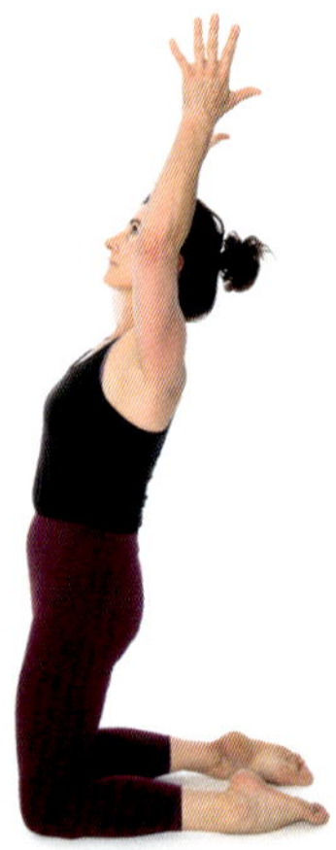

↑ Einatmen

↓ Ausatmen

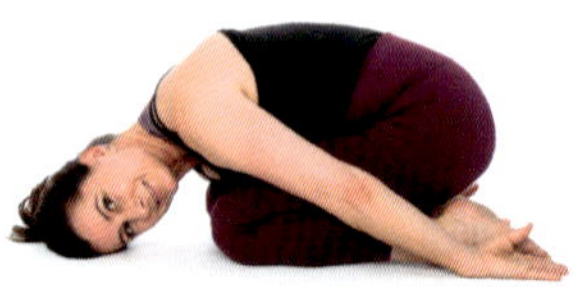

Wirkung:
Dehnung der Nacken-, Schulter- und Armmuskulatur, Mobilisierung im Nacken und in den Schulterblättern

Ausführung:
Komme in den Kniestand mit neutral aufgerichtetem Becken.

Beim Einatmen:
Aktiviere deine Fußrücken und Schienbeine. Werde kraftvoll in deiner Mitte. Spüre, wie die Kraft durch die Wirbelsäule in den Scheitel fließt. Während du das Becken leicht in Richtung Fersen führst, kannst du die Länge in der vorderen Muskelkette spüren. Die Arme fließen mit weiten Schultern über den Kopf.

Beim Ausatmen:
Beuge dich vor, lege den Bauch in die Oberschenkel und das Gesäß auf die Fersen. Drehe den Kopf dabei zur linken Seite, während du die Hände neben den Füßen auflegst.

Wiederholung: 8x pro Seite
Bleibe 4 Atemzüge in der zweiten Haltung.

5. HALTUNG: UTTANASANA

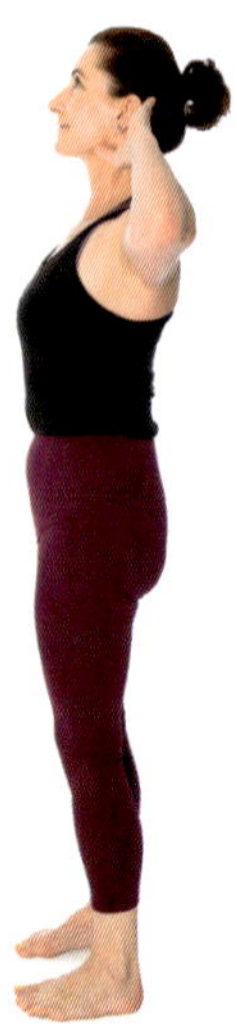

↑ Einatmen

↓ Ausatmen

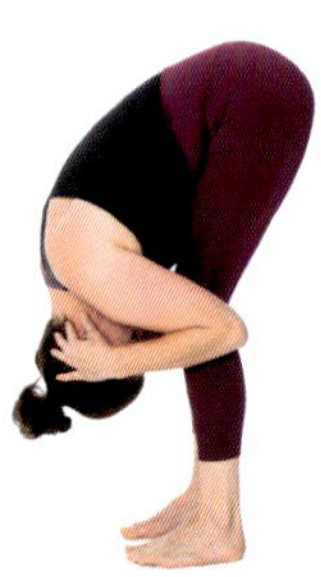

Wirkung:
Kräftigung und Dehnung der rückseitigen Schulter- und Schulterblattmuskulatur, Dehnung der Brust-, Nacken- und Rückenmuskulatur

Ausführung:
Komme in den aufrechten Stand und stelle die Füße hüftbreit und parallel ausgerichtet.

Beim Einatmen:
Lege die Fingerspitzen an die Schädelbasis und lasse den Nacken in die Länge fließen. Atme in den Bereich der Schlüsselbeine und zwischen die Schulterblätter.

Beim Ausatmen:
Lasse dich in eine sanfte, unterstützte Vorbeuge gleiten, runde den oberen Rücken und ziehe mit den Fingern sanft am Hinterkopf.

Wiederholung: 8-10x
Bleibe dann 4 Atemzüge in der zweiten Haltung.

6. HALTUNG: VARIANTE VIRABHADRASANA

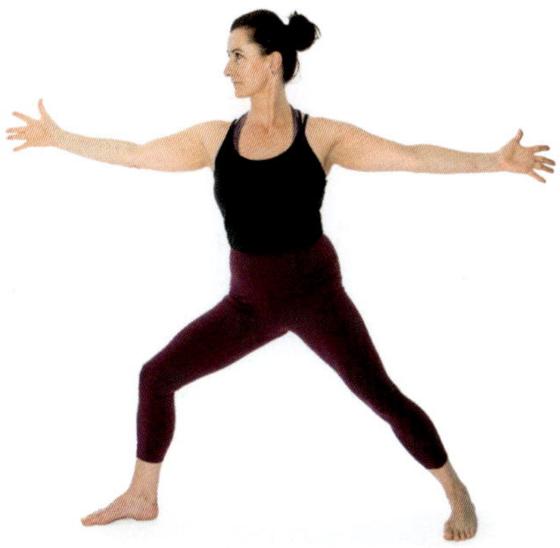

↑ Einatmen

↓ Ausatmen

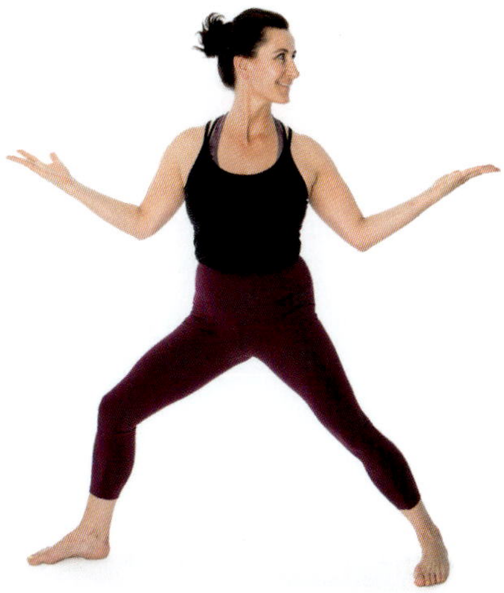

Wirkung:
Kräftigung der Oberarm-, Schulter- und Kopfwendermuskulatur, Mobilisation von Rippen, Brustwirbelsäule und Nacken

Ausführung:
Komme in die erste Heldenhaltung. Das linke Bein macht den Ausfallschritt nach hinten. Das rechte Bein ist eingebeugt. Das Knie steht senkrecht über dem Fußgelenk. Erde deine Füße. Die hintere Fersenaußenkante fließt in den Boden.

Beim Einatmen:
Lasse beide Arme horizontal auf Schulterhöhe in die Weite fließen, spreize dabei die Finger und drehe den Kopf zur rechten Seite.

Beim Ausatmen:
Beuge die Arme leicht ein und ziehe die Ellenbogen mit den Schulterblättern nach außen und unten. Oberkörper und Kopf drehen zur linken Seite.

Wiederholung: 8-10x pro Seite
Bleibe 4 Atemzüge in der zweiten Haltung.

7. HALTUNG: VARIANTE PARIVRITTI TRIKONASANA

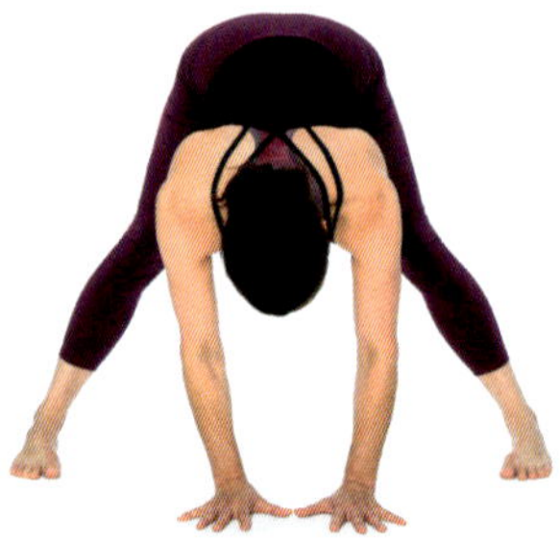

↑ Einatmen

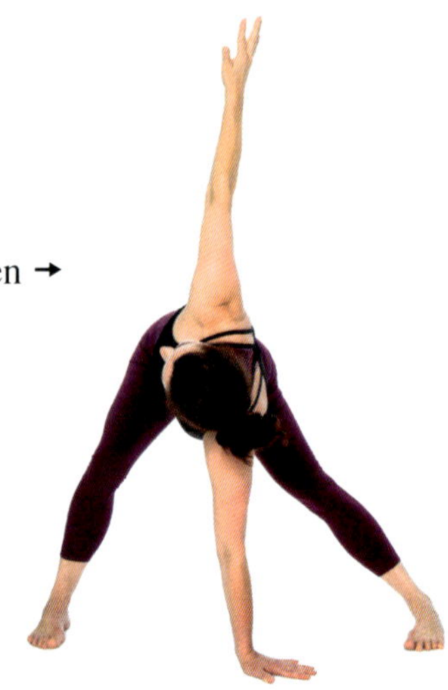

Ausatmen →

Wirkung:
Dehnung der Brust- und Zwischenrippen-, schrägen Bauch- und Adduktorenmuskulatur, Kräftigung der breiten Rücken-, schrägen Bauch-, Schulterblatt-, Arm- und Nackenmuskulatur

Ausführung:
Stelle die Füße in eine Seitgrätsche ungefähr eine Beinlänge auseinander. Beuge dich aus dem Hüftgelenk vor, bis deine Hände satt den Boden berühren. Du kannst dabei gerne die Knie einbeugen oder deine Hände mit Blöcken unterstützen.

Beim Einatmen:
Aktiviere deine Mitte und atme dich in die Länge deiner Wirbelsäule. Stelle die Hände auf die Fingerspitzen.

Beim Ausatmen:
Die Mitte bleibt sehr aktiv, der Impuls zur Drehung kommt aus der Brustwirbelsäule. Benutze deine Arme nicht als „Hebel", sondern lasse sie in der Drehung mit nach außen und oben fließen. Der Kopf darf gerne mit nach rechts drehen, wenn sich das in deiner Halswirbelsäule gut anfühlt. Anderenfalls bleibt der Kopf nach unten ausgerichtet.

Wiederholung: 8-10x pro Seite
Bleibe 4 Atemzüge in der zweiten Haltung.

8. HALTUNG: VARIANTE CHAKRAVAKASANA

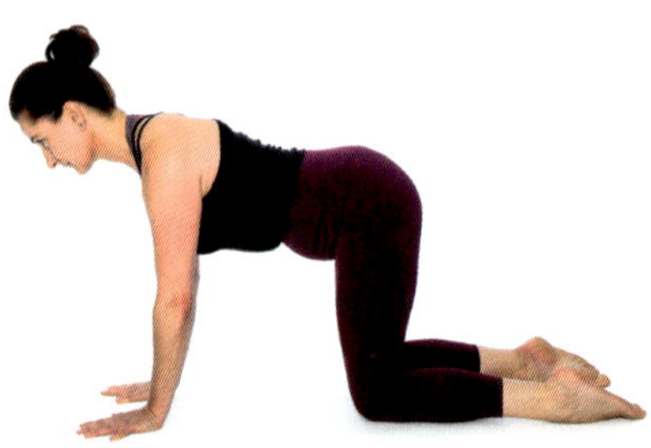

↑ Einatmen

Wirkung:
Dehnung und Kräftigung der Schulterblatt- und Nackenmuskulatur, Mobilisation von Brustwirbelsäule und Halswirbelsäule

Ausführung:
Komme in den Vierfüßlerstand. Die Hüftgelenke stehen senkrecht über den Kniegelenken. Die Handgelenke stehen unter den Schultergelenken. Die Wirbelsäule ist lang vom Steißbein zum Scheitel.

Beim Einatmen:
Atme in die Wirbelsäule, in die oberen Flanken, zwischen die Schulterblätter und Rippen.

↓ Ausatmen

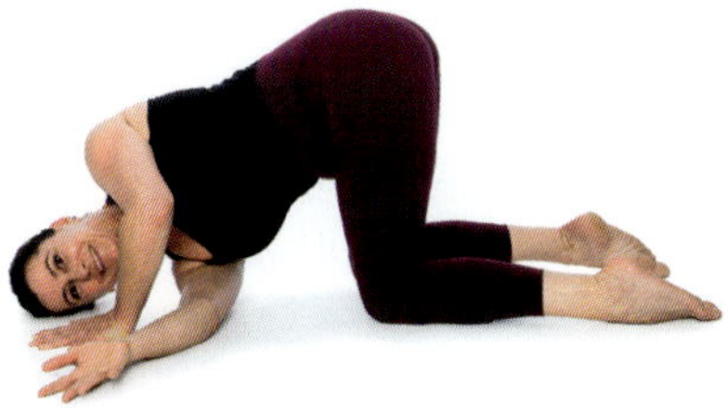

Beim Ausatmen:
Halte die Längsachse. Das Brustbein fließt nach vorne. Beuge den Stützarm und drehe dabei den Brustkorb um diese Längsachse. Schiebe den rechten Arm auf dem Handrücken hindurch zur linken Seite. Der Kopf dreht sanft mit.

Wiederholung: 8x pro Seite

Hinweis:
Achte darauf, dass du den oberen Rücken in der Rotation nicht rundest. Gerne kannst du den Kopf mit einer Decke unterstützen.

9. HALTUNG: VARIANTE JATHARA PARIVRITTI

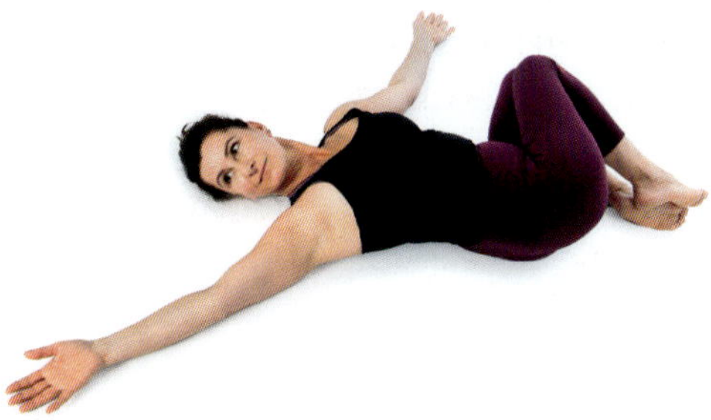

Wirkung:
Dehnung der Brust-, Nacken- und Rippenmuskulatur, Mobilisation der Brust- und Halswirbelsäule, Kräftigung der Hüftbeuger- und Bauchmuskeln

Ausführung:
Beuge in der Rückenlage die Beine im Hüft- und Kniegelenk. Werde aktiv in deiner Mitte.

Beim Einatmen:
Atme tief in den Bauch, halte eine sanfte Bauchpresse und führe beide Arme in einer leichten V-Haltung nach außen.

Beim Ausatmen:
Drehe den Kopf nach rechts und führe beide Knie langsam und kontrolliert nach links zum Boden. Deine Mitte bleibt dabei aktiv! Die Arme fließen weit nach außen, die Schulterblätter in den Boden. Falls sich die Dehnung im Rumpf oder in den Brustmuskeln zu intensiv anfühlt, unterstütze entweder den linken Arm oder die Knie.

Wiederholung: Bleibe auf jeder Seite 8-10 Atemzüge in der Haltung.

10. HALTUNG: VINYASA SIDDHASANA

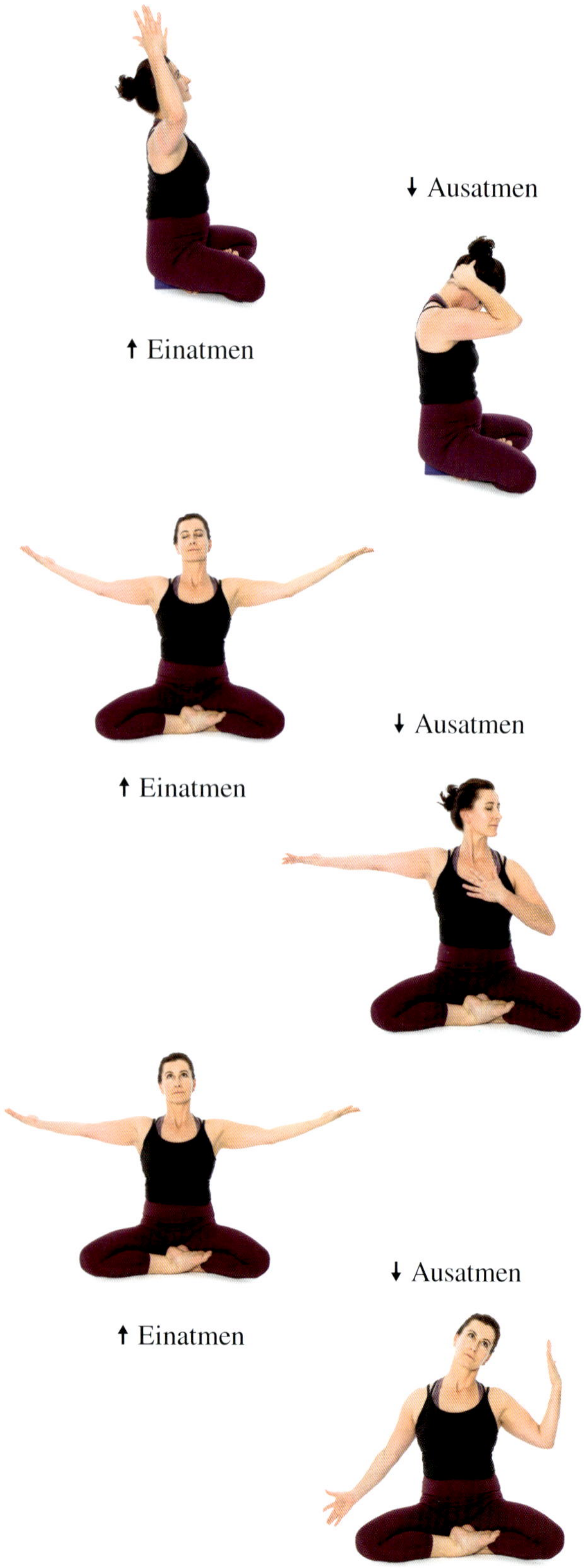

Wirkung:
Mobilität im Nacken, in den Rippen- und Wirbelgelenken, Dehnung der Nacken-, Brust- und Schultermuskulatur

Ausführung:
Finde eine angepasste, bequeme Sitzhaltung, sodass du dein Becken mühelos neutral aufrichten kannst und deine Wirbelsäule leicht zum Himmel strebt.

Beim Einatmen:
Führe beide Arme mit leichten, weiten Schultern über den Kopf. Lasse dein Kinn sanft mit nach oben fließen.

Beim Ausatmen:
Lege deine Fingerspitzen an die Schädelbasis und senke den Kopf, indem du dein Kinn zum Brustbein fließen lässt. Ziehe mit den Fingern sanft am Hinterkopf.

Beim Einatmen:
Lasse beide Arme auf Schulterhöhe in die Weite fließen.

Beim Ausatmen:
Lege die linke Hand auf das Brustbein und drehe den Kopf zur linken Seite.

Beim Einatmen:
Nun lasse den linken Arm wieder in die Weite fließen und drehe den Kopf wieder zurück in die Mitte.

Beim Ausatmen:
Lasse den rechten Arm nach außen und unten fließen. Ziehe dabei den Kopf über dein rechtes Ohr von der Schulter fort nach oben über die Mitte. Beuge den linken Arm ein, während der rechte Arm weiter nach unten und außen fließt.

Wiederholung: 8-10x pro Seite
Wiederhole jeweils den ganzen Bewegungsablauf.

11. HALTUNG: SIDDHASANA / BHRAMARI

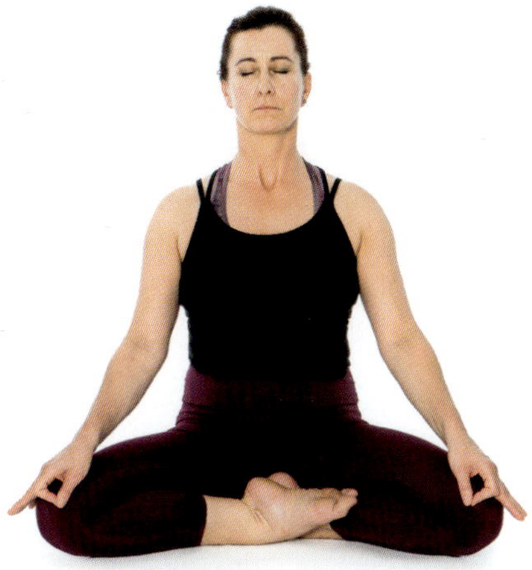

Wirkung:
Entspannung im Kiefer- und Nackenbereich, Beruhigung des Geistes und des Nervensystems

Bhramari löst Anspannungen, Ängste und unterdrückte Emotionen. Es kann Herzprobleme und Bluthochdruck reduzieren und erhöht die Stickoxidwerte in den Nasennebenhöhlen, was Luftaustausch und Sauerstoffaufnahme verbessert. Es soll auch die Fähigkeit fördern, Bakterien und Viren abzuwehren.

Ausführung:
Bleibe in der aufrechten Sitzhaltung. Die Hände liegen auf den Knien. Lege den Zeigefinger an die Innenseite des Daumens. Schließe die Augen.

Beim Ausatmen:
Erzeuge ein langes summendes Geräusch wie das Bienensummen. Lege dabei die Lippen nur leicht aufeinander, entspanne den ganzen Mundraum. Lasse deine Zunge tief in den Zungenboden sinken.

Beim Einatmen:
Atme zwischendurch kurz und sanft durch die Nase ein.

Wiederholung: 3-5 Minuten

Hinweis:
Du kannst bei dieser Übung einen sanften Druck mit dem Zeigefinger auf den Ohrknorpel vor dem Gehörgang ausüben, um die Wirkung zu verstärken.

12. HALTUNG: SHAVASANA

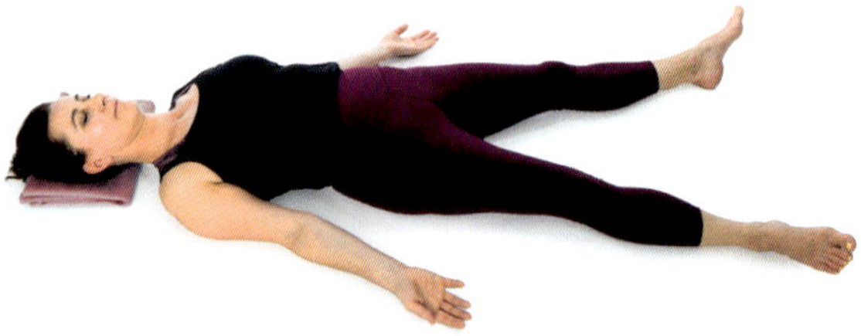

Wirkung:
Tiefe Entspannung im Nacken- und Kieferbereich und im geistigen Bereich, Verlängerung der Ausatmung und Stimulierung des Vagusnervs

Ausführung:
Komme in die Rückenlage. Lege eine gefaltete Decke unter den Hinterkopf und Nacken. Die Arme liegen seitlich neben dem Körper, die Handflächen zeigen nach oben. Die Fersen liegen mattenbreit und die Füße sinken leicht nach außen. Die Augen sind geschlossen.

Beim Einatmen:
Atme sanft durch die Nase ein.

Beim Ausatmen:
Töne durch den offenen Mund sanft das OM und verlängere damit die Ausatmung. Lasse deinen Hinterkopf, deinen Nacken und die Schulterblattmuskeln in die Matte fließen.

Wiederholung: 2-3 Minuten
Bleibe anschließend in der Stille.

Yogaprogramm für kräftige Schultern und eine kräftige Hals- und Nackenmuskulatur

Wirkungen:

- Kräftigung der Schulterblattmuskulatur und Stabilisierung der Schulterblätter
- Kräftigung der Kopfwender- und Nackenmuskeln
- mehr Beweglichkeit im oberen Rücken, in den Schultern und im Nackenbereich
- Kräftigung der großen und seitlichen Gesäßmuskeln

1. HALTUNG: VARIANTE SHAVASANA

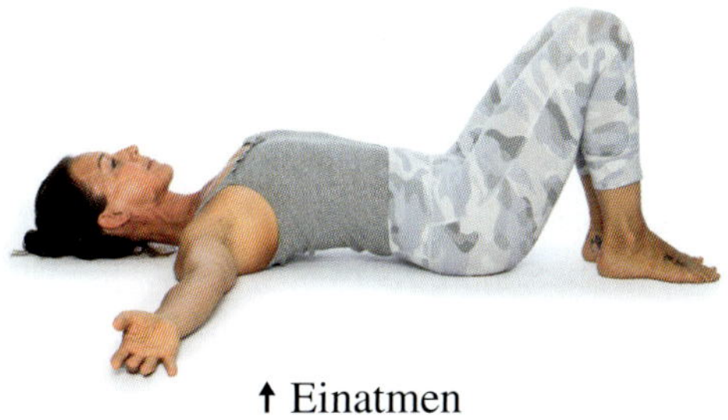

↑ Einatmen

↓ Ausatmen

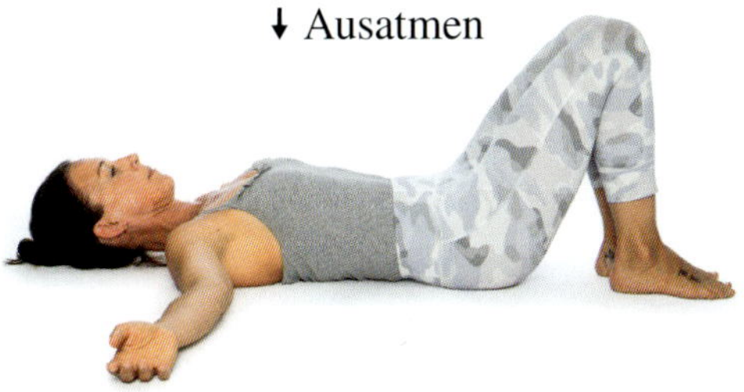

Wirkung:
Öffnung des Brustkorbs, Mobilisation der Brustwirbelsäule, Kräftigung der rückseitigen Schultermuskeln

Ausführung:
Stelle in der Rückenlage die Füße hüftbreit in einem angenehmen Abstand zum Gesäß auf.

Beim Einatmen:
Hebe dein Brustbein, bis ein wenig Raum zwischen Boden und Brustwirbelsäule entsteht. Führe beide Arme seitlich weit auseinander mit viel Raum im Brustkorb.

Beim Ausatmen:
Rolle die Brustwirbelsäule wieder ab und lasse dabei die Schulterblätter in die Weite fließen.

Wiederholung: 8-10x

2. HALTUNG: VARIANTE CHAKRAVAKASANA

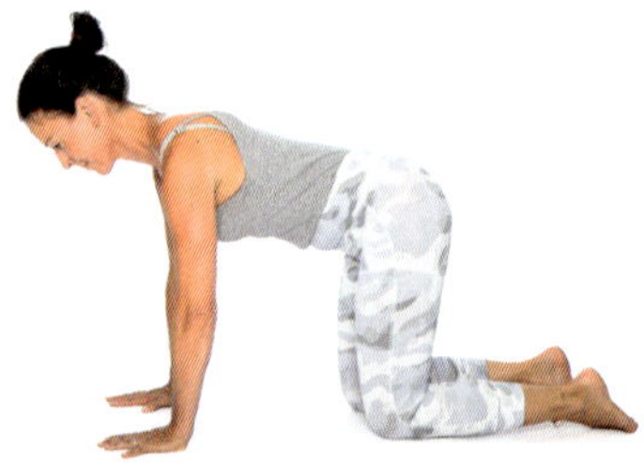

↑ Einatmen

↓ Ausatmen

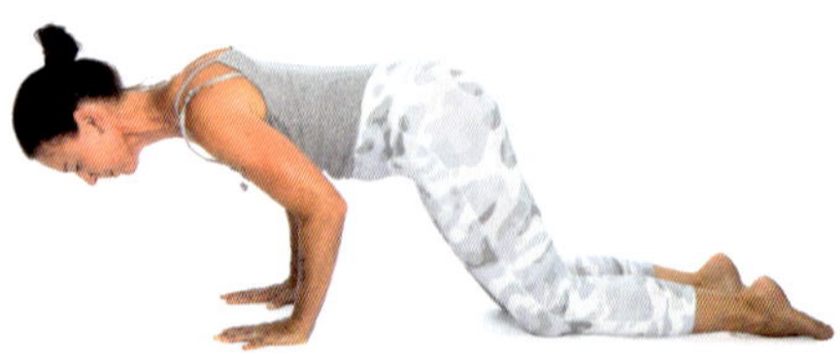

Wirkung:
Kräftigung von Arm-, Schulterblatt-, Bauch- und Rückenstreckermuskeln

Ausführung:
Komme in eine aktive, gut ausgerichtete Vierfüßlerhaltung. Die Handgelenke stehen unter dem Schultergelenk. Die Arme sind spiralig verschraubt: der Oberarm in Außenrotation, der Unterarm über das Zeigefingergrundgelenk in Innenrotation. Die Kniegelenke stehen unter den Hüftgelenken.

Beim Einatmen:
Atme in die oberen Flanken (*M. serratus anterior*). Drehe die Oberarme nach außen und ziehe sie an den Rumpf. Die Schulter-, Schulterblatt- und Bauchmuskeln sind sehr aktiv.

Beim Ausatmen:
Beuge langsam beide Arme und schiebe dich mit der Stirn weit über deine Hände in Richtung des oberen Mattenendes. Ziehe die Ellenbogen nahe an den Rumpf. Der Bauch ist sehr aktiv, die Wirbelsäule bleibt lang. Ziehe über die vorderen Sägemuskeln (*Mm. serratus anterior*) deine Schulterblätter in die Weite. Wichtig: Schiebe dich nur so weit nach vorne und unten, wie du die Schulterblätter weit und die Oberarme am Körper halten kannst.

Wiederholung: 8-10x
Bleibe 6 Atemzüge in der zweiten Haltung.

3. HALTUNG: VARIANTE CHAKRAVAKASANA

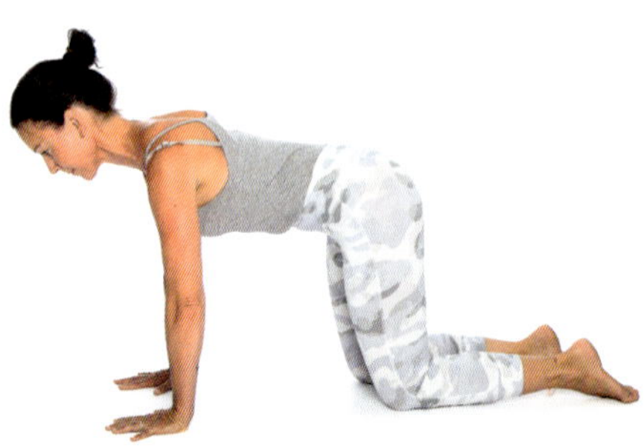

↑ Einatmen

Wirkung:
Kräftigung der Arm-, Schulter-, Säge- und Bauchmuskulatur, Zentrierung der Schulterblätter und Mobilisation der Brust- und Halswirbelsäule

Ausführung:
Bleibe in einer aktiven Vierfüßlerhaltung. Die Handgelenke stehen unter dem Schultergelenk. Die Arme sind spiralig verschraubt: der Oberarm in Außenrotation, der Unterarm über das Zeigefingergrundgelenk in Innenrotation. Die Kniegelenke stehen unter den Hüftgelenken.

Beim Einatmen:
Aktiviere deine Mitte, verlängere die Wirbelsäule und weite den Brustkorb.

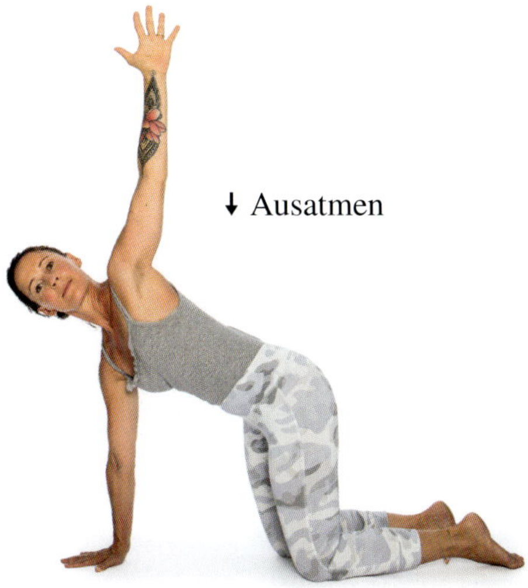

↓ Ausatmen

Beim Ausatmen:
Schiebe dich aus der Stützschulter und schiebe das linke Knie in die Matte. Das Becken bleibt stabil, während du den Oberkörper in der Brustwirbelsäule aufdrehst und dabei den linken Arm senkrecht nach oben führst. Weiche weder mit der Hüfte noch mit dem Rumpf seitlich aus, um stärker aufdrehen zu können!

Wiederholung: 8-10x pro Seite
Bleibe 6 Atemzüge in der zweiten Haltung.

4. HALTUNG: VAJRASANA

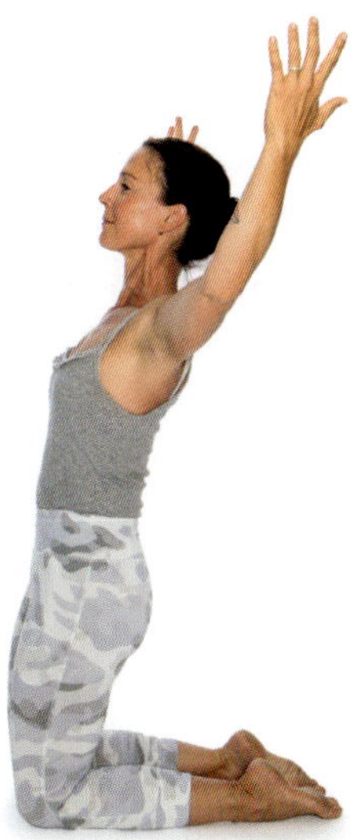

↑ Einatmen

↓ Ausatmen

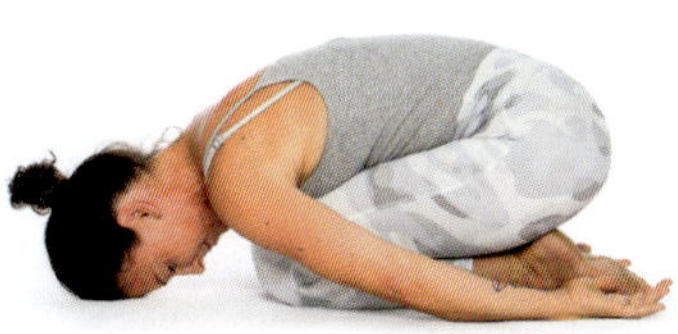

Wirkung:
Dehnung und Kräftigung der ganzen vorderen Muskelkette, Kräftigung der tiefen Rückenstrecker und Bauchmuskeln, Mobilisation der Brustwirbelsäule

Ausführung:
Komme in den Kniestand mit neutral aufgerichtetem Becken.

Beim Einatmen:
Presse deine Fußrücken und Schienbeine in die Matte. Spüre dabei die Kraft in deiner Mitte. Atme dich aus dem Beckenboden durch die Wirbelsäule in den Scheitel, während du das Becken leicht in Richtung Fersen führst und den Rumpf in eine sanfte Rückbeuge bewegst. Die Arme fließen in einer leichten V-Haltung nach oben. Spüre die Dehnung in der ganzen vorderen Muskelkette. Schiebe dabei die Leisten nicht nach vorne!

Beim Ausatmen:
Beuge dich vor, lege den Bauch in die Oberschenkel und das Gesäß, wenn möglich, auf die Fersen.

Wiederholung: 8-10x
Bleibe 6 Atemzüge in der zweiten Haltung.

5. HALTUNG: VINYASA ADHO MUKHA SVANASANA / VARIANTE CATURANGA DANDASANA

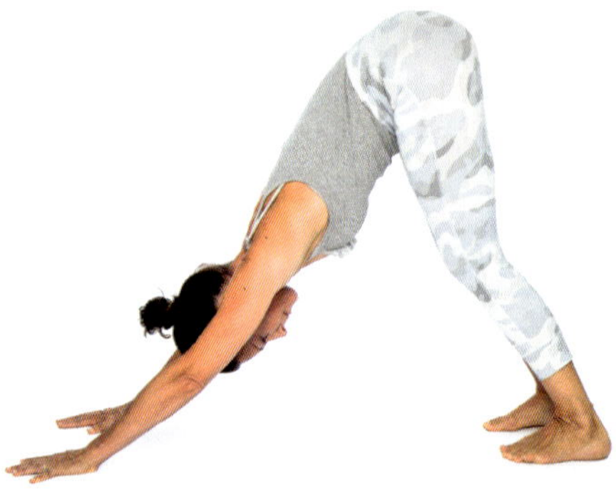

↑ Ausatmen

↓ Einatmen

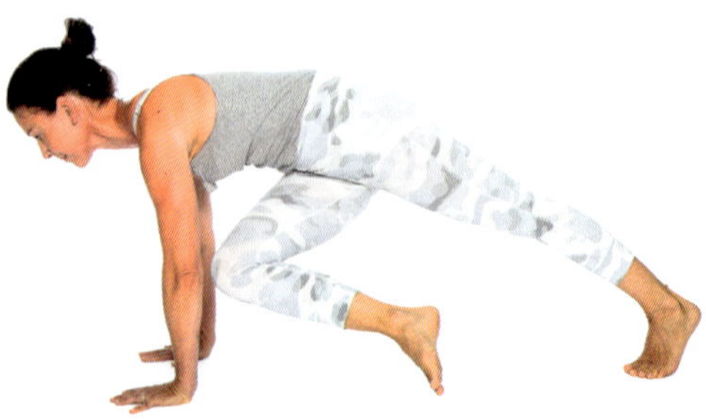

Wirkung:
Kräftigung der Arm-, Schulter-, Bauch- und Hüftbeugermuskeln, Streckung und Mobilisierung der Brustwirbelsäule

Ausführung:
Komme in die Vierfüßlerhaltung. Stelle die Hände eine Handlänge vor die Schultern.

Beim Ausatmen:
Schiebe deine Sitzbeinhöcker in Richtung Decke, während du beide Beine leicht einbeugst. Verschraube die Arme spiralig: den Oberarm in Außenrotation, den Unterarm über das Zeigefingergrundgelenk in Innenrotation. Atme in die oberen Flanken und zwischen die Schulterblätter.

Beim Einatmen:
Schiebe deinen Rumpf in eine „Caturanga-Adaption" nach vorne und ziehe dabei gleichzeitig das rechte Knie in Richtung des linken Ellenbogens. Der Bauch bleibt sehr aktiv, die Arme bleiben verschraubt und die Wirbelsäule bleibt lang.

Wiederholung: 8x pro Seite
Bleibe danach 3 Atemzüge in der ersten Position.

6. HALTUNG: VARIANTE ARDHA UTTANASANA

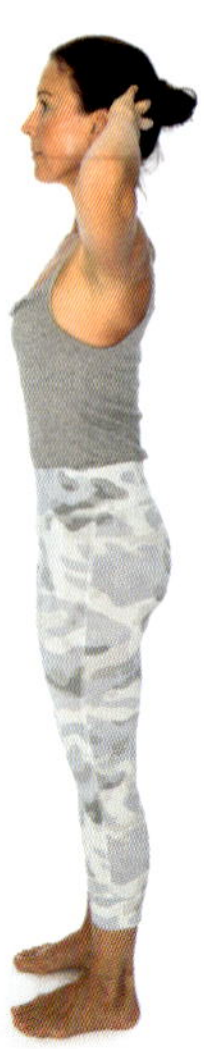

← Einatmen

Wirkung:
Dehnung und Kräftigung der Rücken-, Nacken-, Schulterblatt- und Gesäßmuskulatur

Ausführung:
Komme in den aufrechten Stand und stelle die Füße parallel und hüftbreit. Das Becken ist neutral aufgerichtet, die Füße sind geerdet.

Beim Einatmen:
Lege deine Fingerspitzen an die Schädelbasis, atme in die oberen Flanken und zwischen die Schulterblätter. Die Ellenbogen fließen weit nach außen.

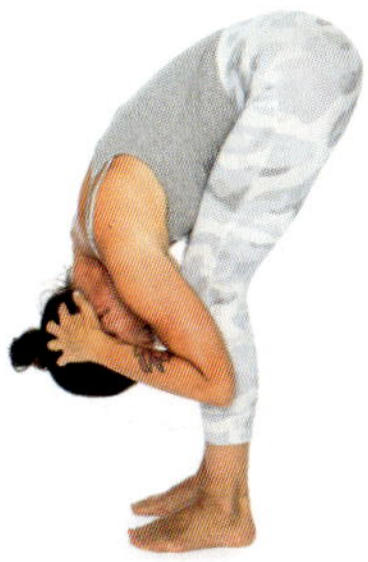

↑ Ausatmen

↓ Einatmen

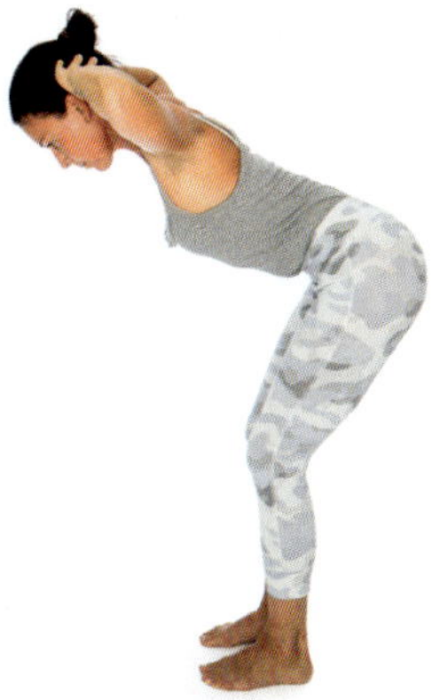

Beim Ausatmen:
Beuge dich aus dem Hüftgelenk, ziehe den Bauch in deine Oberschenkel und ziehe mit den Fingern am Hinterkopf den Nacken sanft in die Länge.

Beim Einatmen:
Hebe den Rumpf über die Horizontale an, indem du durch die Wirbelsäule ins Brustbein und in den Scheitel atmest. Atme ebenfalls in die oberen Flanken und zwischen die Schulterblätter. Die Ellenbogen fließen weit nach außen.

Wiederholung: 8x
Bleibe 4 Atemzüge in der letzten Haltung.

7. HALTUNG: VARIANTE PARSHVA KONASANA

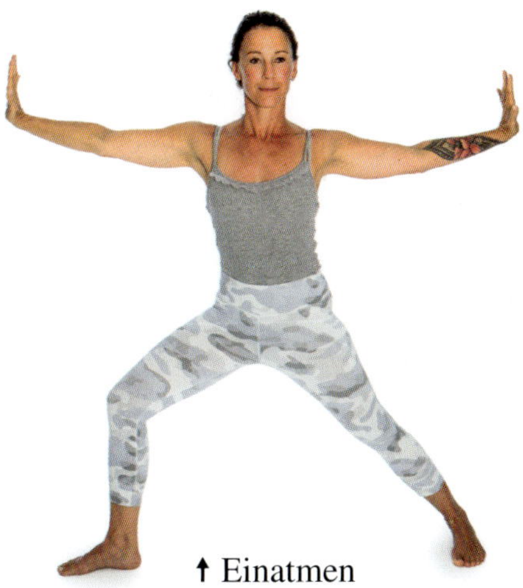

↑ Einatmen

↓ Ausatmen

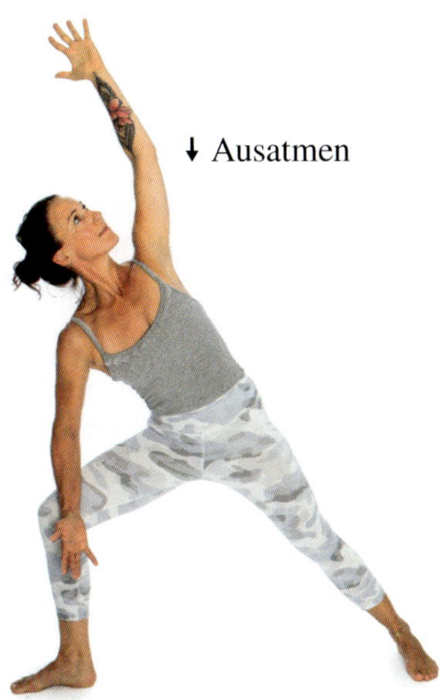

Wirkung:
Dehnung der Flanken und Mobilisierung von Schulter, Brust- und Halswirbelsäule, Kräftigung der Nacken-, Schulter-, Bauch- und Beinmuskulatur

Ausführung:
Begib dich in die zweite Heldenhaltung. Das linke Bein macht den Ausfallschritt. Das rechte Bein ist eingebeugt. Das Knie steht senkrecht über dem Fußgelenk. Erde deine Füße. Die hintere Fersenaußenkante fließt in den Boden. Die Arme sind horizontal, die Handflächen fließen voneinander, die Fingerspitzen ziehen zum Kopf.

Beim Einatmen:
Atme über die Schlüsselbeine und zwischen die Schulterblätter und lasse deine Handflächen weit nach außen fließen.

Beim Ausatmen:
Beuge den Rumpf mit langer Wirbelsäule leicht zur rechten Seite. Drehe dabei die oberen Rippen auf. Das Becken bleibt stabil und die Mitte aktiv. Der linke Arm strebt zum Himmel. Die Schulter zieht nicht zum Ohr! Der rechte Arm gibt mit dem Handrücken einen sanften Gegendruck auf die vordere Knieinnenseite. Die linke Fersenaußenkante fließt in den Boden. Beide Flanken werden lang.

Wiederholung: 8x pro Seite
Bleibe 6 Atemzüge in der zweiten Haltung.

8. HALTUNG: VARIANTE PRASARITA PADOTTANASANA

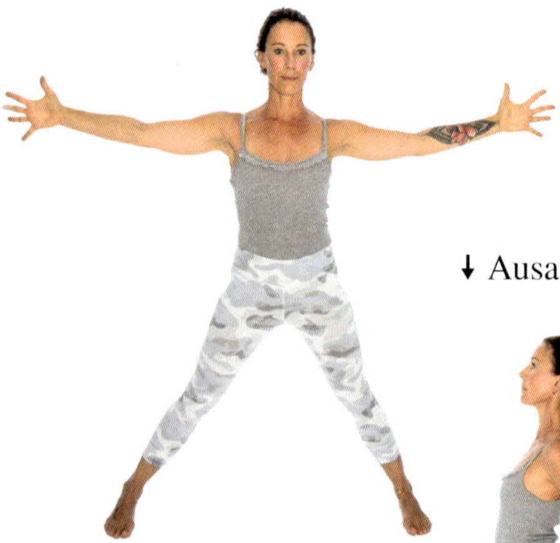

↑ Einatmen

↓ Ausatmen

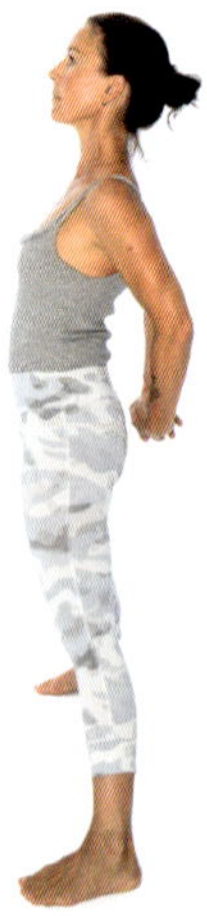

Wirkung:
Dehnung der Brust- und Armmuskulatur, Kräftigung der Rückenstrecker und Schulterblattmuskeln, energetisierende Wirkung, Mobilisation in den Schultergelenken und der Brustwirbelsäule

Ausführung:
Komme in eine Seitgrätsche und stelle die Füße eine Beinlänge auseinander.

Beim Einatmen:
Hebe die Arme in die Horizontale. Die Handflächen zeigen nach vorne und fließen voneinander, die Finger sind gespreizt.

Beim Ausatmen:
Verschränke die Finger hinter deinem Gesäß. Deine Mitte ist aktiv und weicht nicht nach vorne aus. Die Ellenbogen sind leicht gebeugt und die Schulterblätter weit auseinander. Ziehe deine Hände jetzt nach hinten vom Gesäß weg, ohne dabei die Schulterblätter wieder zusammenzuziehen!

Wiederholung: Bleibe 6 Atemzüge in beiden Haltungen.

9. HALTUNG: CATUSPADA PITHAM

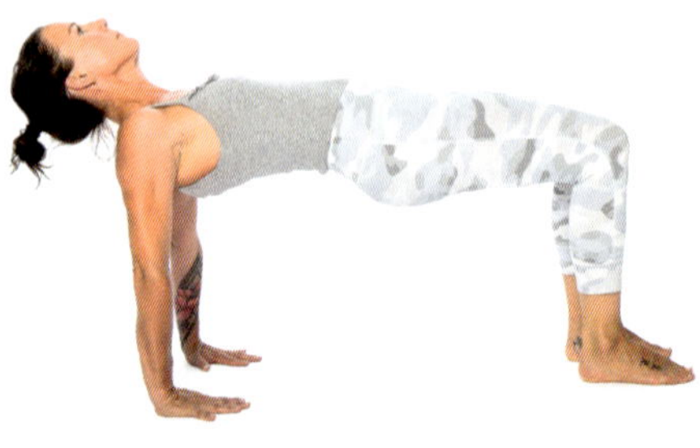

↑ Einatmen

↓ Ausatmen

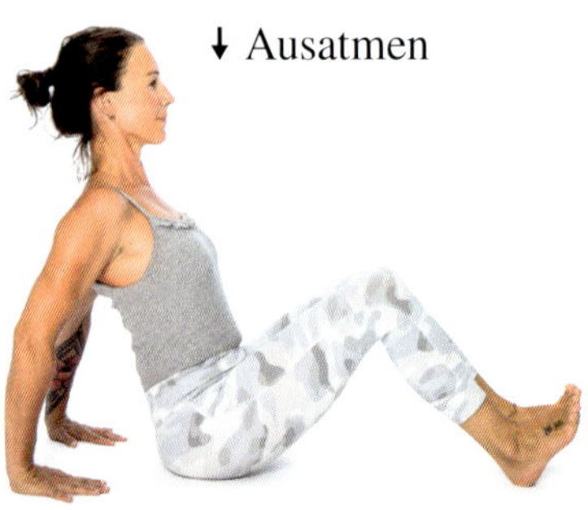

Wirkung:
Kräftigung der Arm-, Schulter-, Rücken-, Gesäß- und Oberschenkelmuskulatur

Ausführung:
Komme in den Langsitz und beuge beide Beine leicht ein. Platziere deine Hände schulterbreit eine Handlänge hinter dem Gesäß. Der Bauch ist aktiv und die Wirbelsäule ist aufgerichtet.

Beim Einatmen:
Schiebe dich aus den Schultern, atme dich in die Weite der Schlüsselbeine und Schulterblätter. Hebe gleichzeitig mit der Kraft der Gesäßmuskeln dein Becken nach oben. Deine Mitte ist aktiv. Schiebe deine Leisten zur Decke, ohne deine Gesäßmuskeln zusammenzupressen. Der Nacken ist lang und bleibt in der Verlängerung der Brustwirbelsäule.

Beim Ausatmen:
Bleibe lang in der Wirbelsäule und weit im Schultergürtel, während du dein Gesäß wieder in die Ausgangsposition zurückführst.

Wiederholung: 8-10x
Verweile 4 Atemzüge in der zweiten Haltung.

10. HALTUNG: ARDHA MATSYENDRASANA

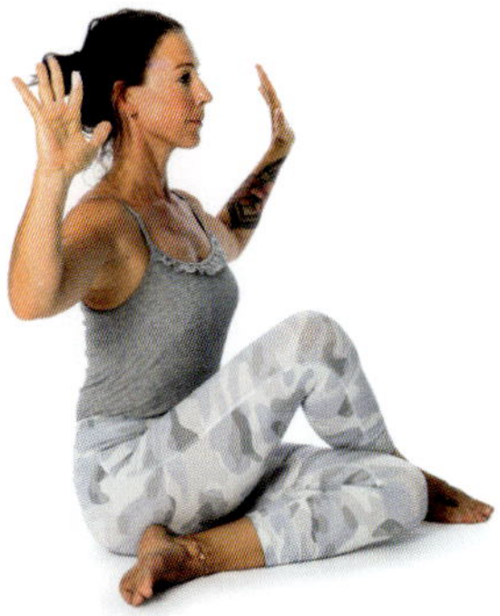

↑ Einatmen

↓ Ausatmen

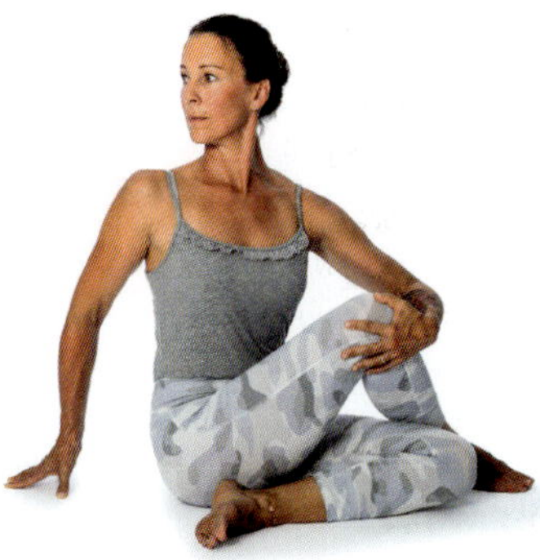

Wirkung:
Kräftigung der Schulter-, tiefliegenden Rückenstrecker-, Rotatoren- und schrägen Bauchmuskulatur, Mobilisierung der Schultergelenke und der Brustwirbelsäule

Ausführung:
Schlage im Sitz das rechte Bein über das eingebeugte linke Bein (Gomukhasana). Achte darauf, dass du nicht auf deiner linken Ferse sitzt!

Beim Einatmen:
Atme aus dem Beckenboden in den Scheitel. Das Brustbein ist prominent. Hebe die Oberarme seitlich horizontal und beuge die Unterarme im rechten Winkel. Die Handflächen zeigen nach vorne.

Beim Ausatmen:
Die Sitzbeinhöcker sind fest verankert, deine Mitte ist sehr aktiv und die Wirbelsäule ist lang. Drehe jetzt den Brustkorb oberhalb des Nabels nach rechts. Der Kopf fließt mit, die Schultern bleiben weit. Setze die Fingerkuppen der rechten Hand hinter dein Gesäß und fasse mit der linken Hand das rechte Knie.

Wiederholung: 8-10x
Bleibe danach 6 Atemzüge in der zweiten Haltung.

Hinweis:
Um dein Becken und deine Wirbelsäule leichter aufrichten zu können, setze dich auf ein Sitzkissen oder einen Block.

11. HALTUNG: VARIANTE PASHIMOTTANASANA

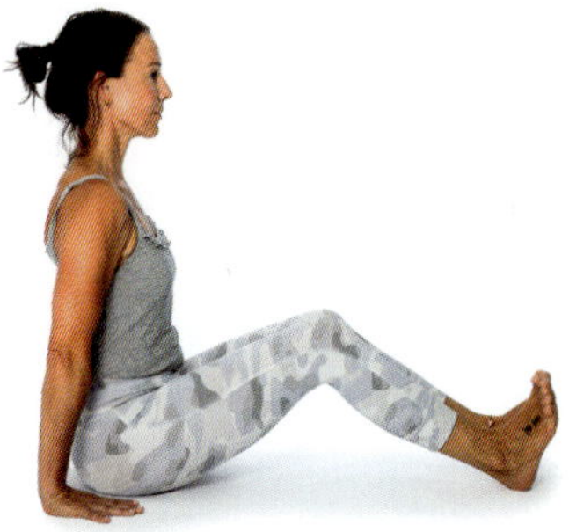

↑ Einatmen

↓ Ausatmen

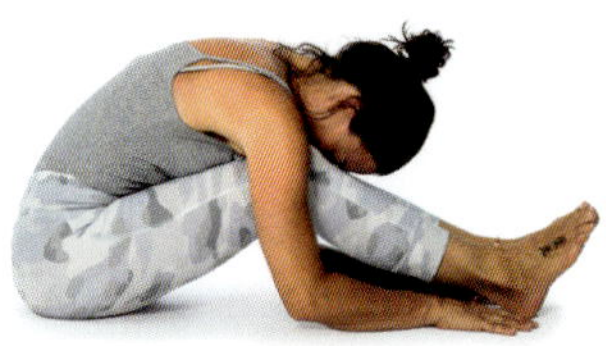

Wirkung:
Dehnung und Ausgleich für den unteren Rücken und die Schultern

Ausführung:
Komme in den Langsitz und strecke die Beine nach vorne aus.

Beim Einatmen:
Beuge die Beine leicht ein, strecke die Wirbelsäule und atme dich in die Weite im Brustkorb und im Schultergürtel.

Beim Ausatmen:
Beuge dich aus dem Hüftgelenk vor und lege den Bauch auf die Oberschenkel. Lege die Unterarme außerhalb der Unterschenkel auf den Boden.

Wiederholung: 8-10x
Bleibe 6 Atemzüge in der zweiten Haltung.

12. HALTUNG: SIDDHASANA

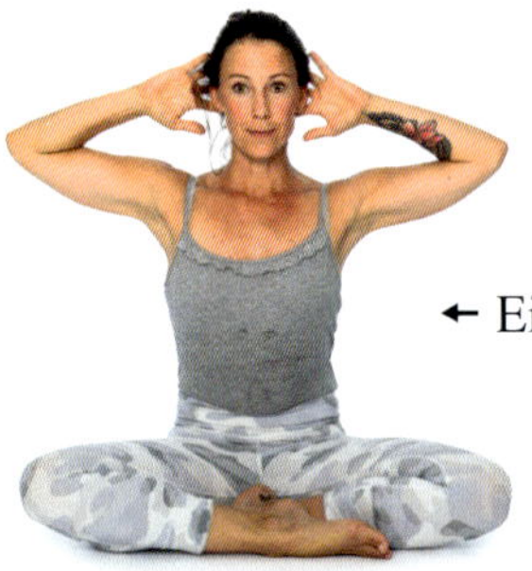

← Einatmen

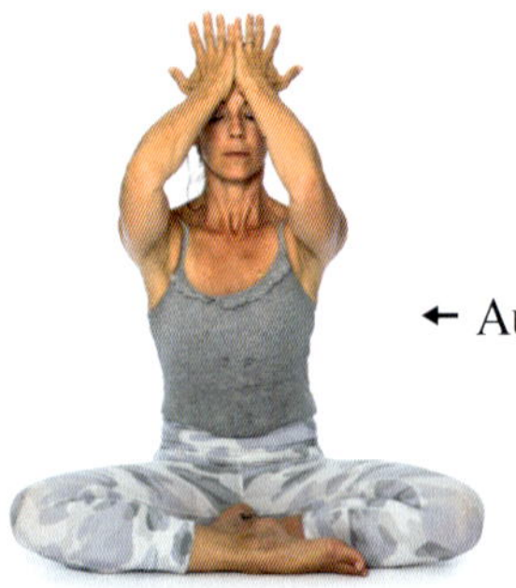

← Ausatmen

Wirkung:
Kräftigung der Nacken-, Hals- und rückseitigen Schultermuskulatur

Ausführung:
Setze dich auf ein Sitzkissen in einen bequemen Meditationssitz.

Beim Einatmen:
Lege die Fingerkuppen an die Schädelbasis und ziehe den Nacken in die Länge, während du mit dem Hinterkopf leichten Gegendruck auf die Finger ausübst.

Beim Ausatmen:
Lege die Handflächen auf die Stirn und gib mit der Stirn sanften Druck in die Hände.

Wiederholung: Bleibe 6-8 Atemzüge in jeder Haltung.

13. HALTUNG: SIDDHASANA

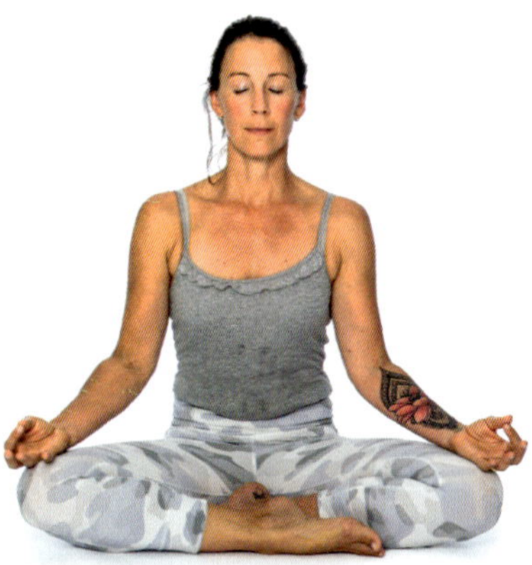

Wirkung:
Zentrierung der Schulterblätter und Energetisierung durch verlängerte Einatmung, Lösen von Schulterverspannungen

Ausführung:
Bleibe in der Sitzhaltung und lege beide Hände auf die Oberschenkel. Bringe die Zeigefinger zu den Daumen und schließe deine Augen.

Beim Einatmen:
Verlängere mit der Kehlatmung bewusst die Einatmung und richte dabei Brust und Halswirbelsäule auf. Deine Schulterblätter fließen nach hinten, unten und außen.

Beim Ausatmen:
Lasse die Schulterblätter bewusst weiter nach unten und außen sinken und löse Verspannungen.

Wiederholung: 3 Minuten
Spüre nach: Wie fühlen sich jetzt deine Schultern an? Wo und wie fließt dein Atem? Wie fühlst du dich mental?

Kapitel 3 · Yogatherapie bei chronischen Beschwerden

Bei chronischen Beschwerden und Krankheiten gibt es keine allgemeingültigen Yogaübungen und ayurvedischen Tipps. Da dieselben Beschwerden sich bei jedem Menschen individuell äußern, ist die spezifische Anpassung der Yogapraxis und der Ayurveda-Tipps wesentlich für eine erfolgreiche Wirkung. Die hier vorgestellten Yogaprogramme und Ayurveda-Empfehlungen können dennoch eine sehr gute Wirkung erzielen. Es sind einfache, sichere Übungen und Rezepte, die du selbstständig umsetzen und für dich ausprobieren kannst. Falls du unsicher bist, ob du sie ausführen kannst und sollst, frage bitte deinen Arzt um Rat.

Yogaprogramm bei Asthma

Wirkungen:

- Dehnung der seitlichen Rippen- und Brustmuskulatur
- Dehnung der kleinen und großen Brustmuskulatur
- Entspannung des Zwerchfells
- Verlängerung der Ausatmung
- Mobilisierung der Brustwirbelsäule und der Rippen
- Vertrauen und Achtsamkeit in den eigenen Atemrhythmus
- Beruhigung des Nervensystems und des Geistes

1. HALTUNG: VARIANTE TADASANA

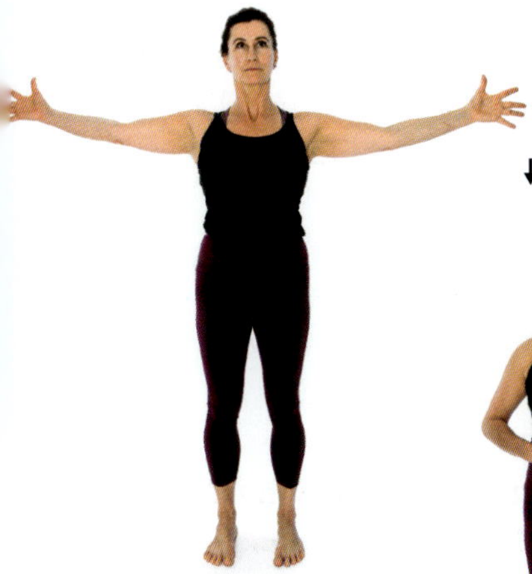

↑ Einatmen

↓ Ausatmen

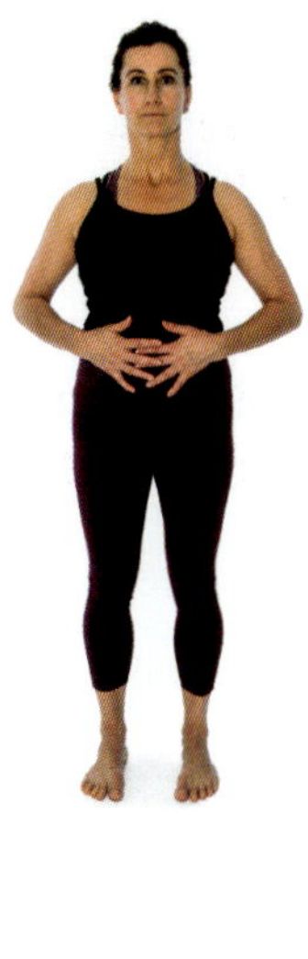

Wirkung:
Dehnung der Brustmuskulatur, Kräftigung der rückseitigen Schultermuskulatur und Verlängerung der Ausatmung

Ausführung:
Komme in den aufrechten Stand und stelle die Füße hüftbreit und parallel.

Beim Einatmen:
Führe deine Arme seitlich auf Schulterhöhe und spreize die Finger.

Beim Ausatmen:
Töne aus dem Bauch einen tiefen O-Ton und verlängere damit die Ausatmung. Lege die Hände dabei auf den Bauch.

Wiederholung: 8-10x

2. HALTUNG: ARDHA UTKATASANA

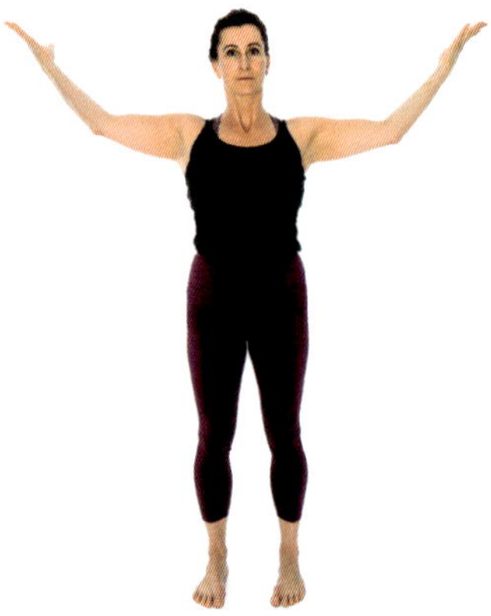

↑ Einatmen

↓ Ausatmen

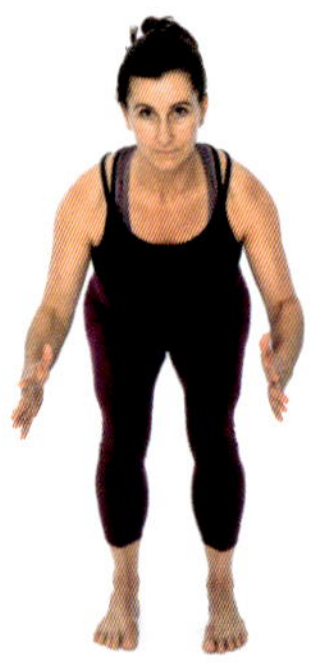

Wirkung:
Dehnung der Brustmuskulatur und Kräftigung des unteren Rückens, Fokus auf der Ausatmung

Ausführung:
Bleibe im aufrechten, hüftbreiten Stand.

Beim Einatmen:
Führe die leicht gebeugten Arme seitlich auf Schulterhöhe. Die Handflächen zeigen zur Decke. Spreize die Finger. Atme dich in die Weite der Schlüsselbeine und der Schulterblätter.

Beim Ausatmen:
Beuge deine Knie und schiebe dein Gesäß weit nach hinten und unten in eine halbe Hocke. Strecke die Arme horizontal nach vorne. Halte dabei deine Beinachsen gut ausgerichtet.

Wiederholung: 8-10x
Bleibe 4 Atemzüge in der zweiten Haltung.

3. HALTUNG: VINYASA VIRABHADRASANA / PARSHVA ARDHA UTTANASANA

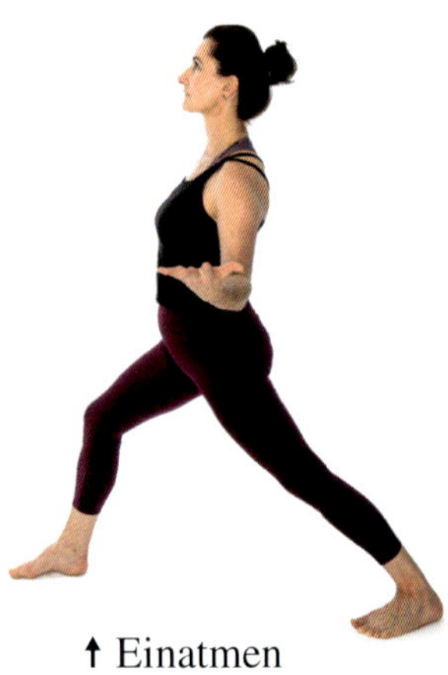

↑ Einatmen

↓ Ausatmen

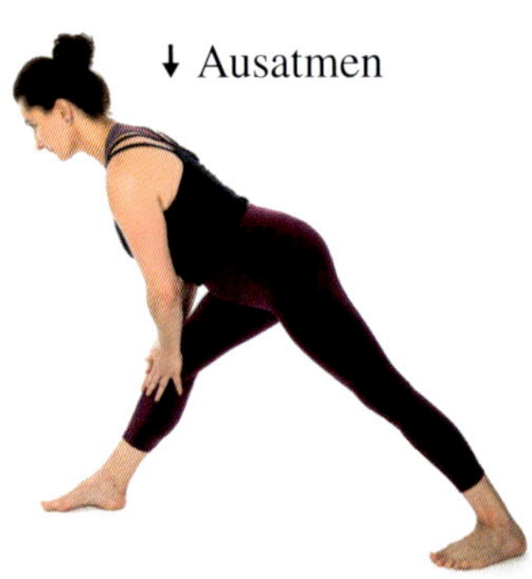

Wirkung:
Dehnung der Brust- und Hüftbeugermuskulatur, Kräftigung der Rückenstrecker, Vertiefung der Ausatmung

Ausführung:
Begib dich in die erste Heldenhaltung. Das linke Bein macht den Ausfallschritt nach hinten. Das rechte Bein ist eingebeugt. Das Knie steht senkrecht über dem Fußgelenk. Erde deine Füße. Die hintere Fersenaußenkante fließt in den Boden. Die Arme sind leicht eingebeugt und die Handflächen weisen zur Decke.

Beim Einatmen:
Hebe die eingebeugten Arme seitlich an, weite den Brustkorb, die Schlüsselbeine und die Schulterblätter.

Beim Ausatmen:
Beuge den Rumpf mit langer Wirbelsäule leicht nach vorne. Strecke die Wirbelsäule und das rechte Bein kraftvoll. Lege die Hände auf das rechte Schienbein.

Wiederholung: 8-10x pro Seite
Bleibe 6 Atemzüge in der zweiten Haltung.

4. HALTUNG: PARSHVA KONASANA

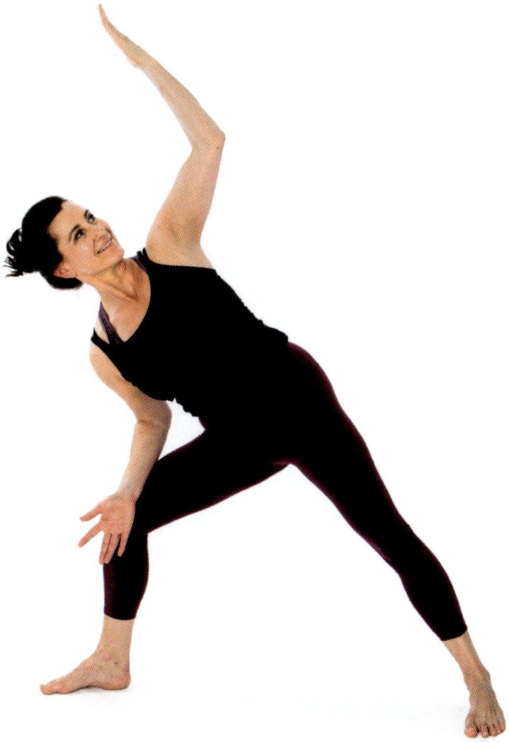

↑ Ausatmen

Wirkung:
Dehnung der Flanken und Mobilisation der Brustwirbelsäule und der Rippen

Ausführung:
Begib dich in die erste Heldenhaltung. Das linke Bein macht den Ausfallschritt nach hinten. Das rechte Bein ist eingebeugt. Das Knie steht senkrecht über dem Fußgelenk. Erde deine Füße. Die hintere Fersenaußenkante fließt in den Boden. Die Hände liegen auf dem rechten Knie.

Beim Ausatmen:
Beuge den Rumpf mit langer Wirbelsäule leicht zur rechten Seite. Drehe dabei die oberen Rippen auf. Das Becken bleibt stabil und die Mitte aktiv. Der linke Arm strebt zum Himmel. Die Schulter zieht nicht zum Ohr! Der rechte Unterarm gibt mit dem Handrücken einen sanften Gegendruck auf die vordere Knieinnenseite.

Beim Einatmen:
Drehe den Oberkörper wieder in die Ausgangsposition und verlängere die Brustwirbelsäule. Die Hände liegen wieder auf dem rechten Knie.

Wiederholung: 8x pro Seite
Bleibe 4 Atemzüge in der ersten Haltung.

↓ Einatmen

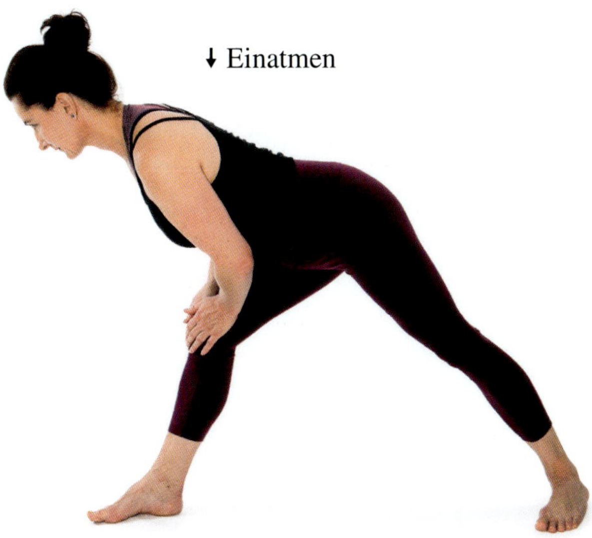

5. HALTUNG: VARIANTE PRASARITA PADOTTANASANA

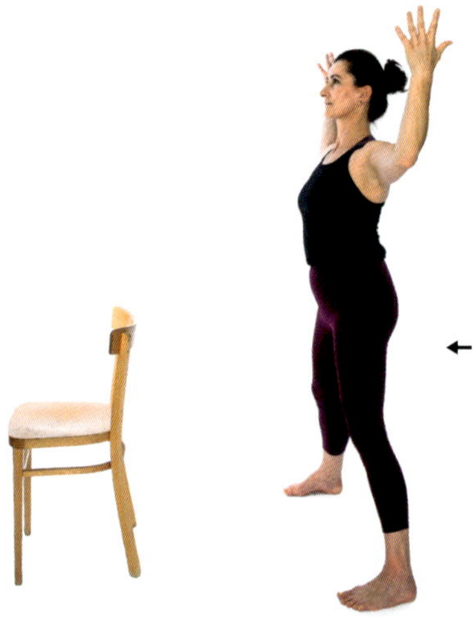

← Einatmen

↓ Ausatmen

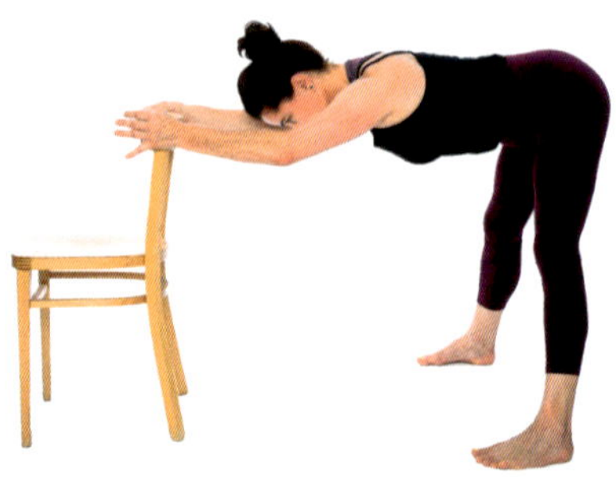

Wirkung:
Dehnung und Kräftigung der Rückenstrecker, Verfeinerung und Verlängerung der Ausatmung durch die Lippenbremse

Ausführung:
Platziere einen Stuhl vor dir und stelle die Füße in einer Seitgrätsche ungefähr eine Beinlänge auseinander.

Beim Einatmen:
Führe die leicht gebeugten Arme seitlich in eine V-Haltung mit weiten Schultern.

Beim Ausatmen:
Beuge dich aus dem Hüftgelenk in eine halbe Vorbeuge. Lege die Hände schulterbreit auf die Stuhllehne. Die Wirbelsäule ist lang. Atme durch den leicht geöffneten Mund sanft mit der Lippenbremse aus. Stelle dir vor, dass du durch einen Strohhalm ausatmest.

Wiederholung: 8-10x
Dann bleibe 6 Atemzüge in der zweiten Haltung und atme mit der Lippenbremse bewusst langsam aus.

6. HALTUNG: VAJRASANA

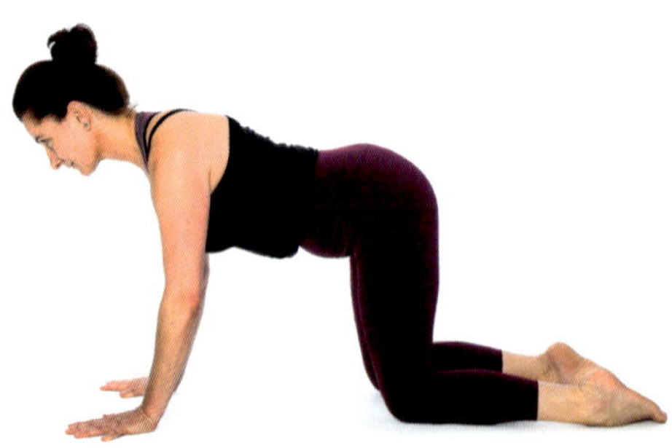

↑ Einatmen

↓ Ausatmen

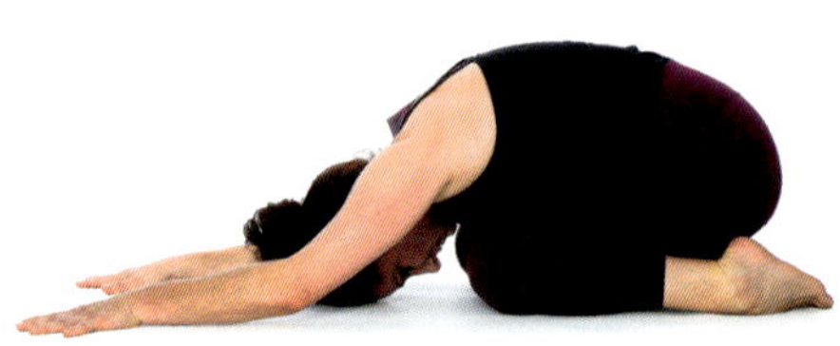

Wirkung:
Dehnung des unteren Rückens und Verlängerung der Ausatmung

Ausführung:
Komme in die Vierfüßlerhaltung.

Beim Einatmen:
Weite den Brustkorb und atme in den Bauchbereich.

Beim Ausatmen:
Töne einen U-Ton tief aus dem Bauch, während du das Gesäß zu den Fersen schiebst.

Wiederholung: 8-10x
Bleibe 6 Atemzüge in der zweiten Haltung.

7. HALTUNG: VAJRASANA

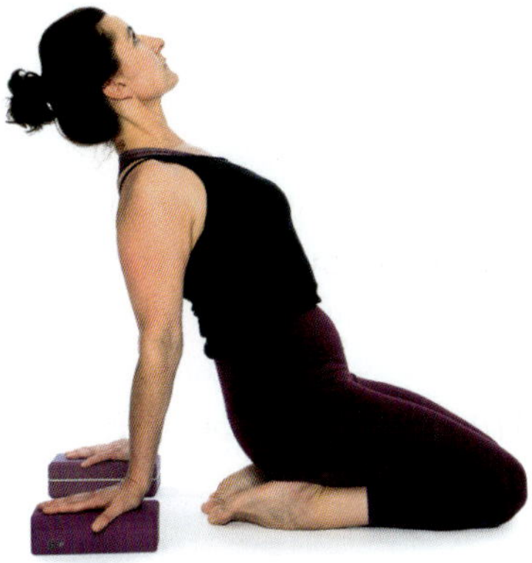

↑ Einatmen

↓ Ausatmen

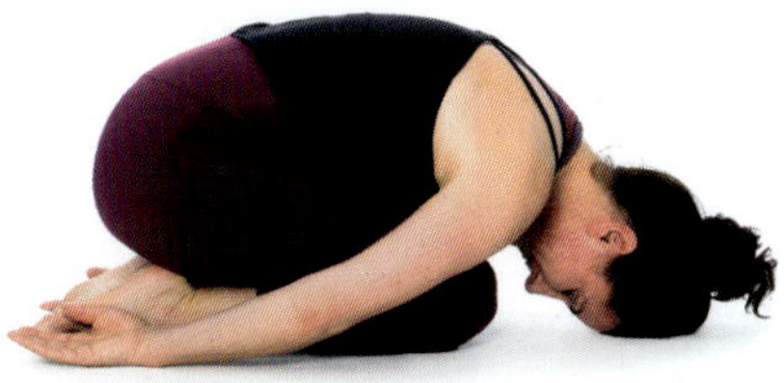

Wirkung:
Verlängerung der Ausatmung und Beruhigung des Geistes

Ausführung:
Komme in den Fersensitz und lege zwei Yogablöcke gut schulterbreit hinter das Gesäß.

Beim Einatmen:
Stütze dich mit den Händen auf die Yogablöcke, die Finger zeigen nach hinten. Richte dein Becken gut auf, deine Mitte ist sehr aktiv, die Bauchdecke fließt nach innen. Schiebe dich jetzt durch die Wirbelsäule in den Scheitel, während du den Schultergürtel und den Brustkorb in einer sanften Rückbeuge weitest.

Beim Ausatmen:
Beuge dich aus der Hüfte vor und entspanne bewusst Rücken, Schultergürtel, Arme und Nacken. Verlängere mit der Kehlatmung die Ausatmung.

Wiederholung: 8-10x
Bleibe dann 6 Atemzüge in der zweiten Haltung.

8. HALTUNG: SITZHALTUNG AUF DEM STUHL

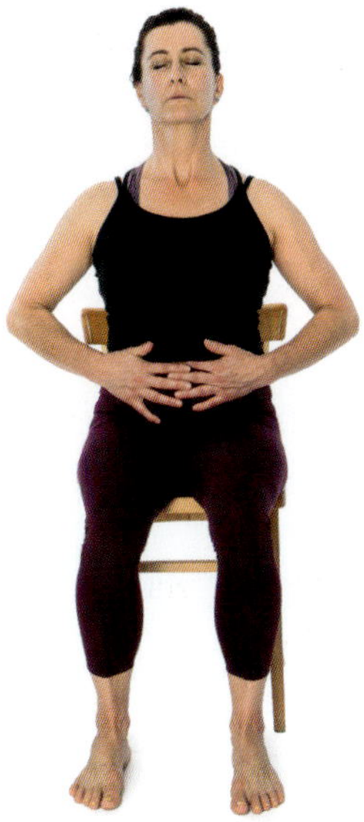

Wirkung:
Streckung der ganzen Wirbelsäule, Mobilisierung der Brustwirbelsäule, Verlängerung der Ausatmung und Lösung von Blockaden im Zwerchfell und Kieferbereich

Ausführung:
Setze dich auf einen Stuhl und lege beide Hände auf den Bauch. Bleibe dabei weit im Schultergürtel.

Beim Einatmen:
Atme sanft in den Bauchbereich und weite den Bauchraum.

Beim Ausatmen:
Töne einen sanften M-Ton und verlängere damit die Ausatmung. Entspanne dabei Kiefer-, Hals- und Zwerchfellmuskulatur.

Wiederholung: 2-3 Minuten

9. HALTUNG: SITZHALTUNG AUF DEM STUHL

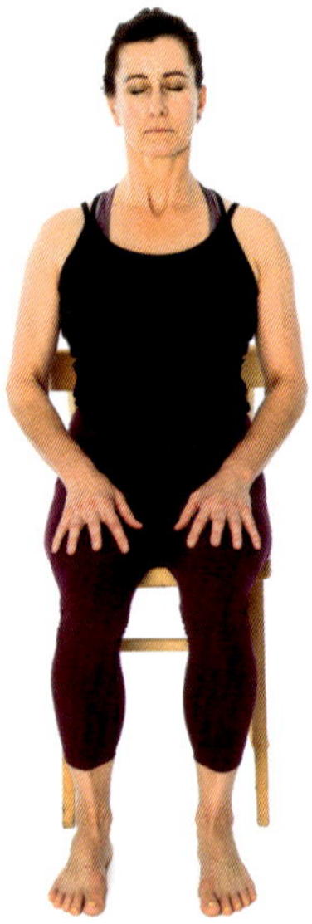

Wirkung:
Beruhigung des Geistes und Entspannung im ganzen Körper

Ausführung:
Bleibe auf dem Stuhl sitzen und lege die Hände auf die Oberschenkel. Schließe deine Augen. Nimm jetzt bewusst die Atmung wahr, mit Fokus auf den Bauchbereich. Beobachte, wie der Atem ein- und ausströmt, und spüre die Wirkung auf Körper und Geist.

Wiederholung: 3-5 Minuten

Hinweis:
Bei Asthma empfehle ich zusätzlich die Ethno Health-Kräuterrezepturen *Lungenkraft* und *Astragalus 10.*

Ayurveda-Empfehlungen bei Asthma

Asthma bedeutet, dass die Atmung behindert und die Anzahl der Atemzüge erhöht ist und dass bei der Atmung rasselnde, pfeifende Geräusche entstehen. Eine Verengung der Bronchialgefäße tritt auf, die sich manchmal entzünden und Sekret absondern. Kann der Schleim nicht abgehustet werden, ziehen sich die Bronchien zusammen, was von Atemnot bis zur Erstickung führen kann.

Ayurveda erklärt Asthma bronchiale mit einer Kapha-Störung. Das Kapha-Dosha ist aus dem Gleichgewicht geraten, sodass der Körper begonnen hat, zu viel Schleim zu bilden, der oft in den Bronchien hängen bleibt. Daher will die ayurvedische Medizin die Schleimbildung unterbinden und den Körper von überflüssigem Schleim befreien.

Ayurveda führt Störungen der Atemwege auf folgende Ursachen zurück: unregelmäßige Ernährung, unverdaute Nahrung, trockene Nahrungsmittel, kaltes Wasser, Staub, Rauch, übermäßiges Reisen, Aufenthalt in extrem kalten Ländern. Durch den Wechsel der Jahreszeiten und des Wetters verschlimmert sich Asthma. Asthmaanfälle treten in der Regel nachts auf. Patienten fühlen sich unwohl, leiden unter Atemnot im Liegen, die sich sitzend verbessert.

Bleibt Asthma unbehandelt, können neben den Schwierigkeiten beim Einatmen und beim Ausüben alltäglicher Tätigkeiten auch Komplikationen wie Heiserkeit, Husten, Herzasthma und Tuberkulose auftreten.

Innere Medizin und Rezeptvorschläge

Um die Ausscheidung über den Darm zu beleben, ist die Dreikräutermischung Triphala geeignet: einmal täglich 3 Teelöffel mit etwas Tee oder heißem Wasser einnehmen.

Für die langfristige Asthmaprävention eignet sich diese Rezeptur: täglich zweimal 1 Teelöffel Zimt und 1/4 Teelöffel Trikatu (schwarzer Pfeffer, langer Pfeffer, Ingwer zu gleichen Teilen) in eine Tasse mit kochendem Wasser geben und 10 Minuten ziehen lassen. Vor dem Trinken 1 Teelöffel Honig zufügen.

Für die Entschlackung empfiehlt sich, 4 Kapseln Guggulu (indisches Baumharz) dreimal täglich mit etwas Vata-Tee einzunehmen oder frische Brennnessel gemischt mit Beeren, Wasser, Ingwer und Zimt auf bis zu 1 Liter täglich löffelweise zu zerkauen.

Gegen Bronchialerkrankungen kann in gleicher Weise frischer Spitzwegerich eingenommen werden (gemischt mit Beeren, Wasser, Ingwer und Zimt auf bis zu 1 Liter täglich löffelweise zerkauen).

Ernährungs- und Lebensweise

Asthmatiker sollten folgende Dinge meiden:

- nächtliche Mahlzeiten
- alle Milchprodukte außer Butter und Ghee
- Nahrungsmittel mit saurem Geschmack
- Nahrungsmittel aus glutenhaltigen Kohlenhydraten (Weizen, Roggen, Dinkel, Gerste und Hafer)
- trockene Nahrungsmittel und Backwaren
- Bananen und Guaven
- zuckerhaltige Süßigkeiten
- kaltes Essen und kalte Getränke
- kaltes Wetter und Reisen im Allgemeinen

Scharfe, bittere Geschmacksrichtungen werden bevorzugt, z. B. Ingwertee, Miso-Suppe, Chilibohnen-Gerichte.

Während der Asthmaanfälle sollte Nahrung in kleiner Menge, heiß, leicht und flüssig genossen werden. Die Nahrung sollte appetit- und verdauungsfördernd sein. Dieser Effekt wird durch Ingwer unterstützt. Mahlzeiten werden bevorzugt am frühen Abend eingenommen. Warmes Wasser sollte getrunken und auch für Dusche und Bad gewählt werden.

Yoga

Die Yogaübungen sollen Ruhe vermitteln und deshalb regelmäßig praktiziert werden. Sie sollen Zwerchfell und Atemhilfsmuskeln entspannen und so ausgeführt werden, dass sie keine Beschwerden auslösen. Intensive Atemübungen können die Gesundheit von Asthmatikern gefährden.

Yogaprogramm bei hohem Blutdruck

Wirkungen:

- Lösen von Nackenverspannungen
- Dehnung der Schultermuskeln
- Mobilisierung und Streckung der Brustwirbelsäule
- Verlängerung der Ausatmung und Beruhigung des Nervensystems
- Entspannung der Muskulatur im ganzen Körper
- Raum für Atemachtsamkeit
- Entspannung und Klarheit im Geist

1. HALTUNG: SIDDHASANA

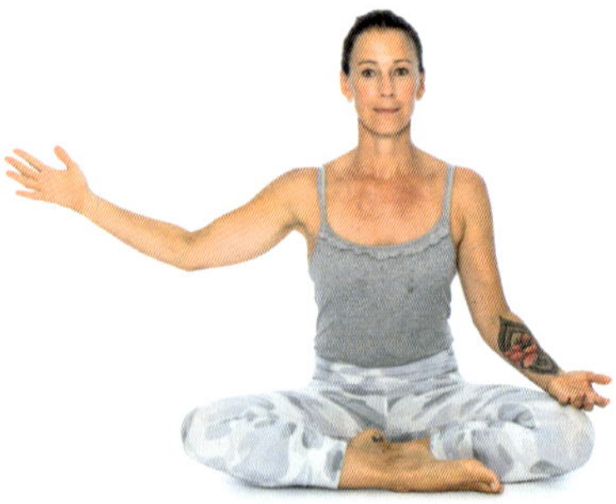

↑ Einatmen

↓ Ausatmen

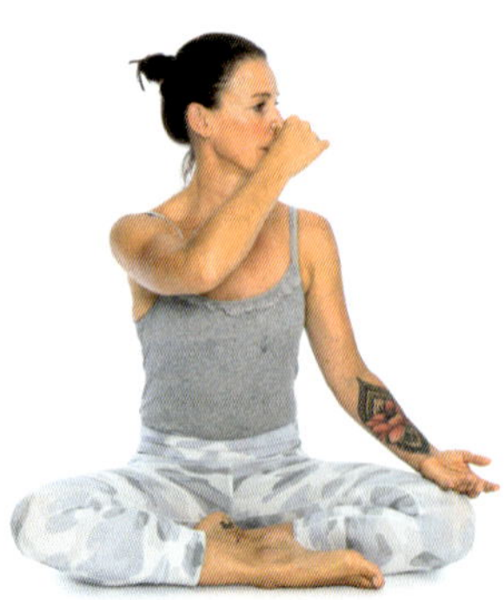

Wirkung:
Ausgleichende Wirkung auf Körper und Geist, Lösen von Nackenverspannungen, Aktivierung der Energiebahnen Ida und Pingala (Nadis)

Ausführung:
Setze dich in einen angenehmen Meditationssitz mit oder ohne Sitzkissen.

Beim Einatmen:
Führe den leicht gebeugten rechten Arm zur Seite. Drehe den rechten Oberarm im Schultergelenk in eine Außenrotation, die Handfläche zeigt zur Decke.

Beim Ausatmen:
Drehe den Kopf nach links, während du mit dem rechten Daumen das rechte Nasenloch schließt und gleichzeitig durch das linke Nasenloch ausatmest.

Wiederholung: 8-10x pro Seite

2. HALTUNG: SIDDHASANA

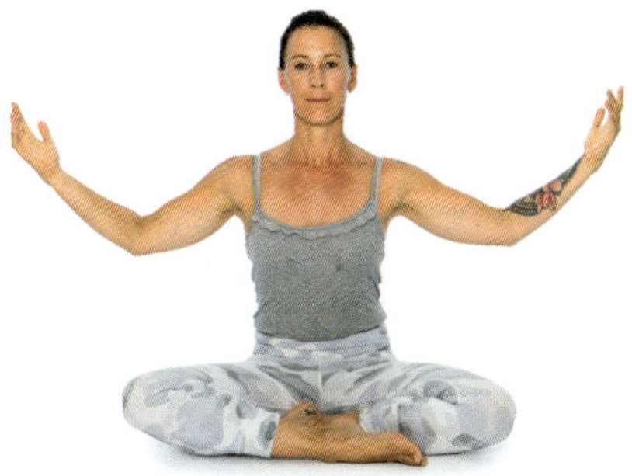

↑ Einatmen

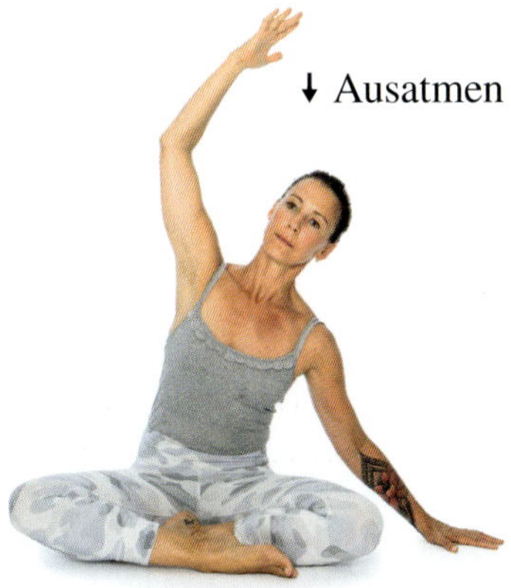

↓ Ausatmen

Wirkung:
Dehnung der Brust- und seitlichen Rippenmuskulatur, Verlängerung der Ausatmung durch die Lippenbremse

Ausführung:
Bleibe in einer angenehmen Sitzhaltung.

Beim Einatmen:
Hebe die leicht gebeugten Arme seitlich, atme in die oberen Flanken und weite den Brustkorb.

Beim Ausatmen:
Schiebe den rechten Sitzbeinhöcker in die Matte und lasse gleichzeitig den Scheitel in den Himmel fließen. Stütze dich mit der linken Hand leicht auf den Boden und ziehe den rechten Arm seitlich über den Kopf in eine leichte Flankendehnung, ohne die Schulter zum Ohr zu ziehen. Um die Ausatmung zu verlängern, atme durch den leicht geöffneten Mund aus (Lippenbremse).

Wiederholung: 8x pro Seite
Bleibe dann 6 Atemzüge in der zweiten Haltung.

3. HALTUNG: VAJRASANA

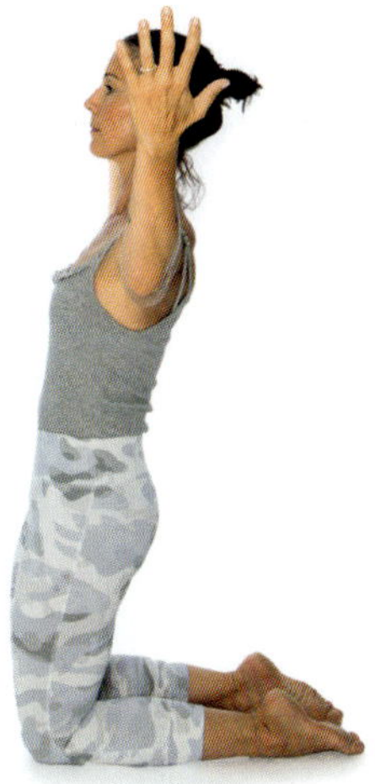

↑ Einatmen

↓ Ausatmen

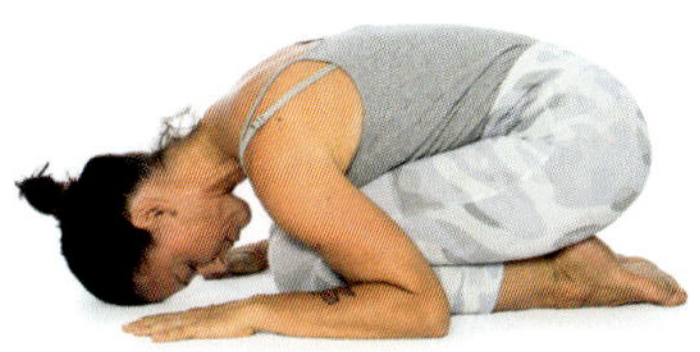

Wirkung:
Dehnung und Kräftigung der ganzen vorderen Muskelkette, Kräftigung der tiefen Rückenstrecker und Bauchmuskeln, Mobilisation der Brustwirbelsäule

Ausführung:
Komme in den Kniestand mit neutral aufgerichtetem Becken.

Beim Einatmen:
Presse deine Fußrücken und Schienbeine in die Matte. Spüre dabei die Kraft in deiner Mitte. Atme dich aus dem Beckenboden durch die Wirbelsäule in den Scheitel, während du das Becken leicht in Richtung Fersen führst. Hebe die leicht gebeugten Arme seitlich und drehe die Hände und Schultergelenke nach außen.

Beim Ausatmen:
Beuge dich vor, lege den Bauch in die Oberschenkel und lasse das Gesäß auf die Fersen sinken. Lege beide Unterarme und, wenn möglich, den Kopf auf den Boden.

Wiederholung: 8-10x
Bleibe dann 6 Atemzüge in der zweiten Haltung.

4. HALTUNG: VINYASA TADASANA / UTTANASANA

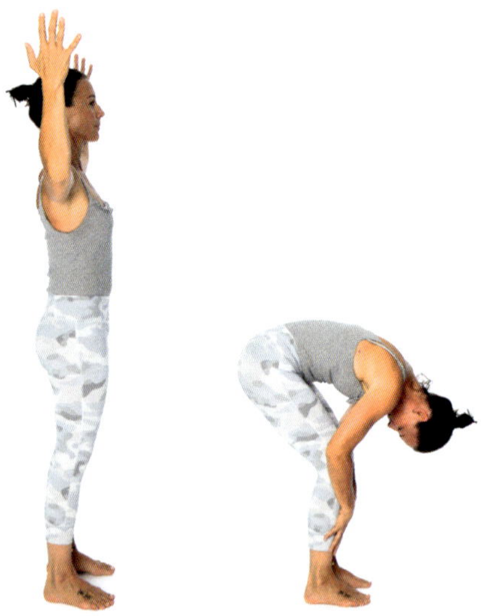

↑ Einatmen ↑ Ausatmen

Wirkung:
Dehnung der Brust- und Rückenmuskulatur, Verlängerung der Ausatmung

Ausführung:
Stelle im aufrechten Stand die Füße hüftbreit und parallel.

Beim Einatmen:
Erde dich über die Füße, aktiviere deine Mitte und führe die leicht gebeugten Arme mit weiten Schultern zur Seite. Die Handflächen zeigen zum Kopf.

Beim Ausatmen:
Beuge die Knie leicht ein und lasse den Bauch in deine Oberschenkel fließen. Lege die Hände auf die Schienbeine.

Wiederholung: 8-10x
Bleibe 6 Atemzüge in der zweiten Haltung.

5. HALTUNG: VARIANTE VINYASA VIRABHADRASANA / UTTHITA TRIKONASANA

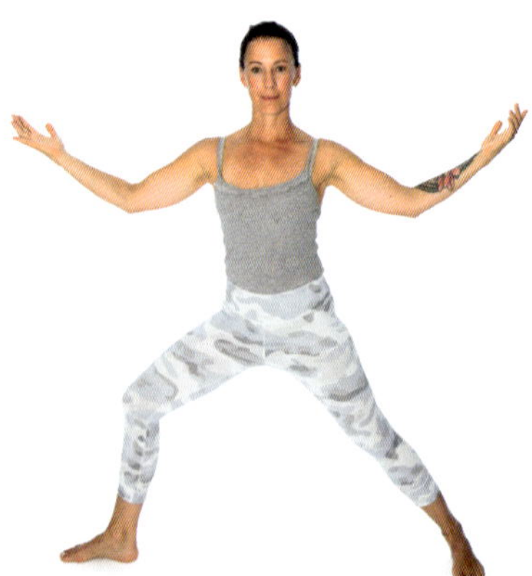

↑ Einatmen

↓ Ausatmen

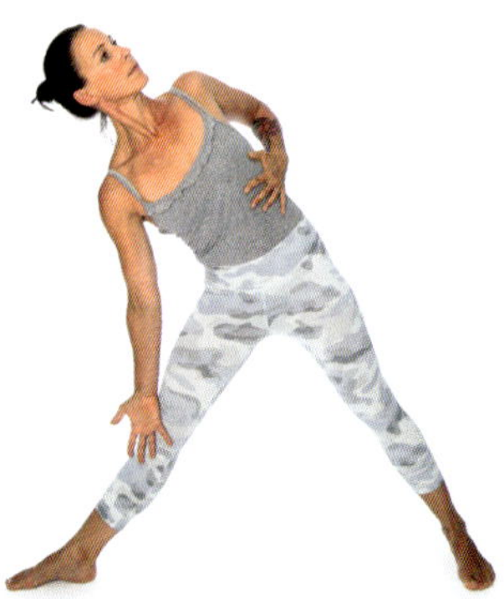

Wirkung:
Mobilisierung der Brustwirbelsäule, Dehnung der Nacken-, Flanken- und Rippenmuskulatur

Ausführung:
Begib dich in die erste Heldenhaltung. Das linke Bein macht einen Ausfallschritt nach hinten. Das rechte Bein ist eingebeugt. Das Knie steht senkrecht über dem Fußgelenk. Beide Füße sind gut geerdet. Die hintere Fersenaußenkante fließt in den Boden. Die Arme sind in einer leichten V-Haltung.

Beim Einatmen:
Führe die gebeugten Arme seitlich auf Schulterhöhe.

Beim Ausatmen:
Beuge den Rumpf mit langer Wirbelsäule leicht zur rechten Seite. Drehe dabei die oberen Rippen und die Schulter auf. Das Becken bleibt stabil und die Mitte aktiv. Der linke Arm liegt auf der Hüfte. Der rechte Arm gibt mit dem Handrücken einen sanften Gegendruck auf die vordere Knieinnenseite. Drehe den Kopf zur linken Seite. Achte darauf, das rechte Knie nicht zu überstrecken!

Wiederholung: 8x pro Seite
Bleibe 4 Atemzüge in der zweiten Haltung.

6. HALTUNG: VARIANTE VAJRASANA

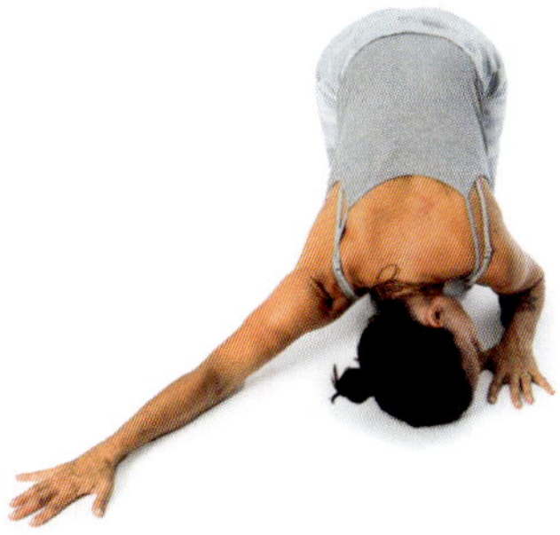

Wirkung:
Dehnung der Brust-, Schulter- und Rückenmuskulatur

Ausführung:
Komme in den Kniestand.

Beim Ausatmen:
Führe den Rumpf in eine Vorbeuge. Dein Kopf berührt den Boden und dreht zur linken Seite. Strecke den rechten Arm nach rechts außen, bis du eine Dehnung in den Brustmuskeln verspürst. Beuge den linken Arm ein. Das Gesäß bleibt in der Luft.

Wiederholung: Bleibe auf jeder Seite 8 Atemzüge in der Haltung.

7. HALTUNG: JATHARA PARIVRITTI

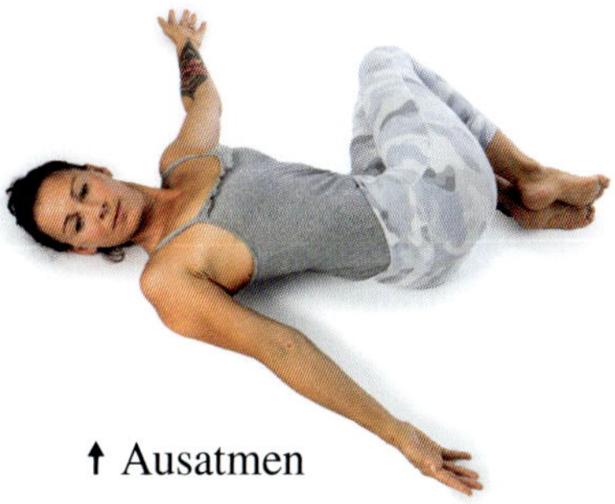

↑ Ausatmen

↓ Einatmen

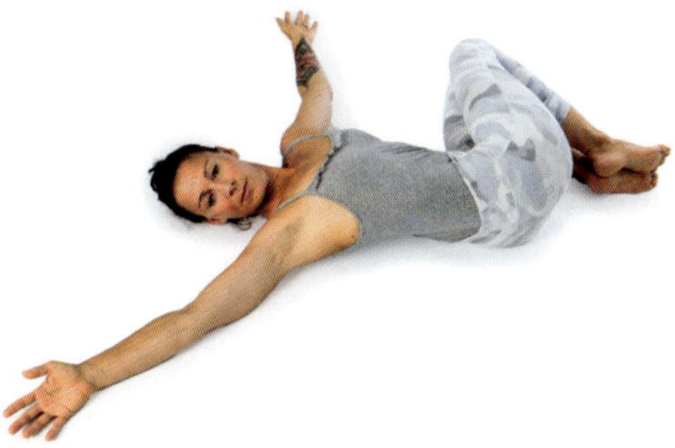

Wirkung:
Dehnung der Brust-, Zwischenrippen- und Flankenmuskulatur, Mobilisation der Brustwirbelsäule und der Schultergelenke

Ausführung:
Stelle in der Rückenlage die Füße in einem angenehmen Abstand zum Gesäß auf.

Beim Ausatmen:
Deine Mitte ist aktiv. Führe die Knie kontrolliert zur linken Seite und drehe den Oberkörper und den Kopf nach rechts. Strecke den linken Arm leicht über Schulterhöhe zur linken Seite. Der rechte Arm liegt seitlich am Rumpf.

Beim Einatmen:
Führe den rechten Arm mit dem Handrücken am Boden seitlich nach außen und oben, bis du eine angenehme Dehnung im Brustmuskel verspürst.

Wiederholung: 8-10x pro Seite
Bleibe 6 Atemzüge in der zweiten Haltung.

8. HALTUNG: APANASANA

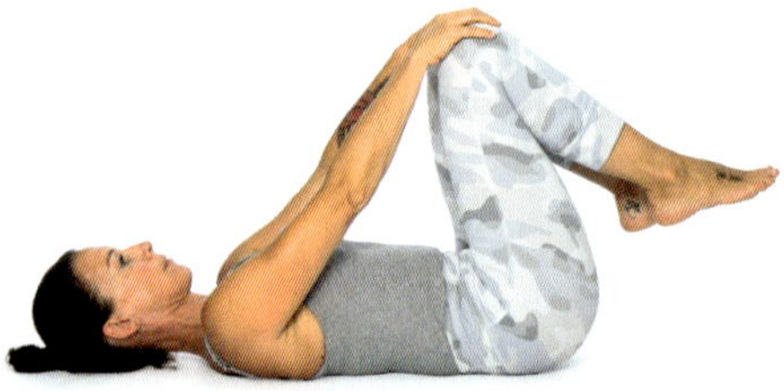

↑ Einatmen

↓ Ausatmen

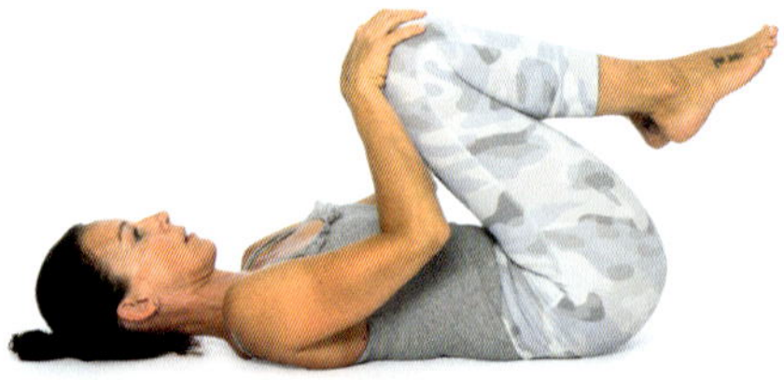

Wirkung:
Dehnung des unteren Rückens und Lösen von innerem Druck durch langsame Ausatmung

Ausführung:
Bleibe in der Rückenlage und stelle die Füße nahe beim Gesäß auf.

Beim Einatmen:
Hebe die Füße vom Boden und fasse mit beiden Händen die Knie.

Beim Ausatmen:
Atme langsam durch den geöffneten Mund aus und ziehe dabei die Knie in Richtung Brustkorb.

Wiederholung: 8-10x
Bleibe 6 Atemzüge in der zweiten Haltung.

9. HALTUNG: SHAVASANA MIT PRANAYAMA

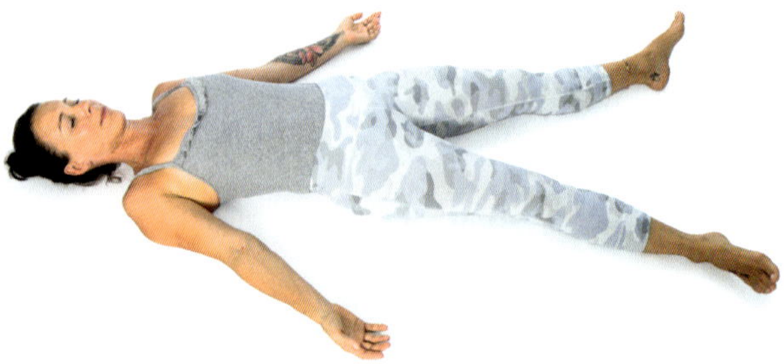

Wirkung:
Lösen von Verspannungen im Kopf-, Schulter- und Nackenbereich, Entspannung und längere Ausatmung

Ausführung:
Strecke in der Rückenlage beide Beine aus. Die Füße liegen mattenbreit, die Arme liegen seitlich neben dem Körper. Die Handflächen zeigen, wenn möglich, zur Decke.

Beim Einatmen:
Atme sanft in den Bauchraum.

Beim Ausatmen:
Verlängere bewusst die Ausatmung und löse gleichzeitig Spannungen im Nacken- und Schulterbereich.

Wiederholung: 2-3 Minuten

10. HALTUNG: SHAVASANA / GEISTIGE AUSRICHTUNG

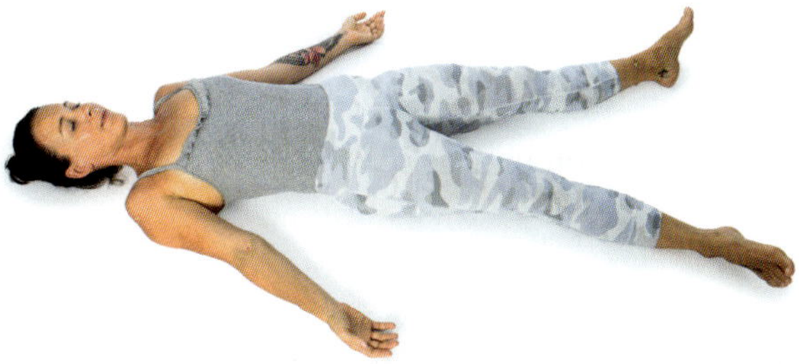

Wirkung:
Inneren Druck bewusst loslassen und Raum schaffen für tiefe Bedürfnisse

Ausführung:
Bleibe in der Rückenlage und strecke beide Beine aus.

Beim Ausatmen:
Löse dich von innerem Druck, indem du mental „Druck loslassen“ wiederholst.

Beim Einatmen:
Wiederhole mental „Raum“.

Wiederholung: Wiederhole diese zwei Bhavanas 3 Minuten lang und spüre anschließend noch 2-3 Minuten nach, wie du dich körperlich und mental fühlst.

Hinweis:
Falls sich der untere Rücken im Liegen unangenehm anfühlt, beuge die Beine leicht ein oder lege eine Rolle unter die Knie.

Hinweis:
Bei hohem Blutdruck empfehle ich zusätzlich die Ethno Health-Produkte *Blutdruck-Komplex* und *Uncaria 11.*

Ayurveda-Empfehlungen bei Bluthochdruck (Hypertonie)

Blut fließt idealerweise mit einem Druck von circa 120/80 mmHg durch Venen und Arterien. Liegt der Blutdruck über 140/90 mmHg, sollte ein Arzt konsultiert und Medizin genommen werden, um den Blutdruck zu kontrollieren. Denn Hypertonie, die über längere Zeit andauert, wirkt sich negativ auf Nieren, Gehirn, Herz, Augen und Nervensystem aus und verursacht Herzkrankheiten.

Ayurveda betrachtet hohen Blutdruck in den meisten Fällen als Ergebnis eines übersäuerten Körpers, eines verschlackten Darmtrakts, verklebter Gefäße und einer Überproduktion von Stresshormonen. Hypertonie kann jeden Konstitutionstyp betreffen. Sie äußert sich jedoch unterschiedlich, nämlich beim Vata-Dosha plötzlich steigend und fallend, beim Pitta-Dosha als Komplikation einer Leberstörung und beim Kapha-Dosha konstant und in Verbindung mit Fettleibigkeit und Müdigkeit.

Innere Medizin und Rezeptvorschläge

Als Alternative zu blutdrucksenkenden Mitteln eignet sich Rauwolfia serpentina. Davon wird zweimal täglich 1 Kapsel eingenommen.

Um hohen Blutdruck zu regulieren, kannst du ein Stück Wassermelone mit 1 Prise Kardamom und 1 Prise Koriander essen. Dies wirkt leicht harntreibend. Alternativ mische 1 Teelöffel Koriander und 1 Prise Kardamom mit 1 Tasse frisch (!) gepresstem Pfirsichsaft. Trinke diese Mischung zwei- bis dreimal täglich.

Zur Verbesserung der Mikrozirkulation und um Verklumpungen von Blutzellen aufzulösen, mische und püriere frische Brennnessel mit Früchten und verzehre sie gründlich zerkaut.

Ernährungs- und Lebensweise

Wichtig ist, das Gewicht zu reduzieren und den Darmtrakt zu sanieren. Um die Gelüste nach Kohlenhydraten und Süßigkeiten zu mindern, eignet sich eine auf Vitalkost aufgebaute Diät, die den Körper mit ausreichend Nährstoffen, organischen Mineralien, Enzymen und Biophotonen versorgt und daher aus hochwertigen, biologisch angebauten Nahrungsmitteln gewonnen werden muss.

Die Darmgefäße werden entlastet, indem glutenhaltige Kohlenhydrate und tierische Eiweiße, die Säure bilden, konsequent gemieden werden.

Menschen mit Bluthochdruck sollten also auf folgende Nahrungsmittel verzichten: Weizen, Roggen, Dinkel, Hafer, Kartoffeln, Süßkartoffeln, Erdnüsse, Sagokörner, alle gebratenen Speisen, Fleisch, Eier, Käse, Butter, Bananen, Feigen, Mangos, Jackfrüchte und Zimtäpfel.

Menschen mit Bluthochdruck sollten diese Nahrungsmittel bevorzugt konsumieren: Limonen, Orangen, Wassermelonen, Granatäpfel, Äpfel, Jambolanapflaumen, Amaranth, Spinat, Kohl, Gurken, Mohrrüben, Rote Bete, Radieschen, Stachelbeeren, Mais, Kichererbsen, Kardamom, Ingwer, schwarzen Pfeffer, schwarze Senfsamen, Gelbwurz, Kreuzkümmel.

Vitalkost sollte nicht erhitzt werden, damit ihre wertvollen Inhaltsstoffe erhalten bleiben. Die Zugabe von Wildkräutern erhöht die Dichte dieser Vitalstoffe.

Yoga, Meditation und Bewegung

Yoga und Meditation sollten beruhigend und entspannend ausgerichtet sein und täglich geübt werden. Eine starke Yogapraxis und gewisse Yogahaltungen können die Beschwerden verschlimmern. Außerdem ist es notwendig, sich täglich 30 bis 60 Minuten zu bewegen, um das Körpergewicht zu reduzieren und den Bluthochdruck zu kontrollieren.

Yogaprogramm zur Anregung der Verdauung und emotionalen Stabilität

Wirkungen:

- Entspannung der Bauchmuskulatur
- Kräftigung der schrägen, geraden und tiefliegenden Bauchmuskulatur
- Kräftigung der Gesäß- und Rückenstreckermuskulatur
- Kräftigung der vorderen, hinteren und seitlichen Oberschenkelmuskulatur
- Aufrichtung der Wirbelsäule
- Anregung von unterdrückten Gefühlen
- Stärkung des Verdauungsfeuers (Agni) durch RA-Tönen und Atemtechniken
- emotionale Stabilität und innere Kraft

1. HALTUNG: VINYASA URDHVA PRASARITA PADASANA / APANASANA

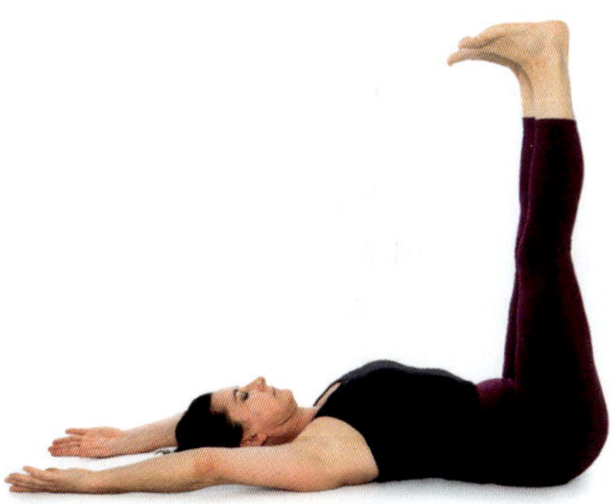

↑ Einatmen

↓ Ausatmen

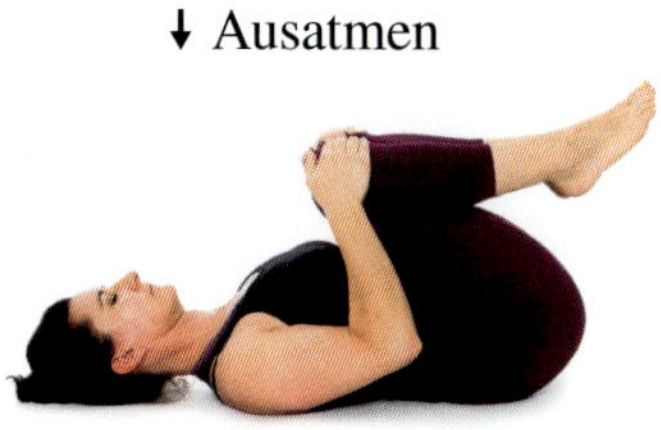

Wirkung:
Streckung der Wirbelsäule, Dehnung des unteren Rückens und der Beinrückseiten, Kräftigung der Bauch- und Hüftbeugermuskulatur

Ausführung:
Komme in die Rückenlage. Die Beine sind gebeugt, die Füße stehen hüftbreit auf der Matte.

Beim Einatmen:
Atme tief in den Bauch. Führe die Arme mit weiten Schultern über den Kopf und strecke die Beine senkrecht mit gebeugten Füßen zur Decke. Die Fußsohlen und das Kreuzbein fließen voneinander.

Beim Ausatmen:
Ziehe deine Knie mit den Händen in Richtung Brustkorb und lasse den unteren Rücken in die Länge fließen.

Wiederholung: 10-12x

2. HALTUNG: VARIANTE URDHVA PRASARITA PADASANA

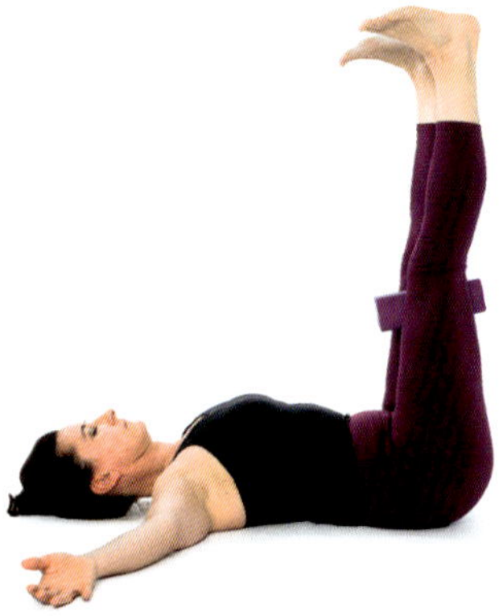

↑ Einatmen

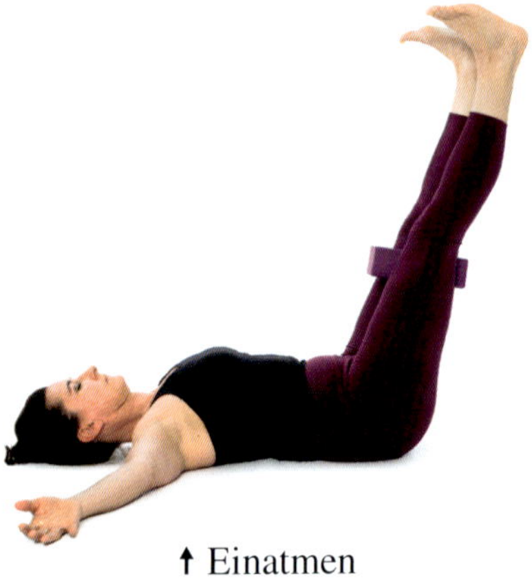

↑ Einatmen

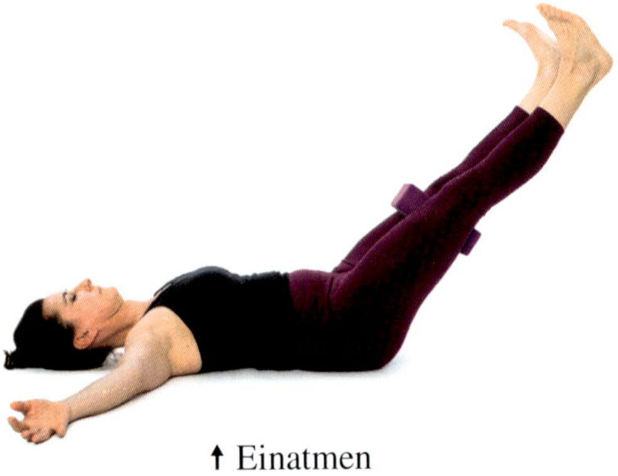

↑ Einatmen

Wirkung:
Kräftigung der Rückenstrecker-, Hüftbeuger-, schrägen und geraden Bauchmuskulatur sowie der Adduktoren und des Beckenbodens

Ausführung:
Bleibe in der Rückenlage und nimm einen Block zwischen die Oberschenkel.

Beim Einatmen:
Atme tief in den Bauch, halte eine Bauchpresse und strecke die Beine senkrecht nach oben. Presse dabei den Block und führe die Arme seitlich auf Schulterhöhe. Die Handflächen zeigen zur Decke. Bleibe 6 Atemzüge in dieser Haltung.

Beim Einatmen:
Halte über deine kraftvolle Mitte deinen unteren Rücken auf der Matte. Führe die gestreckten Beine kontrolliert ca. 30-40 cm nach vorne, während du den Block presst. Der untere Rücken bleibt satt am Boden! Bleibe 6 Atemzüge in dieser Haltung.

Beim Einatmen:
Führe die gestreckten Beine nochmals ca. 30 cm in Richtung Boden. Bleibe 6 Atemzüge in dieser Haltung.

Hinweis:
Führe den letzten Schritt der Übung nur dann aus, wenn du in deiner Mitte sehr kraftvoll und gut trainiert bist! Falls auch der erste Teil der Übung für deinen unteren Rücken zu herausfordernd ist, passe die Übung an, indem du die Beine entsprechend einbeugst und sie nicht weiter senkst.

3. HALTUNG: VARIANTE CHAKRAVAKASANA

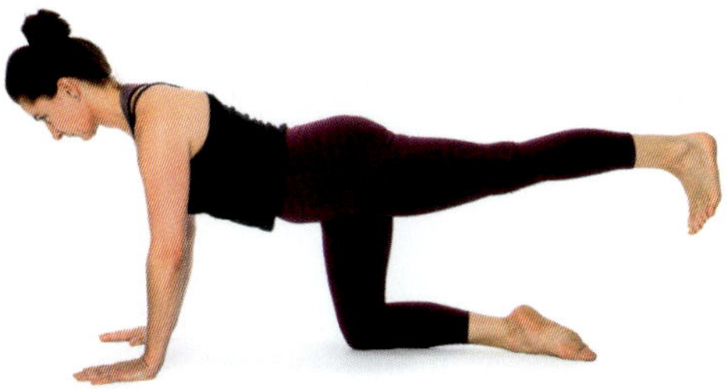

↑ Einatmen

↓ Ausatmen

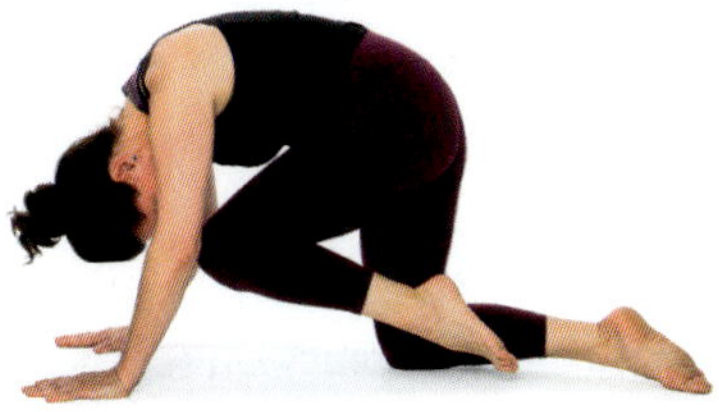

Wirkung:
Kräftigung der Schulter-, Rückenstrecker-, Gesäß-, Bauch- und Oberschenkelmuskulatur

Ausführung:
Komme in eine aktive, gut ausgerichtete Vierfüßlerhaltung.

Beim Einatmen:
Strecke das linke Bein kraftvoll, horizontal und mit der Ferse nach hinten aus.

Beim Ausatmen:
Ziehe dein linkes Knie und deine Stirn möglichst nahe zueinander und runde dabei den Rücken. Die Schultern bleiben weit und ziehen nicht zum Ohr!

Wiederholung: 8x pro Seite
Bleibe 4 Atemzüge in der zweiten Haltung.

4. HALTUNG: VARIANTE CHAKRAVAKASANA

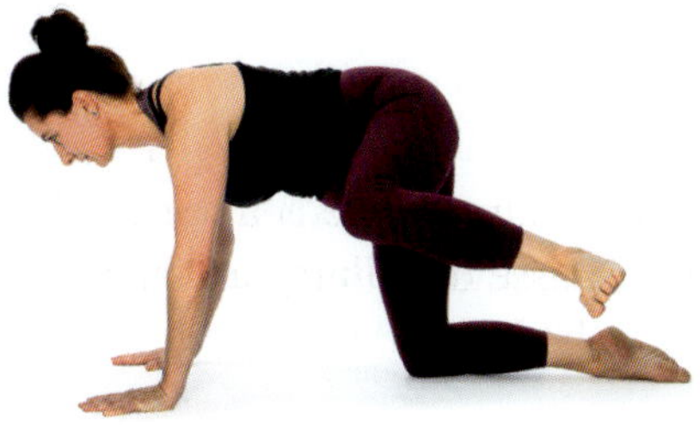

Wirkung:
Kräftigung der Abduktoren, der schrägen und tiefen Bauchmuskeln, der Schulter- und Lendenmuskulatur

Ausführung:
Bleibe in einer aktiven Vierfüßlerhaltung.

Beim Einatmen:
Aktiviere deine Mitte, bleibe weit und kraftvoll in deinen Schultern. Schiebe jetzt dein linkes Knie nach außen, während du es gleichzeitig anhebst. Ziehe die Ferse dabei jedoch nach unten in Richtung Matte in eine Hüftaußenrotation.

Beim Ausatmen:
Bleibe stabil in der Standbeinseite und im Schultergürtel und senke Bein und Knie, ohne dass du den Boden berührst.

Wiederholung: Hebe und senke Bein und Knie 8x, ohne den Boden zu berühren.

5. HALTUNG: VARIANTE ARDHA UTKATASANA

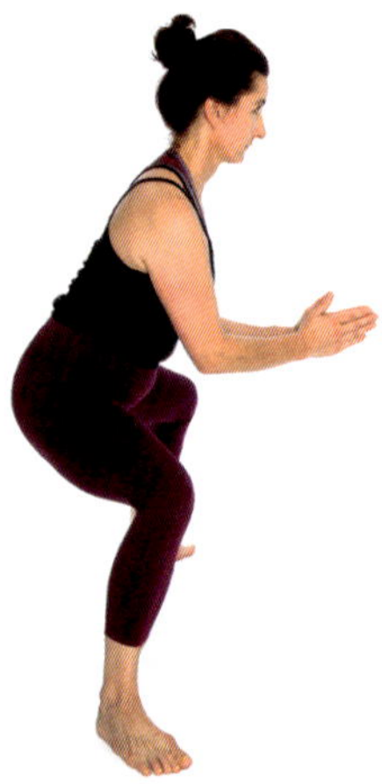

↑ Einatmen

↓ Ausatmen

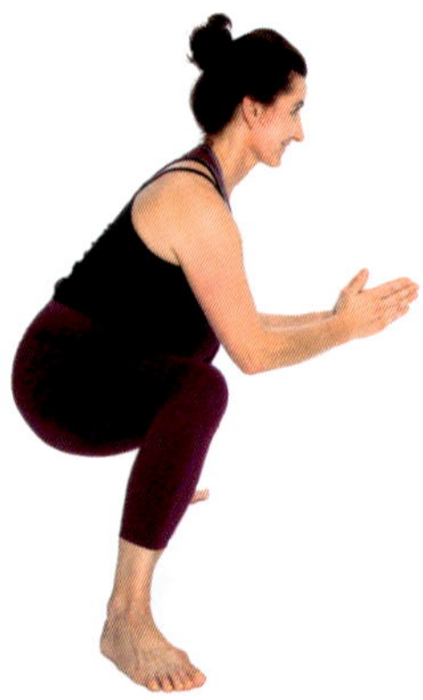

Wirkung:
Kräftigung der Oberschenkel-, Gesäß-, Beckenboden- und Rückenstreckermuskulatur, Anregung des Verdauungsfeuers (Agni)

Ausführung:
Stelle die Füße in eine Seitgrätsche, aber nur so weit auseinander, dass deine Knie in der halben Hocke senkrecht über dem Fußgelenk stehen können. Die Füße sind ca. 45 Grad nach außen gedreht. Lege die Handflächen aneinander.

Beim Einatmen:
Aktiviere deine Mitte und deinen Beckenboden. Strecke die Wirbelsäule und führe dein Gesäß in eine halbe Hocke. Gib dabei sanften Druck auf deine Handflächen.

Beim Ausatmen:
Drehe deine Oberschenkel nach außen. Schiebe dein Gesäß noch etwas weiter nach hinten und unten in eine tiefere Hocke.

Wiederholung: 10x
Bleibe dann 4 Atemzüge in der zweiten Haltung.

6. HALTUNG: PRASARITA PADOTTANASANA

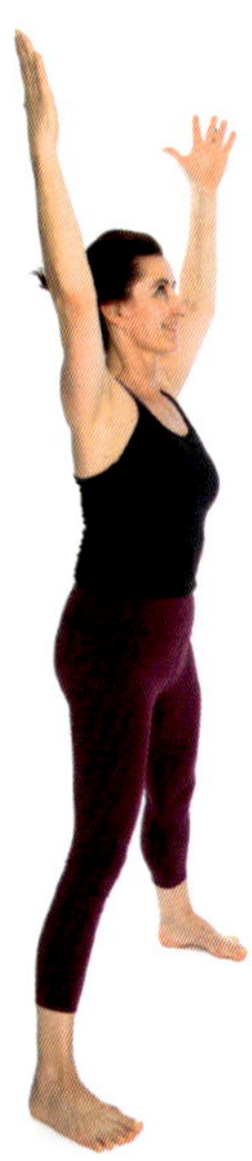

↑ Einatmen

↓ Ausatmen

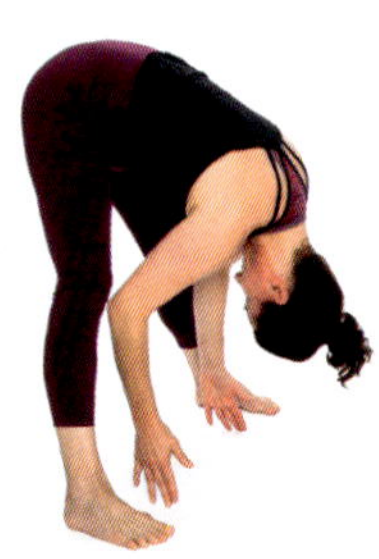

Wirkung:
Dehnung und Kräftigung des unteren Rückens und der Adduktoren, Vertiefung der Ausatmung und Anregung des Verdauungsfeuers (Agni)

Ausführung:
Stelle die Beine aus der Standhaltung in eine Seitgrätsche. Die Füße sind parallel nach vorne ausgerichtet. Das Becken ist neutral aufgerichtet und die Mitte ist aktiv.

Beim Einatmen:
Atme tief in deine aktive Mitte. Führe beide Arme mit weiten Schultern in eine V-Haltung über den Kopf.

Beim Ausatmen:
Beuge dich aus dem Hüftgelenk vor. Wenn nötig, beuge beide Knie etwas ein, damit deine Hände den Boden berühren. Töne dabei ein kräftiges HA.

Wiederholung: 12-14x dynamisch wiederholen

7. HALTUNG: VARIANTE TADASANA

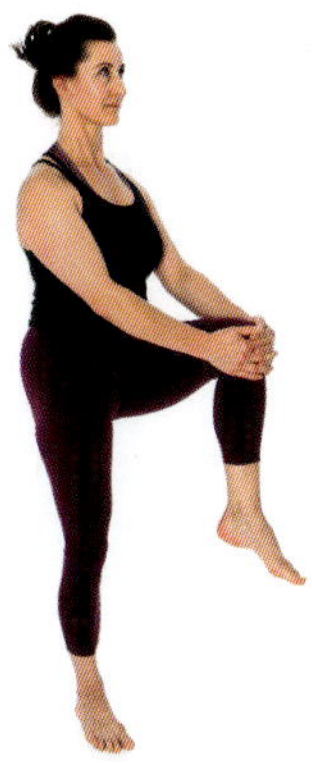

← Ausatmen

↓ Einatmen

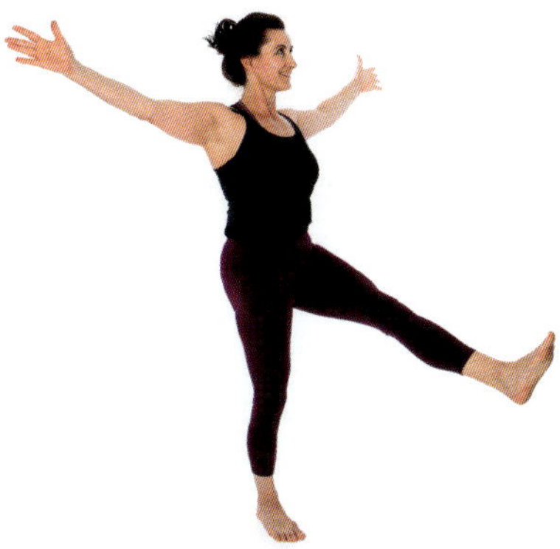

Wirkung:
Kräftigung der Fuß-, Oberschenkel-, Gesäß-, Hüft-, Hüftbeuger- und Bauchmuskulatur

Ausführung:
Komme in einen hüftbreiten Stand. Die Füße stehen parallel.

Beim Ausatmen:
Aktiviere deine ganze Standbeinseite vom Fuß bis in die Hüfte. Deine Mitte ist ebenfalls sehr aktiv. Ziehe jetzt über die Hüftbeuger und die Hände das gebeugte linke Knie nach oben.

Beim Einatmen:
Bleibe aktiv in Standbein, Hüfte und Mitte! Führe beide Arme seitlich auf Schulterhöhe und strecke das linke Bein möglichst waagerecht nach vorne aus. Der Rumpf bleibt dabei stabil und aufrecht und weicht nicht nach hinten aus.

Wiederholung: 8-10x pro Seite
Bleibe 4 Atemzüge in der zweiten Haltung.

8. HALTUNG: VARIANTE NAVASANA

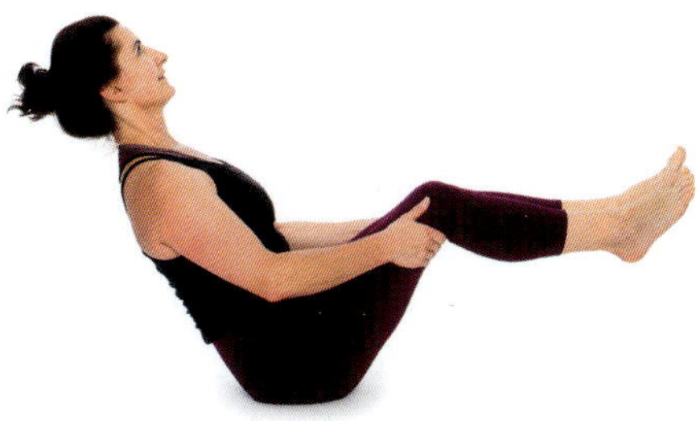

Wirkung:
Kräftigung der Rückenstrecker-, vorderen Hals-, geraden und tiefen Bauch- und Hüftbeugermuskulatur

Ausführung:
Komme in den Langsitz und strecke die Beine aus.

Beim Einatmen:
Aktiviere deine Mitte und atme deine Wirbelsäule entlang vom Steißbein bis in den Scheitel. Beuge jetzt die Beine ein und hebe deine Unterschenkel in eine horizontale Position.

Beim Ausatmen:
Halte die gebeugten Beine mit beiden Händen auf der Rückseite der Oberschenkel. Bleibe aktiv in deiner Mitte und in der Wirbelsäule.

Wiederholung: Bleibe 8 Atemzüge in dieser Haltung.

9. HALTUNG: VARIANTE NAVASANA

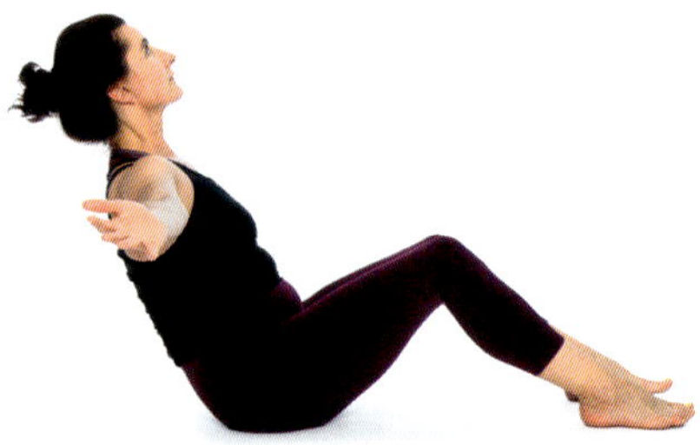

↑ Einatmen

↓ Ausatmen

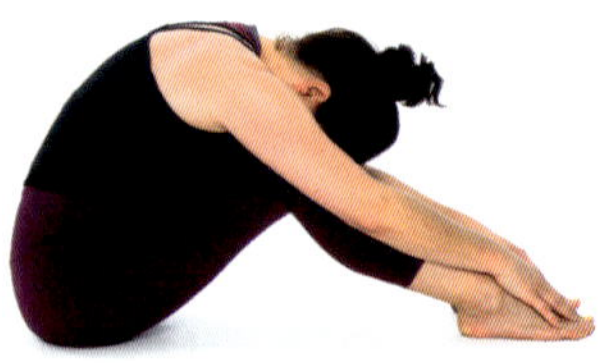

Wirkung:
Kräftigung der Rückenstrecker-, Arm-, vorderen Hals- und Schultermuskulatur, geraden und tiefen Bauch- und Hüftbeugermuskulatur (moderate, angepasste Variante)

Ausführung:
Bleibe im Langsitz und strecke die Beine aus.

Beim Einatmen:
Aktiviere deine Mitte und atme deine Wirbelsäule entlang vom Steißbein bis in den Scheitel. Beuge jetzt die Beine ein und stelle die Füße auf die Matte.

Beim Ausatmen:
Beuge dich aus dem Hüftgelenk vor, runde den oberen Rücken leicht und lege den Bauch in die Oberschenkel.

Wiederholung: 8-10x
Bleibe dann 6 Atemzüge in der ersten Haltung.

10. HALTUNG: VARIANTE URDHVA PRASARITA PADASANA

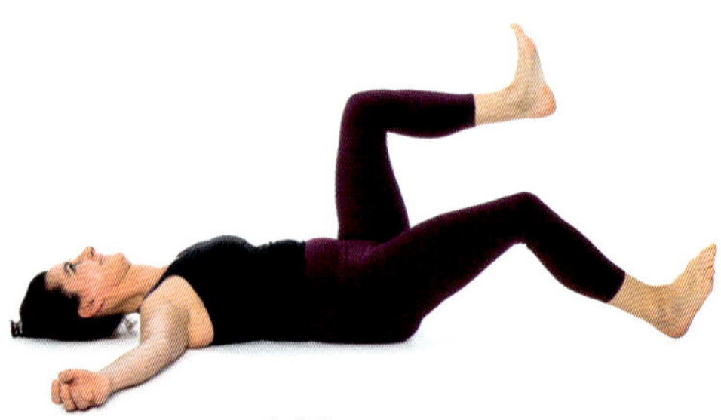

↑ Einatmen

↓ Ausatmen

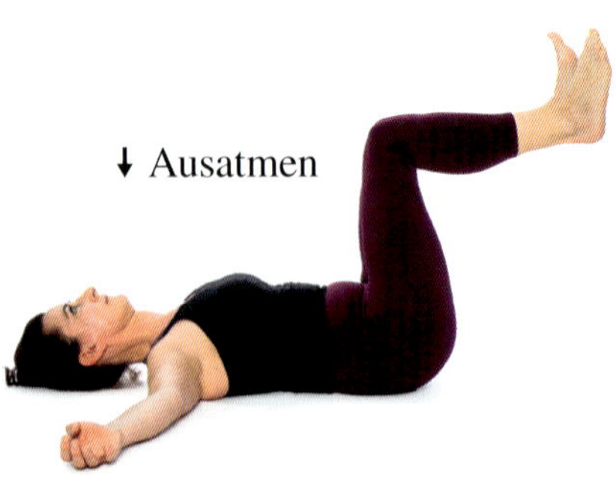

Wirkung:
Kräftigung des unteren Rückens, der Bauch- und Hüftbeugermuskulatur

Ausführung:
In der Rückenlage lege deine Arme seitlich auf Schulterhöhe und hebe die Füße vom Boden ab, sodass sie zweimal einen rechten Winkel bilden (Oberkörper zum Oberschenkel und Oberschenkel zum Unterschenkel).

Beim Einatmen:
Aktiviere deine Mitte. Führe die Ferse des rechten gebeugten Beins in Richtung des unteren Mattenrandes. Die Ferse bleibt 5 cm oberhalb des Bodens in der Luft. Die Lendenwirbelsäule hebt nicht vom Boden ab!

Beim Ausatmen:
Führe das Bein über die Kraft der Bauch- und Hüftbeugermuskulatur in die Ausgangsstellung zurück.

Wiederholung: 8-10x pro Seite
Bleibe 6 Atemzüge in der zweiten Haltung.

11. HALTUNG: VARIANTE JATHARA PARIVRITTI

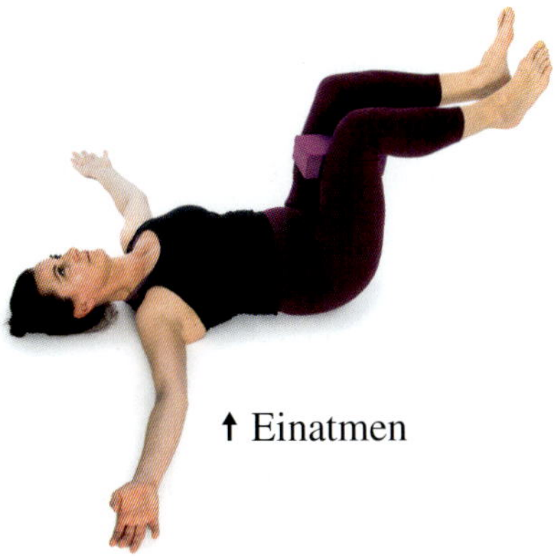

↑ Einatmen

↓ Ausatmen

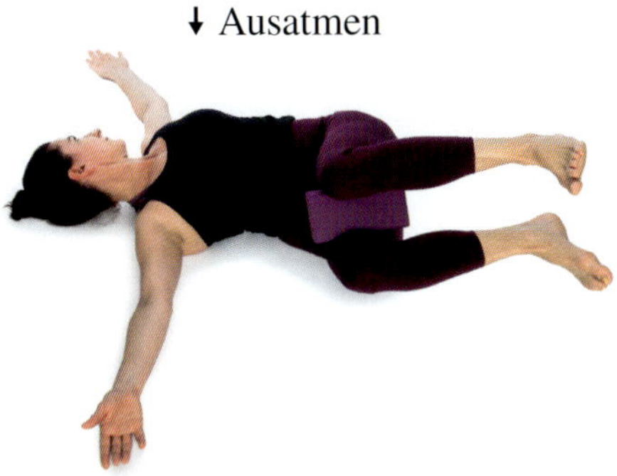

Wirkung:
Kräftigung aller Bauchmuskeln sowie der Hüftbeuger-, Adduktoren-, Beckenboden- und Lendenmuskulatur

Ausführung:
Bleibe in der Rückenlage und beuge deine Beine ein, sodass sie zweimal einen rechten Winkel bilden (Oberkörper zum Oberschenkel und Oberschenkel zum Unterschenkel). Lege einen Block zwischen die Oberschenkel.

Beim Einatmen:
Atme tief in den Bauch und aktiviere deine Mitte. Führe beide Arme auf Schulterhöhe und presse den Block.

Beim Ausatmen:
Bleibe sehr aktiv in deiner Mitte und lasse deine Knie langsam und kontrolliert zur rechten Seite sinken. Drehe den Kopf zur linken Seite. Die Schulterblätter bleiben satt am Boden.

Wiederholung: 8-10x pro Seite
Bleibe jeweils 4 Atemzüge in der zweiten Haltung.

12. HALTUNG: SIDDHASANA MIT KAPALABHATI

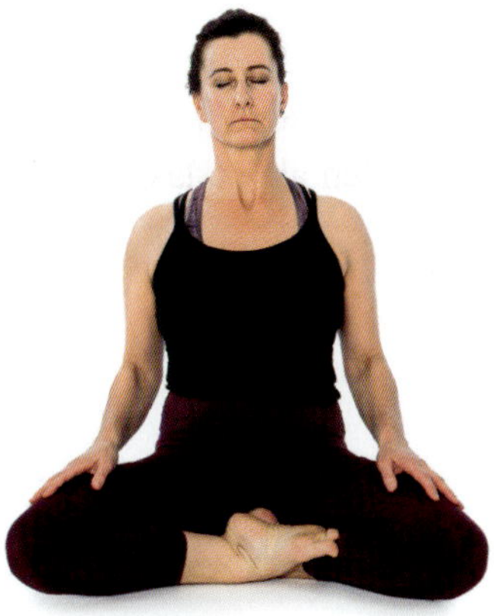

Hinweis:
Bei hohem Blutdruck nur sanft ausführen. Bei Schwangerschaft, Herzbeschwerden und sehr hohem Blutdruck sind diese Atemübung und die ganze Praxis kontraindiziert.

Wirkung:
Anregung der Verdauung und Reinigung von Schleim, befreit die Nasennebenhöhlen und wirkt anregend auf der körperlichen und geistigen Ebene

Ausführung:
Finde eine bequeme Sitzhaltung. Gerne kannst du dich auf ein Sitzkissen setzen. Lasse deinen Atem einen Moment frei fließen.

Beim Einatmen:
Atme einmal vollständig ein und vollständig wieder aus. Atme dann drei Viertel deiner Atemkapazität wieder ein.

Beim Ausatmen:
Ziehe die Bauchdecke dynamisch nach innen und stoße dabei den Atem durch die Nase wieder aus.

Wiederholung: 18x
Lasse beim achtzehnten Mal den Atem vollständig ausströmen. Halte einen Moment die Atemleere, gefolgt von drei Atemzügen Zwischenatmung. Wiederhole den gesamten Ablauf 2-3x.

13. HALTUNG: SIDDHASANA / BHAVANA

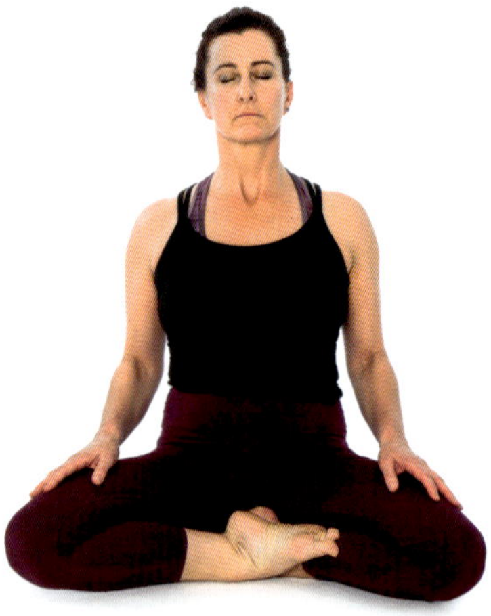

Wirkung:
Klarheit über die eigenen Bedürfnisse und Bewusstsein für die Fülle und eigene Kraft

Ausführung:
Bleibe in einer aufrechten, bequemen Sitzhaltung und schließe deine Augen.

Reflexion:
Was bringt mir Sicherheit und Erfüllung?
Lasse dir Zeit und höre auf deine innere Stimme, um eine Antwort auf diese Frage zu finden.

Bhavana/Geistige Ausrichtung:
Wiederhole 2-3 Minuten mental: „Ich öffne mich für die Fülle des Lebens und handle kraftvoll aus meiner Mitte."

Hinweis:
Bei Übergewicht empfehle ich zusätzlich das Produkt *Darmkraft* von Ethno Health.

Ayurveda-Empfehlungen bei Übergewicht und Adipositas

Adipositas ist eine chronische Krankheit, bei der das Fettgewebe im Körper zunimmt und gehalten wird. Adipositas wird durch exzessives Essen hochkalorischer, vor allem süßer, öliger, kalter und fleischreicher Nahrung ebenso verursacht wie durch Mangel an Bewegung oder körperlicher Arbeit, übermäßige tägliche Ruhephasen, genetische Störungen und/oder hormonelles Ungleichgewicht bei Männern und Frauen. Menschen, die an Adipositas leiden, haben Schwierigkeiten, ihre täglichen Arbeiten auszuführen. In der Regel schwitzen sie übermäßig, ihr Bauchumfang ist überdurchschnittlich groß, sie leiden unter Atemlosigkeit bei geringster Anstrengung, sind phlegmatisch und haben Schwierigkeiten, sexuell aktiv zu sein. Dabei leiden sie übermäßigen Durst und ständige Hungergefühle. Wird Adipositas nicht behandelt, kann sie zu Diabetes, Herzproblemen, Bluthochdruck, Arthrose und Schlaganfällen führen.

Ayurveda unterscheidet sieben Gewebe (Dhatus). Bei Adipositas wird nur Meda, das Fettgewebe, aufgebaut, während Knochengewebe, Nerven und Fortpflanzungsgewebe nicht genährt werden. Übergewicht, das mit einem langsamen Stoffwechsel einhergeht, gilt als eine Krankheit des Kapha-Doshas.

Innere Medizin und Rezeptvorschläge

Um das Verdauungsfeuer anzuregen, schneide 1 Stück frischen Ingwer, träufle einige Tropfen Limone und 1 Prise Salz darauf und kaue es langsam auf. Nimm es vor jeder Mahlzeit ein.

Als Ersatz für hochkalorische Mahlzeiten und um das Körpergewicht zu reduzieren, empfiehlt sich folgender Vitalkost-Cocktail, im Mixer püriert:

- 2 Drittel (des Mixerinhalts) grünes Blattgemüse (z. B. Spinatblätter, Grünkohl, Petersilie, Rucola oder Mangold aus biologischem Anbau) oder Wildkräuterbutter (von Giersch, Löwenzahn, weißem Gänsefuß, Spitzwegerich, Gundermann, Kohldistel oder vor allem Brennnessel)
- 2 Esslöffel Mikromineralien Ur-Essenz
- Früchte (z. B. 1 Tasse gefrorene oder frische Himbeeren, 2 bis 6 Datteln, Saft einer Zitrone, 1 reife Banane oder 1 Orange)
- 1 Stück frischer Ingwer, 1 Esslöffel Zimt, 1/2 Teelöffel Kardamom
- Wasser bis zur Hälfte des Mixerbehälters auffüllen und alle Zutaten pürieren
- Sonnenblumenkerne oder Kokosflocken nach Bedarf dazugeben

Ernährungs- und Lebensweise

Diät ist ein entscheidender Faktor, um das Körpergewicht zu kontrollieren und verschiedenen Krankheiten entgegenzuwirken. Dabei kommt es mehr auf die Qualität der Nahrung als auf ihre Menge an.

Menschen mit Übergewicht sollten folgende Nahrungsmittel meiden: Süßigkeiten und Süßspeisen aller Art, Milchprodukte, Kartoffeln, Süßkartoffeln, Erdnüsse, Sagokörner, alle gebratenen Speisen, Fleisch, Eier, Käse, Butter, Bananen, Feigen, Mangos, Jackfrüchte und Zimtäpfel.

Menschen mit Übergewicht sollten diese Nahrungsmittel bevorzugt konsumieren: alle Gemüse, die in roher (ungekochter) Form verzehrt werden können, Amaranth, Spinat, Kohl, Gurken, Mohrrüben, Rote Bete, Radieschen, Stachelbeeren, Mais, Kichererbsen, Kardamom, Ingwer, Pfeffer, schwarze Senfsamen, Gelbwurz, Kreuzkümmel. Es sollte stets lauwarmes oder heißes Wasser getrunken werden. Auch heißes Wasser mit Honig am Morgen ist empfehlenswert.

Yoga und Bewegung

Die Yogaübungen sollten der individuellen Beweglichkeit angepasst werden, gegebenenfalls mit Begleitung einer qualifizierten Yogalehrerin oder eines qualifizierten Yogalehrers. Außerdem ist es notwendig, sich täglich 30 bis 60 Minuten zu bewegen, um das Körpergewicht zu reduzieren.

Yogaprogramm zur Stressreduktion und Abendentspannung

Wirkungen:

- verlängerte Ausatmung
- Beruhigung des Nervensystems
- Lösen von Rückenverspannungen
- Konzentration und Sammlung des Geistes
- Reduzierung der Gedanken
- Verbindung zur inneren Ruhe und Gelassenheit

1. HALTUNG: VINYASA CHAKRAVAKASANA / VAJRASANA

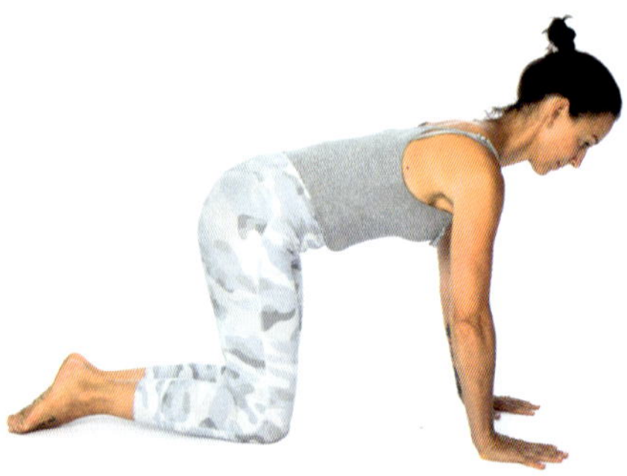

↑ Einatmen

↓ Ausatmen

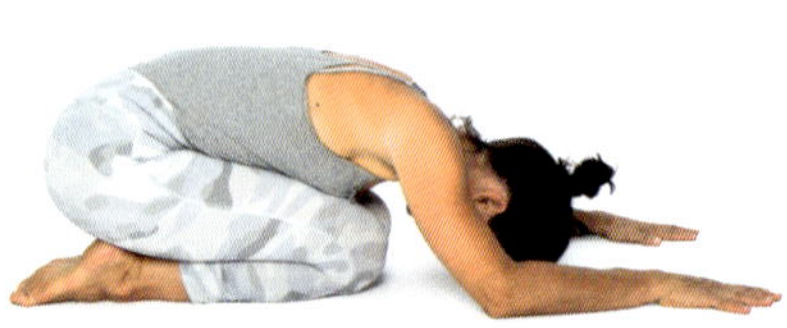

Wirkung:
Sanfte Streckung der Wirbelsäule, Dehnung des unteren Rückens und Verlängerung der Ausatmung

Ausführung:
Komme in eine aktive, gut ausgerichtete Vierfüßlerhaltung.

Beim Einatmen:
Verlängere die Einatmung, indem du sie verfeinerst. Atme in den Brustkorb, die Schlüsselbeine und die oberen Flanken.

Beim Ausatmen:
Runde den Rücken und schiebe dein Gesäß auf die Fersen, während du bewusst die Ausatmung verlängerst. Verweile einige Sekunden in der Atemleere, bevor du wieder einatmest.

Wiederholung: 8-10x
Bleibe dann 8 Atemzüge in der zweiten Haltung.

Hinweis:
Bei gesundheitlichen Beschwerden wie Asthma, Herzbeschwerden oder hohem Blutdruck sollte der Atem nach der Ausatmung nicht angehalten werden.

2. HALTUNG: VINYASA URDHVA PRASARITA PADASANA / APANASANA

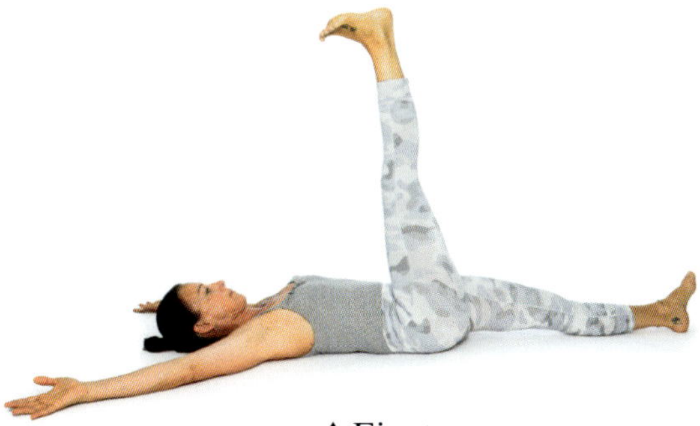

↑ Einatmen

↓ Ausatmen

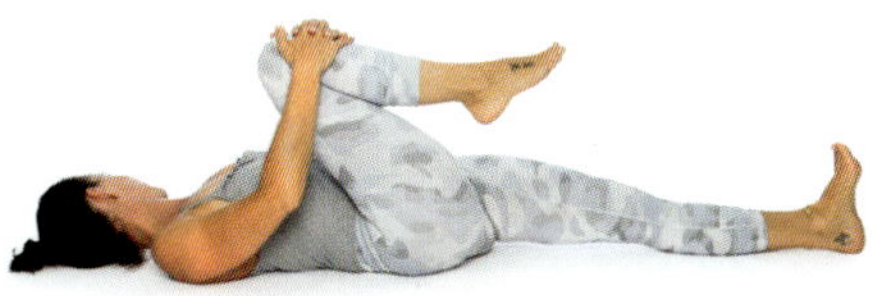

Wirkung:
Dehnung im unteren Rücken, in der offenen Leistenseite, im Gesäß und im Nackenbereich

Ausführung:
Komme in die Rückenlage. Die Beine sind ausgestreckt, die Füße stehen hüftbreit auseinander. Die Arme liegen seitlich am Körper.

Beim Einatmen:
Führe deine Arme mit weiten Schultern in eine V-Haltung über den Kopf. Strecke das rechte Bein senkrecht nach oben. Das linke Bein kann als Anpassung auch eingebeugt werden.

Beim Ausatmen:
Ziehe das rechte gebeugte Knie zum Brustkorb. Die Schultern bleiben weit. Hebe dabei den Kopf ganz leicht an, drehe ihn um die Längsachse zur linken Seite und lege ihn wieder ab.

Wiederholung: 8-10x pro Seite

3. HALTUNG: VARIANTE JATHARA PARIVRITTI

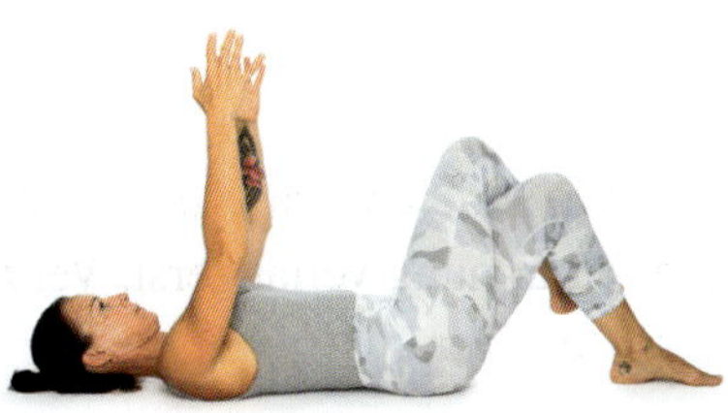

↑ Einatmen

↓ Ausatmen

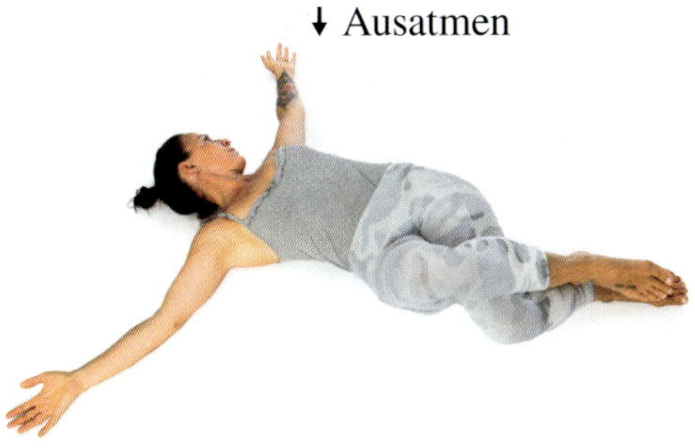

Wirkung:
Verlängerte Ausatmung, Dehnung im Hüft-, Brust- und Nackenbereich, Mobilisation der Halswirbelsäule und der Iliosakralgelenke

Ausführung:
Beuge in der Rückenlage beide Beine ein und stelle die Füße hüftbreit auf die Matte. Schlage jetzt das rechte Bein über das linke Bein. Hebe dein Becken an, versetze es 15 cm nach links und setze es wieder ab.

Beim Einatmen:
Atme in deinen Bauch und deinen unteren Rücken. Aktiviere deine Mitte. Führe dabei beide Arme in die Senkrechte und presse das linke Knie nach oben in das rechte Knie (Gegendruck).

Beim Ausatmen:
Führe das linke Knie zur rechten Seite, während du es gleichzeitig mit dem rechten Knie zum unteren Mattenrand schiebst. Drehe den Kopf dabei zur linken Seite. Strecke die Arme seitlich auf Schulterhöhe aus. Verlängere die Ausatmung.

Wiederholung: 8x pro Seite
Verweile 6 Atemzüge in der zweiten Haltung.

4. HALTUNG: APANASANA

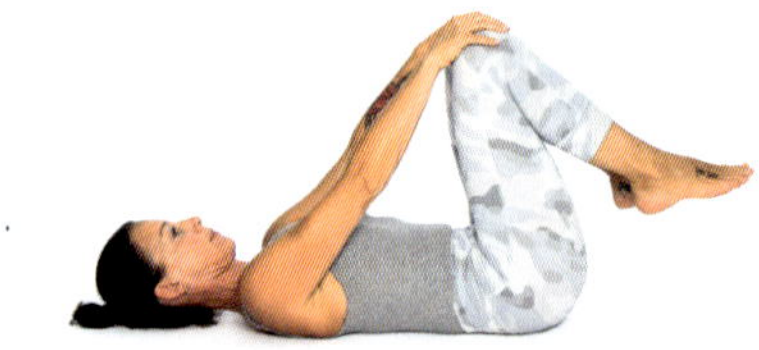

↑ Einatmen

↓ Ausatmen

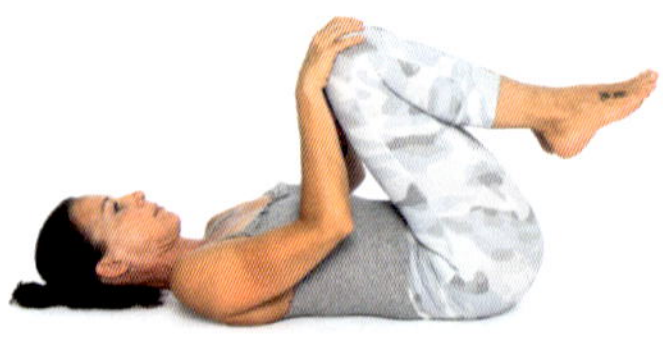

Wirkung:
Lösen von muskulären Verspannungen im Gesäß und unteren Rücken, Entspannung durch Summen und verlängerte Ausatmung

Ausführung:
Beuge in der Rückenlage beide Beine ein und halte mit jeder Hand ein Knie.

Beim Einatmen:
Atme in den Bauch und strecke deine Arme. Die Handflächen drücken gegen die Knie und die Knie drücken gegen die Hände (Gegendruck). Der untere Rücken fließt dabei in die Matte.

Beim Ausatmen:
Ziehe die Knie mit beiden Händen in Richtung Brustkorb und mache dabei einen Summton, um die Ausatmung zu verlängern.

Wiederholung: 10x
Bleibe dann 6 Atemzüge in der zweiten Haltung.

5. HALTUNG: VARIANTE SHAVASANA

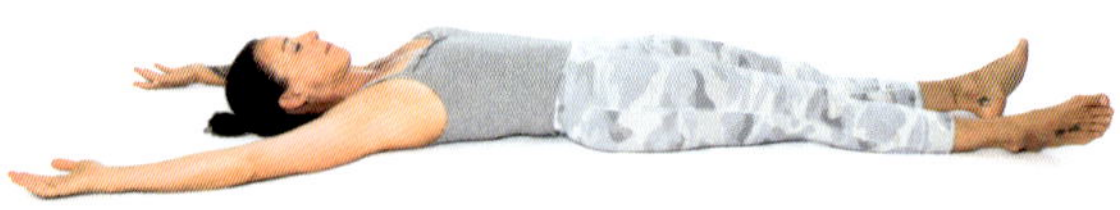

↑ Einatmen

↓ Ausatmen

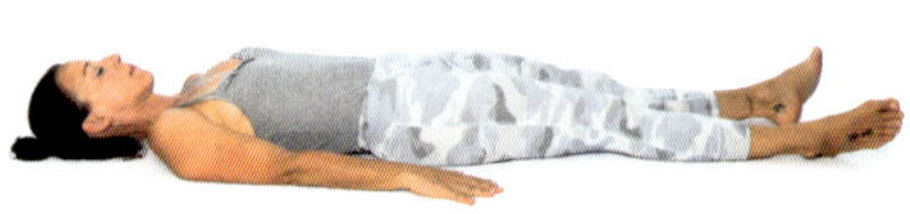

Wirkung:
Aktivierung des Vagusnervs und tiefe Entspannung auf der geistigen Ebene

Ausführung:
Strecke in der Rückenlage beide Beine aus.

Beim Einatmen:
Führe beide Arme über den Kopf und atme dabei 3 Sekunden lang ein.

Beim Ausatmen:
Führe die Arme wieder in die Ausgangsposition zurück und atme 6 Sekunden aus. Dann verweile 6 Sekunden in der Atemleere, bevor du die Arme wieder über den Kopf führst.

Wiederholung: 2-3 Minuten

Hinweis:
Bei einigen gesundheitlichen Beschwerden ist es nicht gesund, den Atem nach der Ausatmung anzuhalten. Bei Unsicherheiten solltest du dies mit deinem Arzt abklären.

6. HALTUNG: SHAVASANA / YOGA NIDRA / BHAVANA

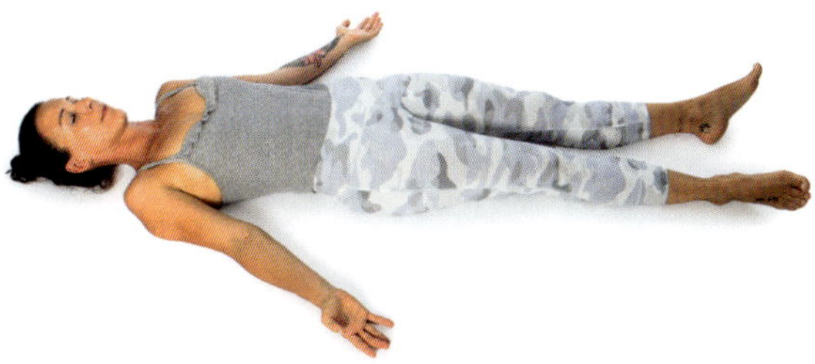

Wirkung: Vertiefung der Ausatmung, Beruhigung des Nervensystems und Entspannung im Geist

Ausführung:
Bleibe in der Rückenlage und lege die Arme seitlich leicht vom Körper abgespreizt. Du kannst eine Decke unter den Kopf legen, damit der Nacken lang und entspannt bleibt.

Yoga Nidra:
Durchfließe mit deiner ganzen Aufmerksamkeit und deinem Atem deinen Körper von den Füßen bis zum Scheitel. Nimm dabei wahr, wo du noch Anspannung verspürst. Lasse mit jeder Ausatmung diesen Körperbereich in die Matte fließen und werde dabei weicher. Lasse dir ein paar Minuten Zeit.

Reflexion:
Nun stelle dir die Frage: „Gibt es in meinem Leben Menschen, Dinge oder Situationen, die mich stressen?“ Lasse dir Zeit, eine Antwort zu finden.

Bhavana:
Dann wiederhole ca. 10x mental: „Ich öffne mich für Ruhe und Stille.“ Verweile noch ein paar Minuten in der Stille.

Hinweis:
Zur Stressreduktion empfehle ich zusätzlich die Ethno Health-Produkte *Wurzel-Komplex* und *Bupleurum 9.*

Ayurveda-Empfehlungen bei Stress

Der Geist (engl. mind) spielt eine wichtige Rolle bei Stressbeschwerden, denn er koordiniert die Zusammenarbeit zwischen dem Gehirn und den fünf Sinneswahrnehmungen Schmecken, Riechen, Sehen, Fühlen und Hören.

Ayurveda erklärt Stress als eine Vata-Störung, die sich durch Beschwerden wie Kopf-, Gelenk- und Rückenschmerzen, Schlafstörungen, Stimmungsschwankungen, Blähungen, Völlegefühl und Verstopfung bemerkbar macht. Beruflicher und privater Druck, Schichtarbeit, Schlafmangel, Sorgen, Überaktivität, mangelnde oder übermäßige Bewegung, fehlende Ruhe und Entspannung wie auch Nährstoffmangel bringen das Vata-Dosha aus dem Gleichgewicht, beeinträchtigen also unsere körperlichen und geistigen Bewegungsprozesse. Die Stresshormone Cortison, Adrenalin und Insulin werden stärker als üblich ausgeschüttet und überhitzen den Körper, was als permanente Alarmbereitschaft – zu kämpfen oder zu fliehen – empfunden wird. Auf Dauer kann diese übermäßige Ausschüttung von Stresshormonen zu einem Zustand von Burnout und Depression führen.

Eine kurzfristige Eigentherapie durch die Geschmacksrichtungen süß, salzig, fett und sauer, enthalten in Fast Food, Süßigkeiten, fetten Fleischgerichten, Kaffee, Kuchen, fetthaltigen Milchprodukten und pikantem Knabbergebäck, gleicht zwar das Vata-Dosha und damit die geistigen und körperlichen Bewegungsprozesse aus, führt jedoch mittelfristig zu einer Kapha-Störung, weshalb nachhaltige ayurvedische Therapien zu bevorzugen sind.

Innere Medizin und Rezeptvorschläge

Zur Stressreduktion bereite einen Tee zu gleichen Teilen von Kamille, Schwarzwurz und Engelwurz, die du in eine Tasse mit kochendem Wasser gibst. Der Tee wirkt beruhigend.

Zu innerer Entspannung und zum Abbau von Stresshormonen führt die tägliche Einnahme von 2 bis 3 Esslöffeln Wildkräutercocktails. Diese verleihen zudem frische Energie und erhöhen die Stressresistenz.

Ernährungs- und Lebensweise

Wichtig ist es, einen regelmäßigen Tagesablauf vom frühen Morgen bis zum Schlafengehen entsprechend der Jahreszeit einzuführen und einzuhalten.

Hobbys wie Malen, Gartenarbeit, Singen, Bücher oder Gedichteschreiben wirken erdend, ebenso die Einbindung in Gruppen von Menschen, z. B. Begegnungen mit Freunden, Verwandten oder in Vereinen.

Schlechte Gewohnheiten wie Fast Food sollten zugunsten regelmäßiger, hochwertiger Mahlzeiten abgelegt werden. Gesunde Ernährung, ausreichend erholsamer Schlaf und ein gesundes Verständnis der Sexualität werden im Yoga und im Ayurveda als die drei Grundpfeiler eines langen, glücklichen und gesunden Lebens verstanden.

Yoga

Eine regelmäßige, ruhige Yogapraxis hilft, den Bezug zum inneren Selbst zu vertiefen. Atem- und Entspannungstechniken wirken kurz- und langfristig bei Stressbeschwerden. Die tiefe Ebene von Ruhe während der Meditation unterstützt den Abbau von Stressknoten und Stresshormonen.

Kapitel 4 · Heilung und Transformation

Yogatherapie ist ein „Rendezvous" mit dir selbst

Jeder Mensch begegnet in seinem Leben dem Leiden in seinen vielfältigen Formen, seien es körperliche Schmerzen, Krankheiten, Verlust oder schmerzliche Erfahrungen wie Enttäuschungen und Verletzungen. Wir erleben in solchen Leiden unseren unruhigen, zerstreuten Geist, der ständig Ablenkung sucht. Diese geistige Unruhe kostet uns viel Kraft und schafft ungünstige Voraussetzungen für klares Handeln. Zudem trübt sie unsere Wahrnehmung. Patanjali, der Verfasser der Yoga-Sutras, nennt fünf Ursachen (*Kleshas* = geistige Hindernisse), die die verschiedenen Formen von Leid verursachen.

1. Falsches Verstehen (Avidya) ist die Wurzel von Missverständnissen und Enttäuschungen im Leben. Gerade die „Ent-Täuschung", bei der wir den Schleier unserer Wahrnehmung entfernen und der Realität ins Angesicht blicken, zeigt uns dieses Hindernis deutlich. Unsere Wünsche und Vorstellungen verleiten uns gerne dazu, Dinge nicht klar wahrzunehmen. Dabei ist jede Enttäuschung, mag sie noch so schmerzlich sein, auch eine Chance zum Erwachen. Sie offenbart uns die Wirklichkeit.

2. Ich-Anhaftung (Asmita) führt zur falschen Wahrnehmung dessen, wer und was wir wirklich sind. Statt unser wahres „Ich" wahrzunehmen, haften wir an unserem Körper und identifizieren uns mit unserem Geist. Der Egogedanke verleitet uns zu dem Gefühl, Recht zu haben. Arroganz, Egoismus, Eitelkeit, Humorlosigkeit und Selbstmitleid sind typische Anzeichen starker Ich-Anhaftung.

3. Gier (Raga) bedeutet das Verlangen, unsere Bedürfnisse nach Dingen und nach Anerkennung zu befriedigen. Im Leben können wir täglich beobachten, wie das Verlangen menschliche Reaktionen und Handlungen beeinflusst. Dadurch, dass wir wünschen und verlangen, entstehen Erwartungen in uns, nach denen wir unser Handeln richten, um sie zu erfüllen.

4. Abneigung und Vermeidung (Dvesa) begegnen wir ständig im Leben. Oft sind wir nicht bereit, den Augenblick zu akzeptieren und anzunehmen, was gerade ist. Wir beurteilen Erfahrungen als unangenehm und versuchen, sie zu vermeiden, obwohl sie zum Leben gehören. Starke Abneigung kann zu Hass führen, der bekanntlich blind macht. Wozu hasserfüllte Menschen fähig sind, sehen wir in Kriegen, die viele Menschen das Leben kosten.

5. Angst (Abhinivesa) ist ein Gefühl, dem wir in vielen Lebenssituationen immer wieder begegnen. Bei Krankheiten, im Beruf und in Beziehungen können Ängste unsere Lebensenergie schwächen. Oft verdrängen wir sie oder wissen nicht, wie wir mit ihnen umgehen können. Den zahlreichen Formen der Angst offen zu begegnen, verlangt von uns Ehrlichkeit und den Mut, uns auch verletzlich zu zeigen. Es ist sicher kein Zufall, dass es im Allgemeinen für Männer schwieriger ist als für Frauen, offen über ihre Ängste zu reden und dabei auch Schwächen zu offenbaren.

Wenn wir bereit sind zu akzeptieren, dass Leid existiert, schaffen wir eine gute Voraussetzung, es bei uns selbst zu sehen und anzunehmen. Leid anzunehmen ist der erste Schritt auf dem Weg zur Heilung und Transformation. Bereits diese Selbstakzeptanz hilft uns, das Leid zu lindern, weil wir nicht mehr gegen es ankämpfen.

Dadurch öffnet sich uns das Tor für heilsame Eigenschaften wie Mitgefühl, Gelassenheit, Demut und Bescheidenheit. Yoga ist ein Weg, sich nicht mit dem Leiden zu identifizieren. Unsere vermeintlichen Schwächen anzunehmen ist eine gute Übung, um

Selbstakzeptanz praktisch anzuwenden. Wir befreien uns davon, Masken aufzusetzen, und leben nicht länger mit der ständigen Angst, entlarvt zu werden – ein Versteckspiel, das uns Energie raubt und unsere Lebensfreude mindert. Anhand unserer gelebten Selbstakzeptanz können wir erkennen, inwieweit wir mit uns im Reinen sind. Sie befreit uns zudem von der Angst, nicht geliebt zu werden, und verleiht uns die Leichtigkeit, authentisch zu leben. Als positive Nebenwirkung lindert sie unser Jammern, Ärgern und Rechthaben.

Wenn wir achtsam sind, ist es uns möglich zu erkennen, wann unsere Gedanken uns in die Richtung des Nicht-Akzeptierens leiten. Mit geistiger Klarheit können wir dann entscheiden, wie wir mit solchen Gedanken umgehen. Diese Freiheit der bewussten Wahl verleiht uns Flügel, selbst die schwierigste Situation gelassen meistern zu können. Akzeptiere also deinen Körper und deine Persönlichkeit! Es lohnt sich auf jeden Fall. Jeder neue Tag schenkt dir unzählige Situationen, das Akzeptieren zu üben. Nutze alle Gelegenheiten, die sich dir bieten.

Im folgenden Teil möchte ich dir drei Übungen geben, die sich bei vielen Menschen bewährt haben und sehr hilfreich sein können, um eine ganzheitliche Heilung und Transformation zu erfahren. Du kannst diese Übungen selbst durchführen, wobei es für viele Menschen einfacher ist, mit der Begleitung eines Yogatherapeuten tiefer zu entspannen und Antworten in sich selbst zu finden. Vielen Menschen haben die Übungen geholfen, schmerzvolle Gefühle anzunehmen und loszulassen, sodass viele Energieblockaden und Stress gelöst werden konnten. In einem sicheren Raum von einem Yogatherapeuten begleitet zu werden, hilft dabei, tiefer zu entspannen und die nötige Ruhe zu finden, um klar zu sehen und mit der eigenen Weisheit in Kontakt zu kommen. Alle Antworten sind bereits in uns und warten nur darauf, von uns wahrgenommen zu werden. Aus der Vergangenheit im Jetzt anzukommen schafft die idealen Voraussetzungen dafür, bewusst wahrzunehmen, was wir loslassen dürfen und für was wir uns jetzt öffnen können. Die Identifikation mit der Vergangenheit aufzulösen schafft Raum für Neues und positive Veränderungen. Der erste Schritt des Innehaltens und der Akzeptanz schafft günstige Rahmenbedingungen für eine ganzheitliche und nachhaltige Transformation.

1. Übung: Innehalten und Akzeptanz

Lies zuerst den Ablauf der Übung, damit du sie allein durchführen kannst. Am Anfang kannst du die verschiedenen Teile der Übung auch schrittweise durchführen.

1. Lege dich auf den Rücken und mache es dir bequem. Falls du Rückenschmerzen hast, kannst du die Füße nahe beim Gesäß aufstellen.

2. Lege beide Hände auf die Bauchdecke und verlängere mit der Kehlatmung die Einatmung und Ausatmung in einem Rhythmus, der sich für dich harmonisch anfühlt. Ein Rhythmus von jeweils 4 Sekunden oder jeweils 5 Sekunden für Ein- und Ausatmung ist ideal, um in einen kohärenten Zustand zu gelangen.

3. Dann löse die Hände von der Bauchdecke und spüre, ob du in deinem Körper verspannte Bereiche wahrnehmen kannst.

4. Halte inne und frage dich, ob du diese Empfindungen annehmen kannst.

5. Frage dich dann, was dein Körper dir mitteilen möchte, und gib dieser Frage mindestens eine Minute Raum, um Antworten zu finden. Nimm bewusst wahr, was für Gefühle und Gedanken sich jetzt melden.

6. Nun nimm die natürliche Atmung im Bauchbereich wahr und beobachte den Atemrhythmus für eine Minute.

7. Zum Schluss spüre nochmals nach, wie sich die verspannten Bereiche jetzt anfühlen.

In dieser Übung geht es darum, das Nervensystem über die Aktivierung des Vagusnervs zu entspannen und günstige Bedingungen für die Wahrnehmung des Körpers und der Gefühle zu schaffen. Innezuhalten und zu akzeptieren, was jetzt ist, unterstützt die Selbstheilungskräfte und fördert die Homöostase.

2. Übung: Reflexion über innere Bedürfnisse und Qualitäten

Der zweite Schritt in der Heilung und Transformation ist das liebevolle Reflektieren über innere Bedürfnisse. Das Leben mit offenem Geist zu betrachten, ohne zu werten, ist eine wahre Lebenskunst. Machen wir gleich eine Übung der Selbstreflexion. Lies zuerst den Text, bevor du die Übung ausführst.

1. In der Rückenlage lege beide Hände auf die Bauchdecke. Nimm die Bewegung der Bauchdecke wahr. Bei Ablenkung durch aufkommende Gedanken richte deine Aufmerksamkeit einfach wieder auf den Bauch. Verweile eine Minute in dieser Übung.

2. Dann nimm die Empfindungen in deinem Körper wahr. Spüre, welcher Bereich im Körper deine Zuwendung wünscht. Richte deine Aufmerksamkeit auf diesen Bereich und atme dort bewusst ein und aus. Verweile ungefähr eine Minute in dieser Übung.

3. Nun stelle dir die Frage, ob es ein Thema gibt, worüber du gerne reflektieren möchtest. Frage dich: „Wie fühlt sich meine Lebenssituation an?“ Schaffe einen wertfreien Raum und komme in Kontakt mit den Gefühlen, die jetzt auftauchen. Lasse dir eine Minute Zeit, deinen Gefühlen und Gedanken zu begegnen.

4. Dann reflektiere, welche inneren Qualitäten gerade jetzt für dich besonders wichtig sind. Wenn keine Antwort kommt, atme einfach langsam und bewusst ein und aus und schenke dir Raum für Antworten.

5. Richte deine Aufmerksamkeit nun wieder auf die Bauchdecke und nimm den Atem wahr. Nimm auch die Wirkung auf den Geist wahr.

Dies ist eine der Übungen, die ich in meiner Arbeit als Yogatherapeut mit großem Erfolg anleite. Wie bereits Sokrates formuliert hat, können wir alle wesentlichen Antworten in uns selbst finden. Durch die Beruhigung und Zentrierung des Geistes mit einfachen Übungen wird es uns möglich, tiefe Einsichten zu erlangen. Viele Menschen, die sich auf diese Übung eingelassen haben, konnten wichtige Einsichten und Antworten für ihr Leben erhalten. Anderen wurde es möglich, unterdrückte, schmerzhafte Gefühle loszulassen und sich und anderen Menschen zu vergeben, wodurch sie ihr Leben entscheidend verändern konnten. Die klare Ausrichtung des Geistes darauf, welche Qualitäten augenblicklich wichtig sind, bringt uns Klarheit, um bewusst zu handeln. Sie hilft uns, die nötigen Schritte im Leben zu gehen und dem Leben und seinen Herausforderungen mit Freude und Zuversicht zu begegnen. Angst, Unsicherheit und Sorgen lösen sich auf im Himmel des reflektierenden Bewusstseins.

3. Übung: Entscheidungskraft und Umsetzung im Leben

Durch Akzeptanz und Selbstreflexion wird es uns möglich, noch tiefer zu schauen und den Dingen auf den Grund zu gehen. So können wir beispielsweise erkennen, was die Ursachen sind für körperliche Beschwerden wie Rückenschmerzen. Sobald wir unsere ungesunden Haltungsmuster erkannt haben, werden wir achtsamer mit unserem Körper umgehen. Viele körperliche Beschwerden und chronische Krankheiten entstehen durch mangelnde Achtsamkeit oder werden durch sie gefördert. Die gutgemeinten Ratschläge der Mitmenschen sind oft nicht wirksam, wenn die eigene Einsicht fehlt. Erst das eigene Erkennen der Ursachen von Beschwerden ermöglicht uns, die Selbstverantwortung für unser Leben anzunehmen. Es befreit uns von der weit verbreiteten Opferhaltung und den zahlreichen Schuldzuweisungen für das, was wir im Leben erfahren. Sehr aufschlussreich ist es, wenn wir erforschen, welchen störenden Gedanken und Gefühlen wir immer wieder begegnen. Es lohnt sich zu beobachten, wie wir uns in solchen Momenten verhalten. Wenn wir unseren Geist erforschen, gelingt es uns oft, die Ursachen dieser sich wiederholenden Gedanken und Gefühle zu erkennen. Wer sich auf dieses tiefe Erforschen einlässt, wird den Wurzeln des Leidens begegnen: Falsches Verstehen, Anhaftung an das Ich, Abneigung, Verlangen und Angst sind die unbewussten Triebe, die uns immer wieder in die Enge bringen. Laut der Lehre Buddhas gibt es tausende von Störgefühlen.

Erstelle doch einmal eine eigene Hitliste von Störgefühlen! Das achtsame Hinschauen bei uns selbst bringt uns in Kontakt mit den zahlreichen Empfindungen und Gefühlen, die zum Leben gehören:

angenehmen Gefühlen wie Zufriedenheit und Gelassenheit, aber auch unangenehmen Gefühlen wie Bewertung, Abneigung, Langeweile und Angst. Wie wechselhaft diese Gefühle sein können, erleben wir ständig. Gefühle wie Wut und Ärger beeinflussen unseren Körper, Atem und Geist. Sie werden im Körper gespeichert und hinterlassen einen Abdruck. So ist es möglich, dass die Ursachen muskulärer Verspannungen auf unterdrückte Gefühle wie Kränkung, Wut und alte Verletzungen zurückzuführen sind. In meiner Arbeit als Manualtherapeut erlebe ich häufig, wie ein Fingerdruck auf einen verspannten Muskelansatz tiefste Gefühle des Schmerzes und sogar alte Traumata wieder hervorbringen kann. Dieses tiefe Schauen schafft die Möglichkeit, Trauer, die wir in uns tragen, bewusst wahrzunehmen, sie anzunehmen und loszulassen. Die Tränen fließen zu lassen, braucht Mut und ein vertrautes Umfeld. Es wirkt lösend und befreiend. Sei mutig beim Erforschen deiner Gefühle!

In der dritten Übung kannst du erkennen, welche Entscheidungen für dein Leben hilfreich sein können und wie du sie konkret in deinem Leben umsetzen kannst. Dabei kannst du entdecken, welche konkreten Handlungen jetzt anstehen. Lies zuerst den Ablauf der Übung durch.

1. Nimm ein paar sanfte Atemzüge mit der Technik der Kehlatmung und verlängere die Atmung.

2. Dann beobachte einige Atemzüge lang deinen Atemrhythmus und achte darauf, ob dein Atem sich verlangsamt und verfeinert.

3. Nun frage dich, ob es Entscheidungen gibt, die dein Leben positiv verändern könnten. Gib dieser Frage Raum und lausche nach innen, um eine Antwort zu hören.

4. Dann frage dich, welche Qualitäten dich darin unterstützen können, diese Entscheidungen zu treffen, und welche Handlungen jetzt anstehen. Lasse dir Zeit, um die Antworten zu empfangen. Falls du keine Antworten bekommst, kehre zu Punkt 2 zurück und beobachte den Atem eine Minute lang.

5. Am Schluss lasse deine Einsichten tief sinken und bleibe noch 1-2 Minuten in der Entspannung.

Tiefe Einsichten und Erkenntnisse aus dem wachen Bewusstsein verleihen uns die Kraft und den Mut, uns zu entscheiden und in die Umsetzung zu kommen. Oberflächliche Lippenbekenntnisse halten uns davon ab, uns wirklich zu verändern und unser wahres Potenzial zu entfalten. Mit der uns innewohnenden Weisheit in Verbindung zu kommen ist ein Schwerpunkt in der Ayur-Yogatherapie, der uns tiefgehende Heilung und Transformation schenken kann. Das ist das große Geschenk, das uns das Leben anbietet, wenn wir bereit sind und uns in unsere Schöpferkraft wagen.

In den Yoga-Sutras empfiehlt Patanjali unter anderem vier Qualitäten (Bhavanas), auf die wir unseren Geist ausrichten können:

Maitri bedeutet göttliche Liebe.
Karuna bedeutet Mitgefühl.
Mudita bedeutet Begeisterung.
Upeksha bedeutet Gleichmut.

Indem wir diese Qualitäten stetig kultivieren und verinnerlichen, erleben wir ihre heilsame Wirkung und transformieren unser ganzes Wesen. In den einmonatigen intensiven Yogaausbildungskursen erlebe ich sehr eindrücklich, wie diese Qualitäten bei regelmäßiger Kultivierung die Menschen positiv verändern. Aufgrund dieser eindrücklichen Erfahrung praktiziere ich vermehrt Wertschätzung, indem ich Mitmenschen ihre positiven Seiten mitteile. Das kommt in der Regel sehr gut an. Manchen Menschen fällt es anfangs schwer, positives Feedback anzunehmen. Probiere es noch heute aus: Sage einem Menschen, was du an ihm besonders toll findest! Beobachte dabei, welche Wirkung es auf dich und deine Mitmenschen hat!

Die Selbstheilung

Die Yogapraxis mit ihren ganzheitlichen Übungen für Körper, Atem und Geist bietet ausgezeichnete Möglichkeiten für Selbstheilung und Transformation. Viele körperliche Beschwerden, wie z. B. Rückenschmerzen, können durch eine angepasste, regelmäßige Yogapraxis aufgelöst werden. Selbst chronische Beschwerden, wie hoher Blutdruck und Asthma, können durch Yoga gelindert und das Befinden kann damit verbessert werden. Die „Heilmittel" der Selbstakzeptanz, Selbstreflexion und Selbsterkenntnis schaffen günstige Voraussetzungen dafür, unser Leid zu verringern und glücklicher zu leben. Die Begleitung durch einen erfahrenen Yogatherapeuten kann in diesem Prozess sehr hilfreich sein. Ohne die Bereitschaft, die Selbstverantwortung für dein Leben zu übernehmen und regelmäßig Yoga zu üben, ist eine nachhaltige und andauernde Heilung schwierig. In der Yogatherapie geht es in erster Linie um den Menschen und nicht um seine Beschwerden oder Krankheiten. Die Heilung geschieht, indem das Gleichgewicht der inneren und äußeren Kräfte wiederhergestellt wird. In diesem Sinne stimuliert die Yogatherapie den Selbstheilungsprozess, in dem wir selbst viel zu unserer körperlichen und geistigen Gesundheit beitragen können. Neben ihrem großen Heilungspotenzial bietet die Yogatherapie uns viele Möglichkeiten, bewusster und glücklicher zu leben.

Heilung und Transformation durch die Maitri-Herzmeditation

Die geistigen Hindernisse (*Kleshas*) und unsere unbewussten Neigungen können sich durch regelmäßige Meditation verringern und sogar auflösen. Die Yogameditation ermöglicht uns, unseren Geist zu klären. Sie öffnet uns für eine tiefgehende Transformation, in der wir wahres Glücklichsein erfahren. Im Yoga-Sutra zeigt uns Patanjali verschiedene Wege und Lösungsmöglichkeiten, um unser Leid zu verringern, indem wir unseren Geist durch Meditationstechniken wirkungsvoll verändern. Im Folgenden möchte ich dir eine Meditationstechnik vorstellen, die auf den Yoga-Sutras des Patanjali beruht und die ich in vielen Jahren ständig verfeinert und durch Herzratenvariabilitätsmessungen bei der Firma Autonom Health GmbH auch wissenschaftlich auf ihre Wirkungen überprüft habe. Es ist die wirksamste Meditationstechnik, die ich selbst erfahren durfte. In den zahlreichen Yogaausbildungskursen unterrichte ich diese Technik schon seit zwei Jahren sehr erfolgreich und habe in Zusammenarbeit mit Dr. Julia Raschenberger und der Firma Autonom Health GmbH eine Meditationsstudie durchgeführt, in der die Teilnehmer und Teilnehmerinnen über 28 Tage täglich meditierten und die vielfältigen positiven Wirkungen über die HRV-Messungen dokumentiert wurden.

Mögliche Wirkungen der Maitri-Herzmeditation sind:

- Senkung der mittleren Herzrate um 21 %
- Aktivierung des Vagusnervs um 79 %, tiefe Regeneration und Entspannung
- verbesserte Herzratenvariabilität (HRV), die zu einer wesentlichen Verbesserung der Gesundheit beiträgt
- verbesserte Herzkohärenz und Funktion des autonomen Nervensystems
- Beruhigung und Besänftigung des Geistes
- verbesserte Konzentration und Fokus, Anstieg des Low-Frequency-Wertes um 37 %
- Kräftigung der Lunge und des Atemvolumens
- Lösen von tiefsitzenden Muskelverspannungen (Senkung des Muskeltonus)
- verbesserte Sauerstoffaufnahme und Ausscheidung von Kohlendioxid
- Steigerung der Lebensenergie (Prana)
- emotionale Stabilität, mehr Güte und Herzlichkeit im Umgang mit sich und anderen
- mehr Selbstliebe und Liebe zu anderen Menschen
- mehr Harmonie und Verbundenheit mit einer höheren Kraft in sich
- gesteigerte Lebensfreude und Zufriedenheit

Die Ausführung der Maitri-Herzmeditation

Lies bitte zuerst den Text aufmerksam durch.

1. Sthiram sukham asanam – Stabile und angenehme Sitzhaltung

Komme in eine stabile und angenehme Sitzhaltung auf dem Boden. Nimm ein Sitzkissen als Unterlage. Wenn es dir schwerfällt, 20 Minuten am Boden zu sitzen, setze dich auf einen Stuhl. Nimm eine aufrechte Haltung ein und weite deine Schulterblätter. Spüre den Kontakt mit dem Sitzkissen. Während des Sitzens erlaube dir kleine Haltungsänderungen, wenn du starkes Unwohlsein empfindest. Optimal wäre es, wenn du dich möglichst wenig bewegst und auch unangenehme Empfindungen annehmen kannst.

2. Pranayama – Bewusste Verlängerung und Verfeinerung der Atmung

Verlängere mit einem sanften Halston (Kehlatmung) die Einatmung auf 3 Sekunden und halte dann den Atem 3 Sekunden, bevor du wieder 3 Sekunden ausatmest. Mit dieser Technik zentrierst du deinen Geist und durch das Anhalten nach der Einatmung erhöhst du deinen Energielevel, was auch bei der Meditation wichtig ist. Wenn du im Atmen fortgeschritten bist, kannst du auch im 4:4:4-Rhythmus atmen. Wenn du Mühe hast oder gesundheitliche Beschwerden wie Asthma, kannst du das Atemanhalten nach der Einatmung weglassen und einfach gleich lang ein- und ausatmen. Zähle die Atmung mental und bleibe so fokussiert. Besonders wichtig für dein autonomes Nervensystem und deinen Herzschlag ist es, in einen gleichmäßigen Rhythmus zu kommen. Wiederhole diese Atemtechnik ungefähr 7 Minuten lang. Während der ganzen Zeit bleibt der Fokus im Brustbeinbereich, um die Herzenergie zu aktivieren.

3. Mentale Wiederholung von Maitri und anhaltende Ausrichtung des Geistes auf das Herz

Nun wiederhole mental das Sanskritwort „Maitri", das göttliche Liebe, allumfassende Güte und Herzlichkeit bedeutet und eine unglaublich starke Wirkung hat. Anhand des Muskeltests aus der Kinesiologie konnte ich bei vielen Kursteilnehmerinnen und -teilnehmern erfahren, dass „Maitri" viel kraftvoller wirkt als die Wiederholung seiner Bedeutung in deutscher Sprache. Gerne kannst du das selbst ausprobieren, indem du mit dem rechten Arm gegen den gestreckten linken Arm drückst und gleichzeitig „Maitri" wiederholst. Anschließend kannst du den Test mit dem Wort „Liebe" oder „Güte" wiederholen und schauen, wo der Körper mehr in die Kraft kommt. Beim mentalen Wiederholen von „Maitri" ist es wichtig, den Fokus auf den Brustbereich zu lenken, um die Energie und Herzfrequenz zu harmonisieren und in einen kohärenten Zustand zu kommen.

Wichtig ist auch, im Herzzentrum zu fühlen, wie du göttliche Liebe annehmen und geben kannst, was ein wenig Übung benötigt. Sobald du mit deiner Konzentration abweichst und den Fokus verlierst, komme wieder zurück und wiederhole das Mantra „Maitri". Lasse das Wiederholen einfach geschehen. Wenn plötzlich eine Leere entsteht, lasse sie einfach zu, bis „Maitri" wieder wiederholt wird. Wenn du in dieser Technik fortgeschritten bist, wiederholt sich das Mantra von allein und du kannst es beobachten und gleichzeitig von der tiefen Erfahrung berührt sein. Wiederhole „Maitri" etwa 7 Minuten lang.

4. Öffne dich für die Stille und den Zustand des Einsseins

Nach dem Mantra bleibe mit deiner Aufmerksamkeit im Brustbeinbereich (Herzchakra) und öffne dich für die Stille und das Einssein. Sobald Gedanken und Gefühle im Bewusstsein auftauchen, lasse sie einfach sein, damit sie sich selbst wieder auflösen. Alles darf kommen und gehen. Wichtig ist deine Bereitschaft, dich ganz fallenzulassen und der Stille hinzugeben. Für viele Menschen braucht es viel Übung, dieser Stille und des Bewusstseinszustandes des Einsseins gewahr zu sein. Bleibe ungefähr 7 Minuten in dieser Übung.

5. Integration und Entfaltung von Maitri im täglichen Leben

Damit Maitri sich auch in deinem Leben entfalten kann, ist es wichtig, am Schluss der Meditation nochmals zu spüren, wie es sich anfühlt, wenn du dich und andere Menschen mehr lieben kannst, und wie sich das konkret im Leben manifestieren kann.

Wenn du die Maitri-Herzmeditation 28 Tage lang durchführst, kannst du viele positive Veränderungen auf allen Ebenen wahrnehmen.

In der Yogatherapie wird die Meditationstechnik individuell auf den Menschen angepasst, um seine Bedürfnisse und die Wirksamkeit auf allen Ebenen optimal zu entfalten. In meiner langjährigen Arbeit als Yogatherapeut konnte ich immer wieder erfahren, wie einfache Meditationstechniken den Menschen wundervolle Wirkungen auf der gesundheitlichen und geistigen Ebene schenken können. Es liegt mir am Herzen, meine Erfahrungen mit den verschiedenen Meditationstechniken mit vielen Menschen zu teilen. Auf meiner Webseite findest du verschiedene Onlinekurse zum Thema Meditation und auf meinem YouTube-Kanal (Remo Rittiner) gibt es kostenlos viele Meditationstechniken.

„Mögen alle Wesen gesund, glücklich und frei sein."

Danksagung von Remo Rittiner

Von Herzen danke ich

- A. G. Mohan und R. Sriram, die mir wertvolles Wissen über die Yogatradition von T. Krishnamacharya vermittelt haben
- Gary Kraftsow und John Kepner aus den USA, die mich unterstützt haben in meiner Yogalehrertätigkeit
- Christoph Kraft für das Schreiben der wertvollen Anatomietexte, die Mitarbeit an der Überarbeitung der Texte zu den Übungsabfolgen und die Arbeit als Co-Autor an diesem Buch
- Dr. Chandrakant Pawar aus Indien und Dr. John Switzer aus Deutschland, die die Ayurveda-Empfehlungen für chronische Beschwerden geschrieben haben
- allen Fotomodellen aus der Yogatherapieausbildungsgruppe
- dem Fotogeschäft Fuchs aus Zürich und der Fotografin Nicole Blatter für die tollen Aufnahmen
- Susan Gilbert aus Florida für das Zeichnen der anatomischen und medizinischen Illustrationen
- Martin Büttner vom Verlag Via Nova für das Vertrauen und die großzügige Unterstützung für das Buch
- allen Yogaschülerinnen und Yogaschülern, Yogalehrerinnen und Yogalehrern sowie Yogatherapeutinnen und Yogatherapeuten, die mich auf dem Yogaweg begleiten

Danksagung von Christoph Kraft

Von ganzem Herzen danke ich

- meinem Mentor, Lehrer und Freund Remo Rittiner für sein großes Vertrauen in mich, seine stetige Unterstützung und Inspiration auf meinem Yogaweg und die Möglichkeit, mit ihm gemeinsam dieses Buchprojekt zu verwirklichen
- Eva Hager-Forstenlechner für ihre praktische, lebendige und verständliche Vermittlung der Spiraldynamik®, mein Grundverständnis der Bewegungsanatomie
- all meinen Yoga- und Yogatherapieschülerinnen und -schülern, die mich mit ihren Fragen und Anregungen und ihrer kritischen Auseinandersetzung mit den Lehrthemen unendlich bereichert und mir dadurch die Möglichkeit gegeben haben, mein Wissen stetig zu vertiefen
- meinen vielen Klienten aus dem Einzelunterricht, die mich mit ihren vielfältigen Beschwerden immer wieder herausfordern, neue Wege zu finden, meine Techniken zu verfeinern und meinen Horizont zu weiten
- meiner Lebenspartnerin, der Energiearbeiterin und Meditationslehrerin Surya Maud Drogi, für ihre liebevolle Unterstützung, Inspiration und Geduld – vor, während und nach diesem Buchprojekt
- all den Menschen, die mich auf meinem Lebensweg auf unterschiedlichen Ebenen begleitet, bereichert, unterstützt und inspiriert haben – meinem Herzen zu folgen und das in meinem Leben zu tun, was mich tief erfüllt und transformiert

Anmerkung:
Die Anatomie- und Anleitungstexte zu den Übungen sind kurz und knapp gehalten, denn mehr Details zur Bewegungsanatomie, zur optimalen Ausrichtung sowie zu Anpassungen in den Asanas würden den Rahmen dieses Buches sprengen.

Wenn dich das Buch dazu animiert hat, dich tiefer und ausführlicher mit dem Thema der Yogatherapie auseinanderzusetzen, habe ich mein Ziel mit Freude erreicht.

Asana-Index

Anmerkung: In diesem Buch findest du viele Varianten der klassischen Haltungen.

Sachregister

Anmerkung: Fett gedruckte Seitenzahlen beziehen sich auf Übungsreihen.

Kontaktadressen

Ausbildungsleitung für Ayur-Yoga und Ayur-Yogatherapie

Ayur-Yoga
Remo Rittiner
8623 Wetzikon
www.ayuryoga.ch
info@ayuryoga.ch
Tel. 0041 (0) 76 565 98 26
Ausbildung von Ayur-Yogalehrerinnen/-lehrern und Ayur-Yogatherapeutinnen/-therapeuten

Ayur-Yoga und Ayur-Yogatherapie Deutschland
Christoph Kraft
Yogatherapie- und Anatomieexperte
Vordelbacher Str. 7
65388 Schlangenbad
Tel: 0049 (0) 6129 6329737
Mobil: 0049 (0) 176 23699175
www.yoga-kraftquelle.de
info@yoga-kraft.de
Ausbildung von Ayur-Yogatherapeutinnen/-therapeuten, Ausbildung in Nadi-Muskeltherapie (NMT), Ausbildung von Meditationstherapeutinnen/-therapeuten

Schweiz

Ayur-Yoga
Remo Rittiner
8623 Wetzikon
www.ayuryoga.ch
info@ayuryoga.ch
Tel. 0041 (0) 76 565 98 26
Ausbildung von Ayur-Yogalehrerinnen/-lehrern und Ayur-Yogatherapeutinnen/-therapeuten

Ausbildung von Ayur-Yogalehrerinnen/-lehrern in der Schweiz

Ayur-Yoga Center Zürich
Tanja Spycher / Nadia Bischof
Bleicherweg 45
8002 Zürich
www.ayuryoga-center.ch
Tel. 0041 (0) 76 331 19 16

In Zürich:

Marcel Mach
www.marcelmach.ch
Tel. 0041 (0) 44 272 32 53

Angela Croce
www.yogaforlife.ch
Tel. 0041 (0) 79 214 47 33

Felix Hanselmann
www.yoga-anker.ch
Tel. 0041 (0) 78 764 17 63

Renate Bornemann
Yoga Galaxie
8038 Zürich
www.renatebornemann.ch
mail@renatebornemann.ch
Tel. 0041 (0) 79 528 01 40

Susanna Lorenzini-Schauer
susanna.lorenzini@gmail.com
Tel. 0041 (0) 79 377 24 66

Marion Frei
www.fitrelax.ch
Tel. 0041 (0) 79 221 67 78

Jennifer Halbritter, Leimbach
www.yogasmile.ch
yogasmile@bluewin.ch
Tel. 0041 (0) 76 576 30 20

Petra Dermota
Psychologin, Yogalehrerin & Ayur-Yogatherapeutin
p.dermota@gmail.com
Tel. 0041 (0) 78 614 36 16

Dr. Markus Müllner
New Spirit Institut AG
8702 Zollikon
markus.muellner@new-spirit.ch
Tel. 0041 (0) 79 771 37 73

Yvonne Grünenfelder, Zollikon
www.yvisyoga.ch
Tel. 0041 (0) 76 376 67 89

Jolanda D'Ambros-Meier, Zürich
www.yoga-feeling.ch
Tel. 0041 (0) 79 644 14 94

In der Umgebung von Zürich:

Hilda Keller, Adliswil
www.yogawelt.ch
Tel. 0041 (0) 79 575 08 81

Armin Meyer, Rüti
www.yoga-astrologie-zentrum.ch
Tel. 0041 (0) 79 342 30 23

Bettina Keller, Rüti
www.soma-institut.ch
Tel. 0041 (0) 79 467 37 01

Patricia Kamm, Pfäffikon ZH
Ayurvedapraxis/Yogatherapie
www.bodhimove.ch
Tel. 0041 (0) 79 766 68 76

Corinne Stecher Weber, Dielsdorf/Buchs/Regensberg
www.yogapur.ch
Tel. 0041 (0) 79 758 86 42

Petra Huber
in-spirationen
Yoga, Pilates und Klang
Zürcherstrasse 6, 8640 Rapperswil
in-spirationen.ch
petra@in-spirationen.ch
Tel. 0041 (0) 78 843 01 22

Lina Baggenstos, Rapperswil-Jona
www.yogaloft.ch
Tel. 0041 (0) 79 432 56 88

Lina Tedaldi, Niederhasli
www.energyoga.ch
Tel. 0041 (0) 44 850 78 40

Andreas Haake
8645 Jona
www.sama-ayurveda.ch
Tel. 0041 (0) 76 387 65 87

Gabi Hottinger
Dipl. Yogalehrerin/Yogatherapeutin
8910 Affoltern a. A.
www.yogastudio-looren.ch
Tel. 0041 (0) 44 760 37 94

Gisela Stamm, Erlenbach
www.stammyoga.ch
Tel. 0041 (0) 77 430 78 18

Renata Horky, Adliswil
www.garudayoga.ch
Tel. 0041 (0) 79 307 91 79

Ayur-Yoga und Therapie
Karin Bäche
8802 Kilchberg
www.karin-ayuryoga.ch
info@karin-ayuryoga.ch
Tel. 0041 (0) 76 3902477

Agathe Weibel, Wetzikon/Richterswil
www.agayuryoga.ch
weibel.agatha@bluewin.ch
Tel. 0041 (0) 79 707 15 41

Ellen Tschopp, Wetzikon, Pfäffikon, Adetswil
Yogalehrerin, Ayurvedatherapeutin, Krankenkassenanerkennung
www.vitalundgesund.ch
Tel. 0041 (0) 76 433 79 73

Francesca Paradiso-Hugentobler, Bülach
fabianfrancesca@hispeed.ch
Tel. 0041 (0) 76 573 05 06

Bea Kaufmann
Bea.Kaufmann@bluewin.ch
Tel. 0041 (0) 79 667 09 89

Jacqueline Bald, Dübendorf
jacqueline.bald@bluewin.ch
Tel. 0041 (0) 79 453 70 30

Simone Isaak, Winterthur
www.elalba-yogaschule.ch
Tel. 0041 (0) 78 815 98 43

Linda Hämmerle, Niederhasli
Physiotherapeutin
www.yogamitkindern.ch
Tel. 0041 (0) 44 850 05 34

Barbara Sigrist
www.yourbalance.ch
Tel. 0041 (0) 79 502 20 73

Außerhalb von Zürich:

Edith Hauser-Kaufmann, Näfels
www.bewusst-heit.ch
Tel. 0041 (0) 55 612 24 49

Emanuel Müller und Anouk Spiess, Liestal
www.yoga-tankstelle.ch

Vreni Hartmann, Degersheim
Vreni.hartmann@bluewin.ch
Tel. 0041 (0) 79 729 67 14

Karin Klein
9008 St. Gallen
info@schoenundsein.ch
Tel. 0041 (0) 71 244 30 80

Yvonne Kreis, Basel
www.yoga-mykreis.ch
Tel. 0041 (0) 77 418 82 34

Nicole Pautz, Region Basel/Thierstein
homeyoga@gmx.ch
Tel. 0041 (0) 78 770 90 47

Cornelia Cantieni, St. Gallen
cantieni-c@bluewin.ch
Tel. 0041 (0) 71 717 97 52

Claudia Zeller, Unterwasser
zeller-schaffner@bluewin.ch
Tel. 0041 (0) 71 999 20 23

Ana Esposito & Barbara Lüscher
4900 Langenthal
www.yogatelir.ch
Tel. Ana Exposito: 0041 (0) 78 820 21 92
Tel. Barbara Lüscher: 0041 (0) 79 284 15 17

Claudia Weller, Wädenswil/D-Konstanz
Ayur-Yogatherapeutin, Vinyasa-Yogalehrerin
www.wunderbaryoga@web.de
wunderbaryoga@web.de

Yvonne Frey
5600 Lenzburg
www.yoga-pilates-lenzburg.ch
Tel. 0041 (0) 79 476 02 61

Boris Häbich, Bern
Thai / Yoga / Massage
www.mettamassage.ch

Cony Fähndrich & Mark Oliver Bank
Yoga Individuell
Museggstrasse 8
6004 Luzern
www.yogatherapie-luzern.ch

Margot Teysseire
3937 Baltschieder/VS
www.yogaart.ch
margot.teysseire@bluewin.ch

Renata Kaufmann-Häfliger
YogaVita, Yogalehrerin SYV/EU
Yogatherapeutin
6236 Wildhof
www.yogavita.ch
info@yogavita.ch

Anna Mischol
6363 Fürigen
www.annayoga.ch
Tel. 0041 (0) 79 765 67 85

Deutschland

Ayur-Yoga und Ayur-Yogatherapie Deutschland
Christoph Kraft
Yogatherapie- und Anatomieexperte
Vordelbacher Str. 7
65388 Schlangenbad
Tel: 0049 (0) 6129 6329737
Mobil: 0049 (0) 176 23699175
www.yoga-kraftquelle.de
info@yoga-kraft.de
Ausbildung von Ayur-Yogatherapeutinnen/-therapeuten, Ausbildung in Nadi-Muskeltherapie (NMT), Ausbildung von Meditationstherapeutinnen/-therapeuten

Ulrike Wagner
www.ayur-yoga-leipzig.de
Tel. 0049 (0) 342065 52 01
Ausbildung von Ayur-Yogalehrerinnen/-lehrern in Leipzig

Kerstin Franke
20148 Hamburg
www.firmenfitness-franke.de
info@firmenfitness-franke.de
Tel. 0049 (0) 171 45 13 162
Ayur-Yogalehrerin, Ausbildung von Ayur-Yogalehrerinnen/-lehrern

Franziska Golling, Augsburg
Osteopathie/Yoga
www.franziskagolling.de

Elke Zeidler-Taesler, Flacht
Ayur-Yogatherapie
elkezeidlertaesler@gmx.net
Tel. 0049 (0) 157 89 54 84 50

Ulrich Lehmann
Ayur-Yogatherapie
55122 Mainz
ulrich_lehmann@t-online.de
Tel. 0049 (0) 6131 320385

Kristine Speiser, München
Yoga & Coaching
www.yogatherapie-muenchen.de
kristina@yogatherapie-muenchen.de
Tel. 0049 (0) 89 21 55 64 08

Grit Berger
80636 München
www.yoga-ayurveda-grit.de
Tel. 0049 (0) 891 271 15 404

Birgit Alves
82441 Ohlstadt
birgit_alves@t-online.de
Tel. 0049 (0) 176 470 54 452

Karin Ueckert, Mittelstreu
www.movewell.de
Tel. 0049 (0) 97 73 18 61

Barbara Faber
Yogalehrerin / Yogatherapeutin
35037 Marburg
yogakurs.barbara@gmx.de
www.barbara-faber.com
Tel. 0049 (0) 172 665 72 16

Jutta K. Ditzel
Yogalehrerin BDY/EYU
Gartenstraße 20
34289 Zierenberg
www.jutta-k-ditzel -yoga.de

Claudia Rauer
Ayur-Yoga und Yogatherapie
www.claudiarauer-yoga.de
60486 Frankfurt am Main
Tel. 0049 (0) 157 87821862

Dagmar Braun
Theilheimer Weg 9c
97246 Eibelstadt / Würzburg
Tel. 0049 (0) 179 5194552
info@yoga-dagmar-braun.de
www.yoga-dagmar-braun.de

Annelie Schlegel, Marburg
Ayur-Yogatherapeutin, Yoga und Skoliose
www.yogaundskoliose.de
Tel. 0049 (0) 171 7159725

Vera Schmitz-Hübsch, Münster
Yogalehrerin & Ayur-Yogatherapie
www.wohlfühl-yoga.de
Tel. 0049 (0) 170 64 70 794

YOGA, Waldbaden & Natürlich Kreativ
Nadine Kosak
Dorper Straße 27
41844 Wegberg
Tel. 0049 (0) 176 43534600
kosak.nadine@googlemail.com
www.nadinekosak.com

Susanne Gergs
Ayur-Yogatherapeutin
Haimendorfer Straße 32
90480 Nürnberg
Tel. 0049 (0) 172 8368818
susannegergs@arcor.de
www.susannegergs.de

Kerstin Strobel
Meditation | Yoga | Achtsamkeit
MBSR- und AYT-Lehrerin
Schwaikheimer Straße 13
71686 Remseck
www.mbsr-remseck-ludwigsburg.de
Tel. 0049 (0) 179 51 32 722

Karola Kaiser-Landers
Grubmühlerfeldstraße 44
82131 Gauting
yoga@kaiser-landers.de
www.kaiser-landers.de
Tel. 0049 (0) 179 1488 054

Yogahaus Mayen
Raum für Achtsamkeit
Martina Schwab
56727 Mayen
www.yogahaus-mayen.de

Julias Yogawelt
Julia Backhaus
Birkenweg 49
34497 Korbach
www.juliasyogawelt.de

Tobias Kindle
Heilpraktiker für Psychotherapie, Ayur-Yogatherapeut
73732 Esslingen
www.yogaimfreiraum.com
tobikindle@web.de
Tel. 0049 (0) 172 1015572

Silke Korb
YogaLoft Hainburg
Anne-Frank-Weg 3
63512 Hainburg (Hessen)
www.yogaloft-hainburg.de
yogalofthainburg@gmail.com
Tel. 0049 (0) 176 20408998

Sabine Fischer
Ayur-Yoga und Yogatherapie im Raum Köln/Bonn/Siegburg
yoga.sarandeep@gmail.com
Tel. 0049 (0) 177 5663317

Petra Kummert, Sprockhövel
Yogalehrerin BDY/EYU
yogafrische@web.de
Tel. 0049 (0) 2324 79958

YogaRaum Nieder-Olm
Cornelia Schneider
Domherrnstraße 2a
55268 Nieder-Olm
info@yogaraum-nieder-olm.de
Tel. 0049 (0) 173 2726477

Maiken Sarah Resch – YogaJetzt!
Bodelshofer Weg 93
73230 Kirchheim unter Teck
yogajetzt.net@gmail.com
www.yogajetzt.net
Tel. 0049 (0) 176 20184810

Daniela Jürgens
Ayur-Yogatherapie Schwerpunkt Funktionelle Anatomie
24107 Kiel
info@yogatherapie-kiel.de
www.yogatherapie-kiel.de
Tel. 0049 (0) 151 22907169

Annette Herz
Am Haselbach 8
87671 Ronsberg
annette-herz@web.de
Tel. 0049 (0) 8306 7163

Sabine Adam Wilhelms
80801 München
sabine-adam.com
leben@sabine-adam.com
Tel. 0049 (0) 89 80 91 66 85

Barbara Schlümer
Ayur-Yogatherapie Yogainsel Schwaikheim
71409 Schwaikheim
info@yogainsel.com
Tel. 0049 (0) 7195 698233

Yvonne Lohmann Ausgleichsyoga
70599 Stuttgart
www.ausgleichsyoga.de
ausgleichsyoga@email.de
Tel. 0049 (0) 160 98 10 67 68

Myriam Buekens-Gonschorek
64293 Darmstadt
www.pranapana.de
yoga-fuer-dich@gmx.de
Tel. 0049 (0) 160 643 5999

Angelika Hildebrandt-Kulessa Yoga-Raum Kiel
24146 Kiel
www.yogaraum-kiel.de
Tel. 0049 (0) 431 6489540

Dr. Thomas Kapr
D 72076 Tübingen
thomas.kapr@gmx.net
Tel. 0049 (0) 160 9620 1192

Andrea Rittich
21224 Rosengarten
www.andrea-rittich.de
info@andrea-rittich.de
Tel. 0049 (0) 4108 6932

Österreich

Gesundheitszentrum Yoga Praxis Osteopathie und Physiotherapie Dr.med. Andreas Goldammer & Mag. Martina Sommer-Goldammer, Wien
www.yogapraxis.org
Tel. 0043 (0) 664 11 04 609

Monika Hodis Yoga/resized
1230 Wien
Tel. 0043 (0) 676 799 07 07

Mag. Christina Kiehas YogenaYoga – Yoga & Nuad, Pölten
www.yogena.at
Tel. 0043 (0) 660 167 43 38

Petra Pranter, Kematen/Tirol
InSideOut Yoga Studio
www.insideoutyoga.at
Tel. 0043 (0) 664 431 66 90

Romana Rosen, Wien
www.youryoga.at
Tel. 0043 (0) 664 84 66 233

Renée Jacobs, Wien
www.yogatutgut.at
Tel. 0043 (0) 660 813 57 75

Manuela Ananda Andersch, Wr. Neustadt
www.om-yoga.at
Tel. 0043 (0) 699 19 09 26 15

Angelika Wukovits, Wien/ Neusiedl am See
www.zweiklang.at
Tel. 0043 (0) 664 855 83 43

Marietta Galler, Halbturn
Marietta.galler@a1.net
Tel. 0043 (0) 664 39 599 63

Mag. Veronika Liegerer, Linz
www.yogatherapie.at
Tel. 0043 (0) 664 92 51 800

Susanne Mader, Perschling
www.zeit-fuer-yoga.at
Tel. 0043 (0) 676 84 22 73 11

Marianne Redl, Reichersdorf
kiyo@gmx.net
Tel. 0043 (0) 650 926 7580

Sabine Utz
Yogaloft Vienna
Wieder Hauptstraße 78
1040 Wien
aloha@yogaloft.at
Tel. 0043 (0) 676 384 72 62

Romana Muth
Ayurveda-Praktikerin, Yogalehrerin
AYURKAYA Ayurveda & Yoga
1010 Wien
www.ayurkaya.at romana@ayurkaya.at
Tel. 0043 (0) 664 91 39 881

Simone Smul
Yoga, Yogatherapie, Tanz
1170 Wien
www.shyama.at
studio@shyama.at
Tel. 0043 (0) 680 31 77 412

Valerie Westlake-Klein
Porzellangasse 48/21
1090 Wien
www.valerieklein.at
valerie@valerieklein.at

Trixi Hoffmann
Dipl. Yogalehrerin, therapeutisches Yoga
1100 Wien
www.sportunionfavoriten.at
beatrix.hoffmann@sportunionfavoriten.at

Barbara Martinuzzi
c/o Rudolfinerhaus Privatklinik
1190 Wien

Yogastudio Kirschschlag Brigitte Winter
4202 Kirchschlag bei Linz
brigitte.winter@gmx.at
Tel. 0043 (0) 660 4340158

Anita Gruber
Wehrburgerstr. 2b
6300 Wörgl Tirol
Tel. 0043 (0) 617 2017 12

Michael Freissmuth
8020 Graz
michifreissi@yahoo.de
Tel. 0043 (0) 650/942 9696

Sylvia Sodamin
8784 Trieben
www.ennstalyoga.com
sylvia.sodami@gmail.com
Tel. 0043 (0) 664 526 0505

Nicola Scharinger, Linz
www.yogatherapie-linz.at
Tel. 0043 (0) 664 520 2932

Renate Divoky
A-2120 Wolkersdorf
renate.divoky@tmo.at
Tel. 0043 (0) 676 7829067

Simone Sdovc, Kärnten
Tel. 0043 (0) 664 5871182

Claudia Tauchner
Ayur-Yogatherapie Einzelyogapraxis
2572 Kaumberg, Niederösterreich
www.regenbogenyoga-at.jimdo.com
sonne@regenbogenyoga.at

Brigitte Gonzalez-Gonzalez, Katzelsdorf (Nähe Wiener Neustadt)
www.insideyou.at
Tel. 0043 (0) 664 2265410

Yogatherapie bei Skoliose – DVD

Remo Rittiner

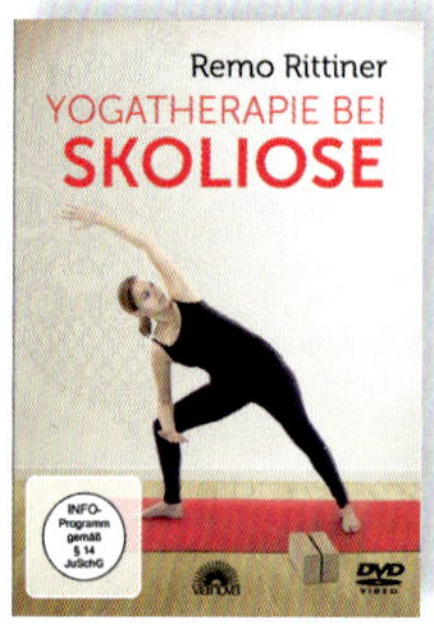

DVD, Laufzeit: 92 Minuten,
ISBN 978-3-86616-437-6

Auf dieser DVD finden Sie gezielte Körper- und Atemübungen, die sich bei fast allen Skoliosetypen in langjähriger Praxis besonders bewährt haben. Muskuläre Dysbalancen werden ausgeglichen, die verkürzte Seite bekommt mehr Raum und die überdehnte Seite wird harmonisiert. Die genaue anatomische Ausrichtung sowie gezielte Streck- und Derotationsübungen bringen die Wirbelsäule wieder mehr in die Mitte und verringern ihre seitliche Abweichungen. Der spürbare Effekt: Verspannungen können gelöst werden und die Beweglichkeit und das Wohlbefinden werden wesentlich verbessert.

Yoga Meditation

Remo Rittiner

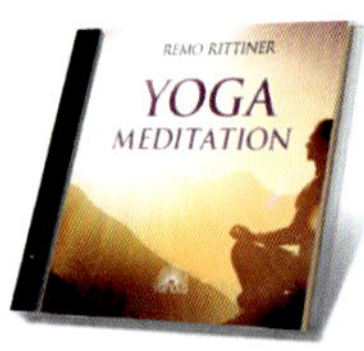

CD, Laufzeit 46 Minuten, ISBN 978-3-86616-103-0

In der CD Yogameditation stellt Ihnen der bekannte Yogalehrer Remo Rittiner eine Meditationstechnik vor, die auf fünf Gliedern des Yoga nach Patanjali beruht. Dabei verlängern wir bewusst den Atem, beobachten ihn und den Energiefluss im Körper. Den Geist sammeln wir in der Wahrnehmung der Energiezentren (Chakras). In der letzten Stufe der Meditation öffnen und versenken wir uns in das Licht.

Patanjali Meditation 33:09 Min.

1. Stihra Sukhamasanam – Stabile und leichte Haltung
2. Pranayama – Ausdehnung des Atems
3. Dharana – Anhaltende Ausrichtung
4. Dhyanam – Anhaltende tiefe Konzentration führt zur Meditation
5. Samyama – Versenkung in das Licht auf dem Scheitelpunkt bringt uns in Kontakt mit der Weisheit der erleuchteten Wesen

Gayatri Mantra Meditation 13:06 Min.

Finde den Meister in dir

Remo Rittiner

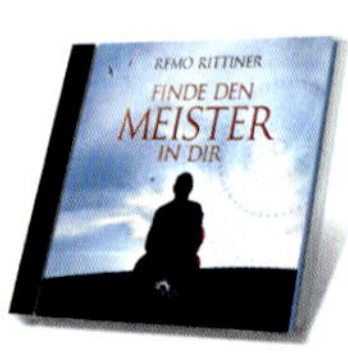

CD, Laufzeit: 45 Minuten, ISBN 978-3-86616-242-6

In dieser CD lädt Sie der Yogatherapeut und Buchautor Remo Rittiner ein, den Meister in sich zu entdecken. Durch diese Verbindung ist es möglich, alle Antworten und Lösungen in sich selbst zu finden. Das hilft auch schwierige Erfahrungen und den eigenen Schatten anzunehmen. So ist es möglich mit sich und anderen Menschen in Frieden zu sein. Die Intensität und Hingabe zum Meister in Dir, bestimmt die Klarheit des Geistes, der Gefühle, Gedanken, Worte und Handlungen. Je inniger die Verbindung zum Meister in Dir, desto mehr wahre Liebe und innere Freiheit wirst du erfahren.

Heilquelle Yoga

Yogatherapie-Übungen gegen Schmerzen im unteren Rücken

Remo Rittiner

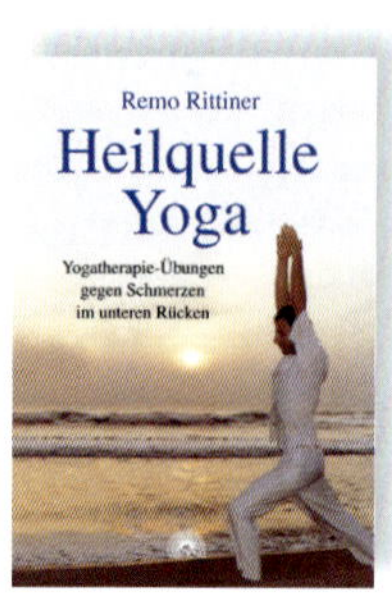

DVD, Laufzeit: 52 Minuten,
ISBN 978-3-86616-054-5

Yoga für Nacken und Schultern

**Remo Rittiner/
Eva Hager-Forstenlechner**

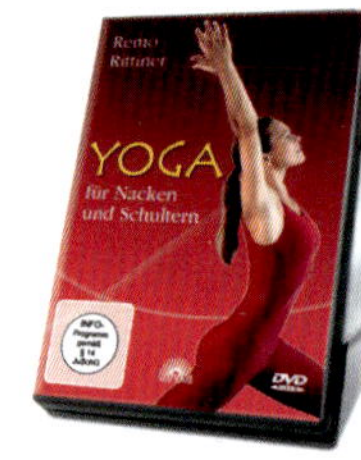

DVD, Laufzeit: 79 Minuten,
ISBN 978-3-86616-220-4

Yoga für Rücken und Hüfte

**Remo Rittiner/
Eva Hager-Forstenlechner**

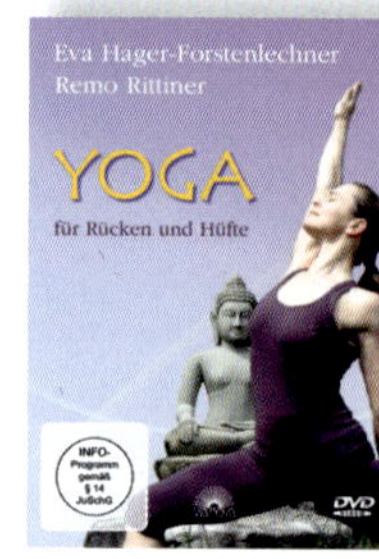

DVD, Laufzeit: 80 Minuten,
ISBN 978-3-86616-274-7

Kraft und Beweglichkeit für Füße und Knie

**Remo Rittiner/
Eva Hager-Forstenlechner**

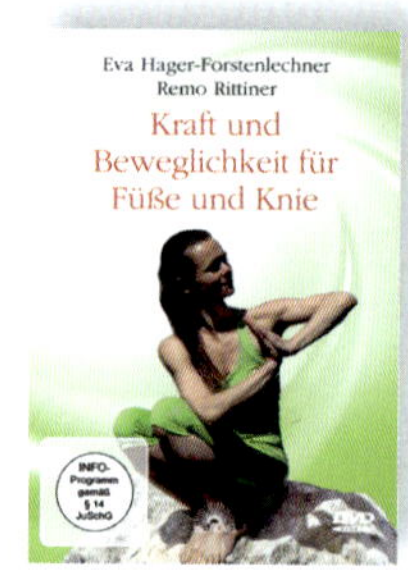

DVD, Laufzeit: 76 Minuten,
ISBN 978-3-86616-308-9

Yoga und ganzheitliche Medizin bei Krebserkrankungen

**Remo Rittiner/
Dr. med. Ingfried Hobert**

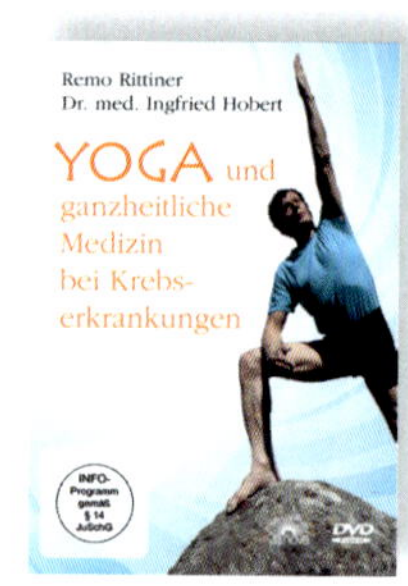

DVD, Laufzeit: 72 Minuten,
ISBN 978-3-86616-309-6

Yogatherapie bei hohem Blutdruck – DVD

Remo Rittiner

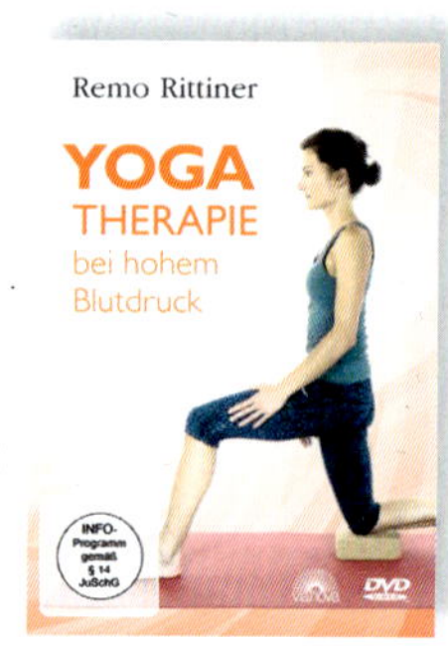

DVD, Laufzeit: 65 Minuten,
ISBN 978-3-86616-406-2

Mit diesen 2 spezifischen Yoga-Programmen, die sich in langjähriger Praxis bewährt haben, können Sie auf ganz natürliche Weise Ihren Blutdruck senken. Die effektiven Übungen werden sehr anschaulich dargestellt, so dass sie auch von Laien und Anfängern leicht durchzuführen sind. Neben dem sofort anwendbaren Yoga-Kurzprogramm wird im Hauptprogramm eingehend gezeigt, wie körperliche Verspannungen, energetische Blockaden und krankmachende Vorstellungen - oft auch Ursache für erhöhten Bluthochdruck - aufgelöst werden können. Nutzen Sie diese einmaligen Yogaprogramme, um ganzheitlich und nachhaltig Ihre Heilkräfte zu stärken! Entwickelt wurden sie von dem bekannten Yogatherapie-Experten und Buchautor Remo Rittiner. Die Ayur-Yogalehrerin und Ayur-Yogatherapeutin Marion Sütterlin wirkt als Modell mit.